10秒押すだけ!

痛みを治す
最強の整体
は「トリガーポイント」

治療家 迫田和也

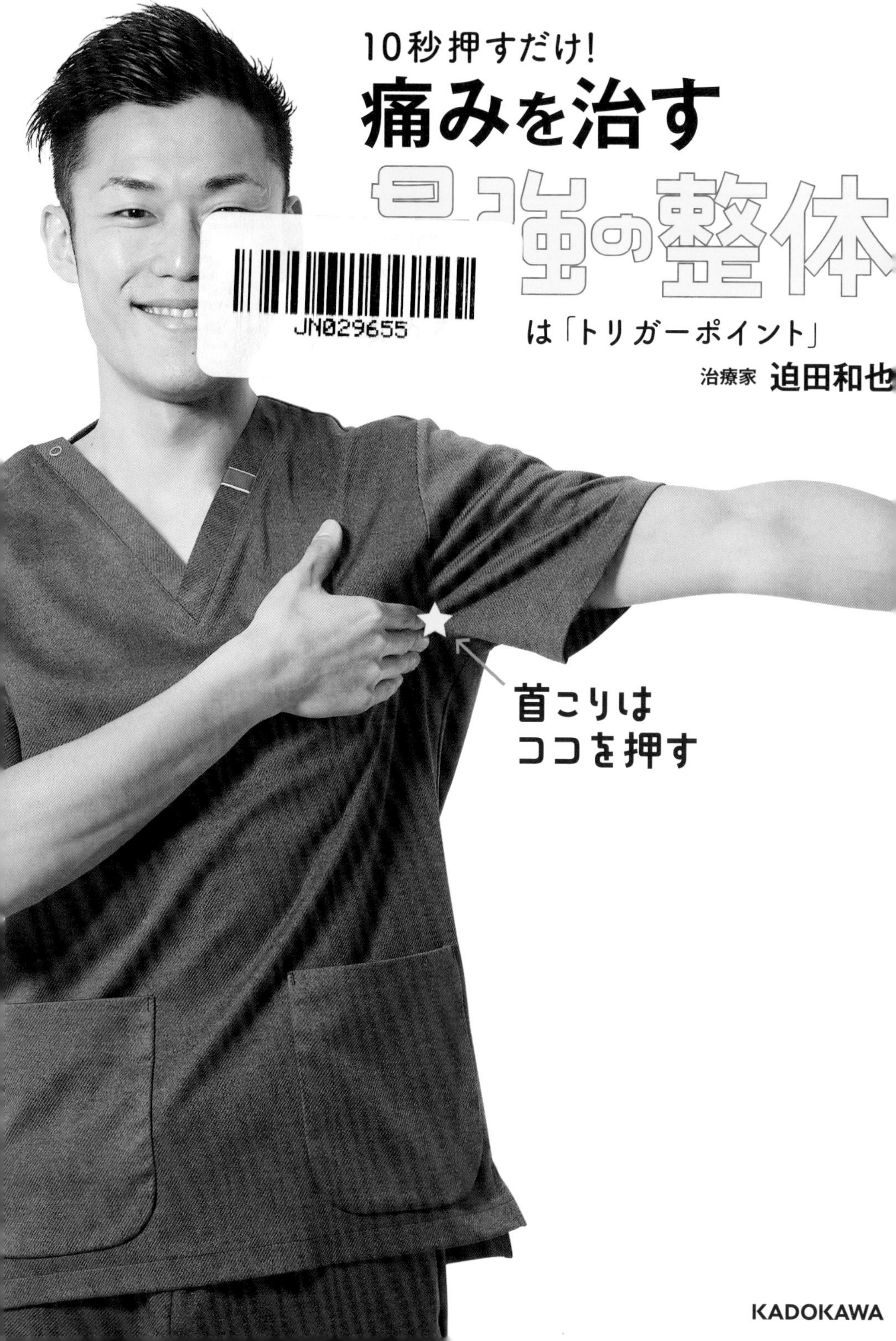

KADOKAWA

TRIGGER POINT

「痛み」は押して治す

「腰痛で病院に行っても、『レントゲン写真を見る限り骨に異常はない』と湿布や痛み止めを処方されるだけ。またすぐに痛み出して……」

「慢性の肩こりで電気治療やマッサージを受けていますが、効果は一時的。ずっと通い続けないといけないと思うとツライ」

病院や治療院に通っても、痛みがやわらぐのはそのときだけ。この痛みと一生つきあっていかなければいけないのか、と途方に暮れる。

僕の整体院には、そんな悩みを抱える方が大勢いらっしゃいます。

慢性的な痛みの〝根治〟をモットーにしている僕は、まず、その痛みの原因がどこにあるのか、を入念なカウンセリングで調べます。

そして、**皆さんが長年抱えている痛みを、「押して」治します。**

なぜなら、痛みが生じるほどの体は、ストレッチすらできないことが多いからです。

かたく縮んでいる筋肉をほぐして柔軟性を取り戻すことがストレッチの目的です。僕も施術には取り入れていますが、その前に必ず行なうのは「押す」こと。

「押す」ほうが**痛みの原因にダイレクトにアプローチでき、深く大きな効果が得られる**からです。

特に、四十肩・五十肩やひざ、股関節などの痛みは、残念ながらストレッチではとれません。まず「押して」ほぐしてからでないと、ガチガチにかたまった筋肉の緊張を解放することはできないからです。

「押す」メリットは、

●ストレッチできないほどの痛みがとれる

●より手っ取り早く、深く大きな効果が得られる

長年の痛みを「押して」治すことで、僕は〝腰痛バスター〟と呼ばれるほど大勢の患者さんを〝根治〟させてきました。

TRIGGER POINT

押すべきところは痛いところではない

僕が患者さんに最初にお伝えするのは**「痛みのあるところに原因はない」**ということです。

たとえば、首こりや肩こり。ついつい首や肩の痛むところを押したりほぐしたりしがちです。

マッサージでも「肩がこっている」と伝えると肩を中心にもみほぐしますね。たしかに一時的にはラクになるので、リラクゼーションとしてはよいのですが、根治にはつながりません。

なぜなら、「痛みの原因は、そこにない」からです。

その場では痛みがやわらいだとしても、すぐにまた痛みがぶり返すのは当然のこと。原因を取り除いていないのですから。

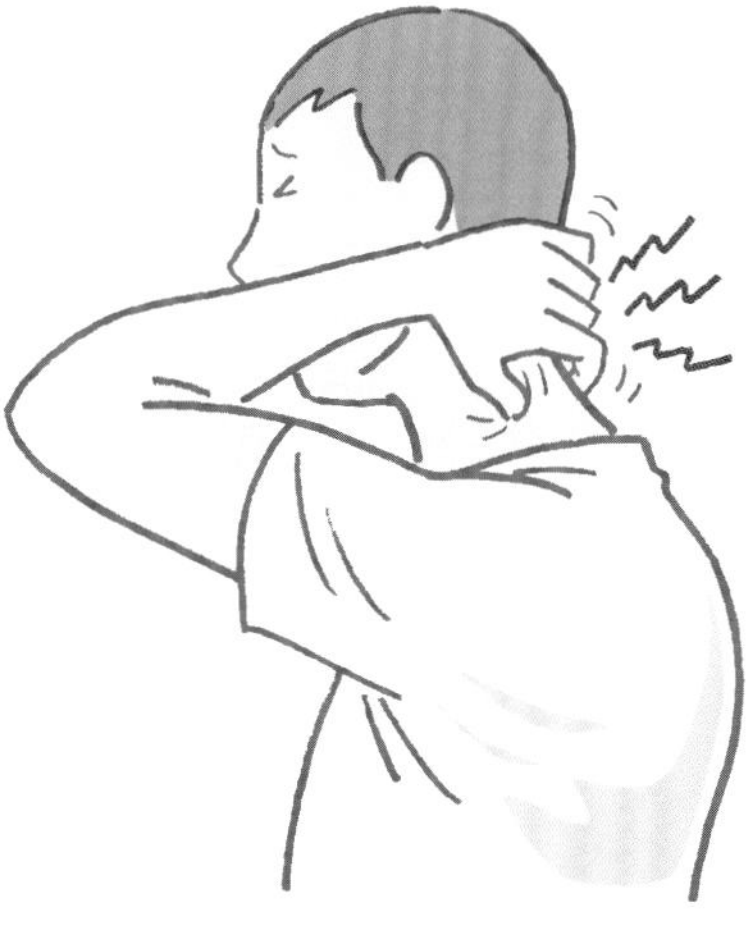

まずは蛇口を閉める！

体を洗面所の流し台、痛みを水だと想像してみてください。

今、あなたの体という流し台からは、痛みという水があふれ出している状態です。

水があふれているときに、まずやることは何でしょう？　そう、蛇口を閉めることですね。そのあとで、水をくみ出して捨てればいい。

痛みもそれと同じ。

水をくみ出して捨てること＝痛みをなくすことも大事ですが、もっと大事なことは蛇口を閉めること！　蛇口を閉めない限り、水はまた流し台からあふれ出てしまうからです。

マッサージや鎮痛剤で痛みをごまかすことは、水をくみ出すことと同じ。**原因を取り除かない限り、体からあふれる痛みは止まりません。**

その悪循環を断つためには、まず蛇口を閉める＝原因を取り除くことが重要。押すべきところは、痛いところではなく、原因です。

TRIGGER POINT

首こり・肩こりの原因は体の前面の筋肉が縮んでいるから

では、具体的に首こりや肩こりの原因はどこにあるかというと、胸とわきの下です。

デスクワークや料理など仕事や家事をしているときの体は、肩が内側に丸まり、腕も内側にねじれています。スマホを見ているときもそうですね。体を内側にねじらないと、指先に力が入らないからです。

頭を下に向け、肩や腕が内側にねじれた姿勢を続けていると、胸とわきの下の筋肉は絶えず負荷がかかるので緊張してかたく縮んでしまいます。

この状態を何時間も続けていると、**筋肉は縮んだままガチガチ**にかたまります。これを〝**短縮固定**〟といいます。

体はつながっているので、胸とわきの下の筋肉が縮むと、自然と首や

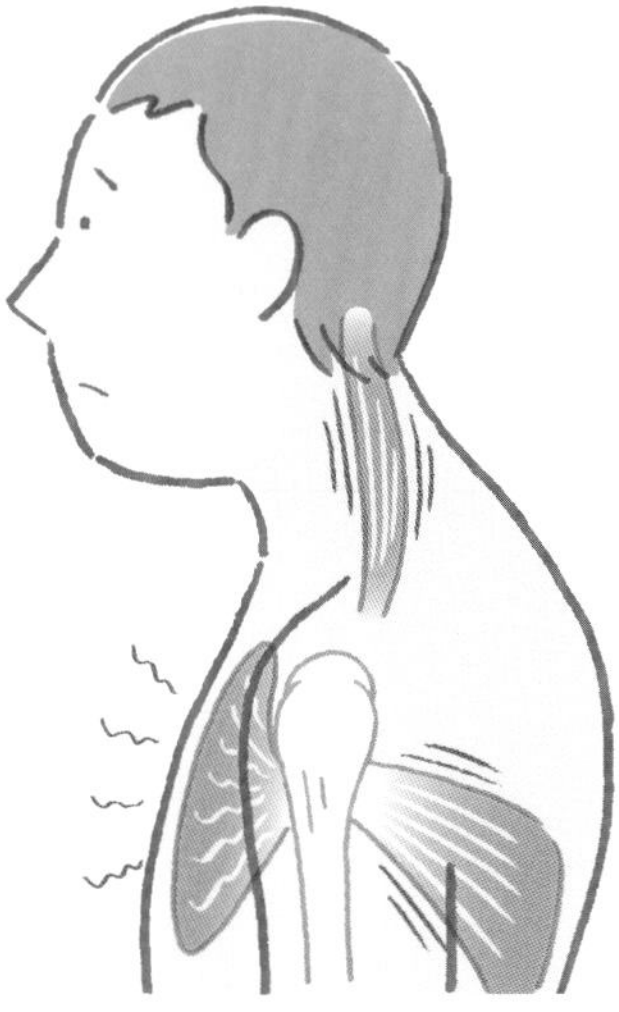

肩の筋肉は引っ張られて伸ばされることになります。絶えず**伸ばされたままかたまってしまう**、これが**〝伸張固定〟**です。

痛みは伸ばされている首や肩に出ますが、その原因は縮んでいる胸とわきの下なのです。

押すべきところは「トリガーポイント」

この、**痛みを引き起こす原因となっているところを「トリガーポイント」といいます。**

首こりや肩こりを治すには、引っ張られて〝伸張固定〟している首や肩ではなく、かたく縮んで〝短縮固定〟した胸やわきの下の筋肉をほぐし、ゆるめていくこと！

でも、ガチガチにかたまった筋肉はなかなか簡単にはほぐれません。

だから、「押す」のです。

痛みの原因を、まずピンポイントで「押して」ゆるめていく。

これが本書で紹介する「トリガーポイントリリース」です。

痛みの原因は2種類ある

患者さんが痛みを訴えるところ
ワースト5

順位	部位	原因
1位	首	筋肉由来 & 関節由来
2位	腰	筋肉由来 & 関節由来
3位	ひざ	関節由来
4位	肩	関節由来
5位	股関節	関節由来

上の表は、患者さんが痛みを訴えるところのワースト5です。これらの**痛みの原因は、大きく2つ**に分けられます。

1つは筋肉由来と関節由来があわさったもので、上の表でいうと首と腰です。

もう1つは関節由来の痛みで、ひざや肩、股関節。

筋肉由来と関節由来では、痛みの出方が異なります。

筋肉＆関節由来の痛み

では、ここで試しに、首や腰を左右に倒したりひねってみてください。つっぱるような痛みを感じる側と詰まるような痛みを感じる側に分かれませんか？

つっぱる痛みは、筋肉が伸張固定され、引っ張られているのが原因。つまり、**筋肉に由来する痛みです。**

反対側の**詰まる痛み、ぶつかるような違和感は、首の骨である頸椎や腰の骨である腰椎が〝動きすぎている〟ことが原因。関節由来の痛み**となります。

首と腰の痛みは、筋肉と関節の２つに由来して生じます。

関節由来の痛み

ひざ、肩、股関節の痛みは、関節の動きが悪くなっていることが原因です。関節周囲の筋肉がかたまっているから、関節本来の動きができないのです。その結果、間違った動きをすることで生じるのが関節由来の痛みです。

どちらの痛みも筋肉をゆるめて治す

人間には体を動かすために〝動かないといけない〟可動域が広い関節と、〝動いてはいけない〟可動域が狭い関節があります。

首（頸椎）も腰（腰椎）も可動域は狭く、その動きをフォローしているのは肩甲骨や胸椎、股関節といった可動域が広い関節です。

それらが動かないから頸椎や腰椎が動きすぎて、痛みが生じる。つまり、**ケアすべき「トリガーポイント」は可動域の広い関節**なのです。

関節を動かしているのも、動かなくさせているのも筋肉です。痛みを解消し、本来の動きを取り戻すためにやることはひとつ。**「トリガーポイントリリース」で、縮んでいる筋肉を押してゆるめればいい**のです。

関節によって可動域は異なる

可動域が狭い

＝動いては
いけない関節

可動域が広い

＝動かないと
いけない関節

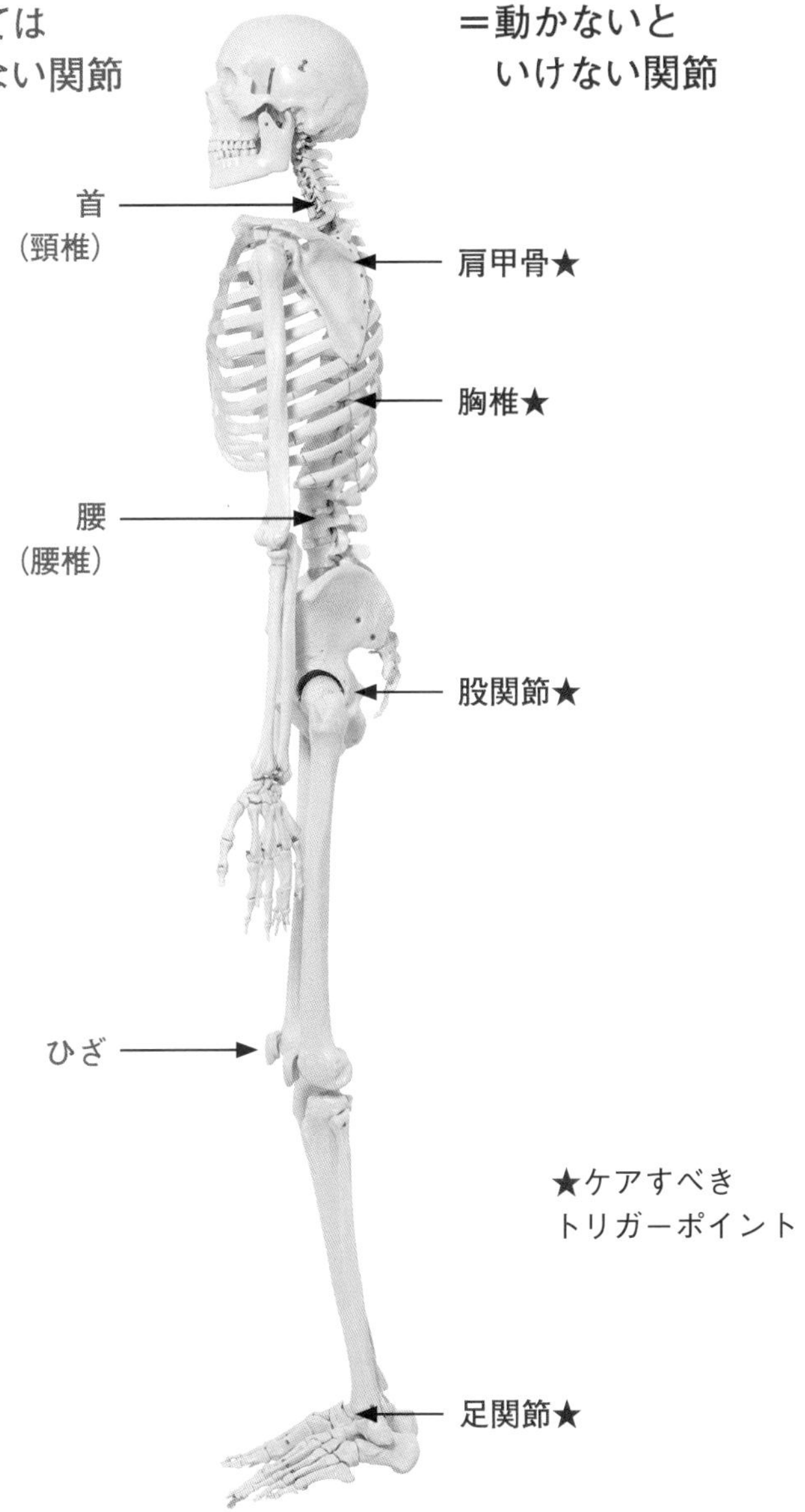

トリガーポイントリリースは押す場所が大事

トリガーポイントリリースで重要になってくるのは、押す場所＝トリガーポイントです。

ほとんどが**筋肉と腱の境界部分である〝筋腱移行部〟**です。筋肉のイラストを見ると、赤く描かれている部分から端にいくにつれ白く描かれている部分がありますが、その赤と白が交わるところです。

基本的には指で押しますが、アプローチしにくいところはテニスボールを使います。

場所が正しいか確認するためにも、トリガーポイントリリースを1か所やるごとに、**押す前と押したあとの痛みを比べて**みてください。

痛みが変わらないようなら場所が正しくない可能性があるので、**QRコードから読み取れる動画も活用**して再確認してください。

ボールで押す

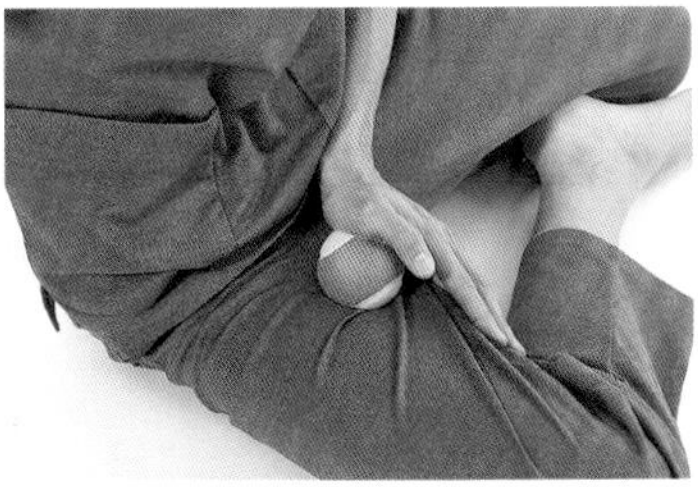

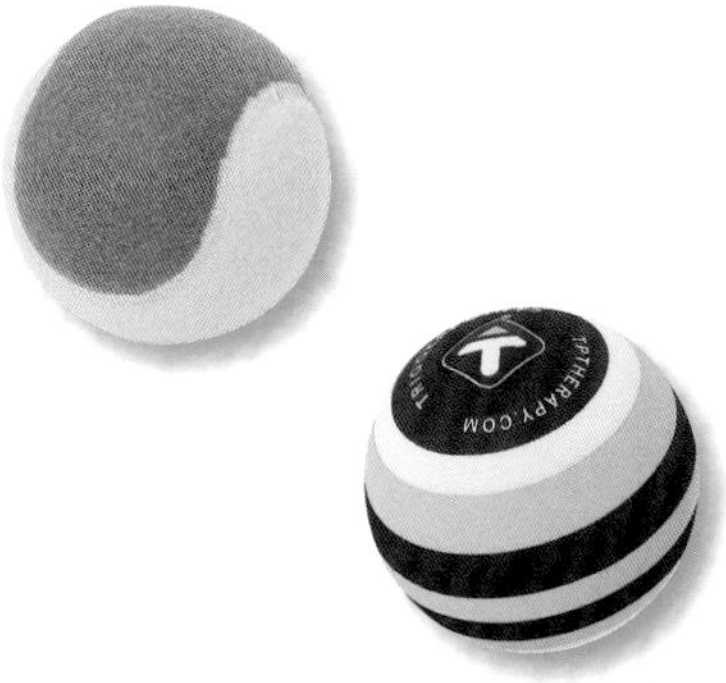

ボールはテニスボール（左）で構いませんが、トリガーポイント用のボール（右）も市販されています。

指で押す

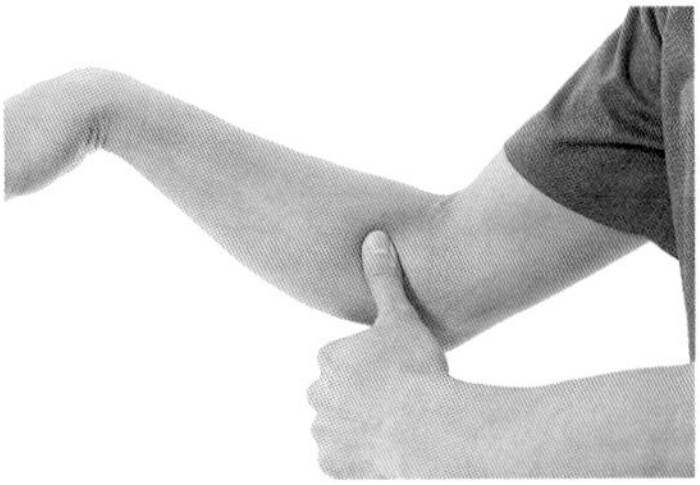

親指で

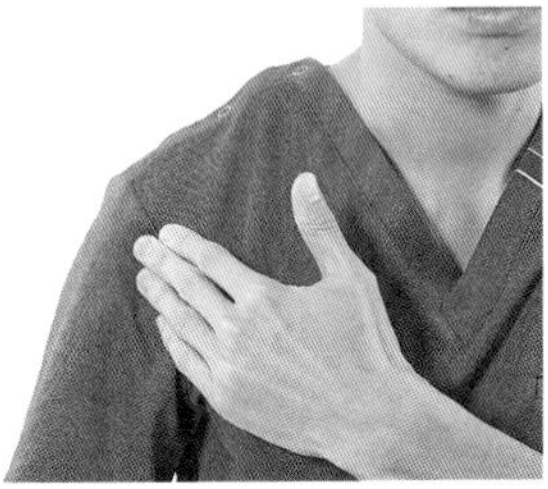

３本の指で

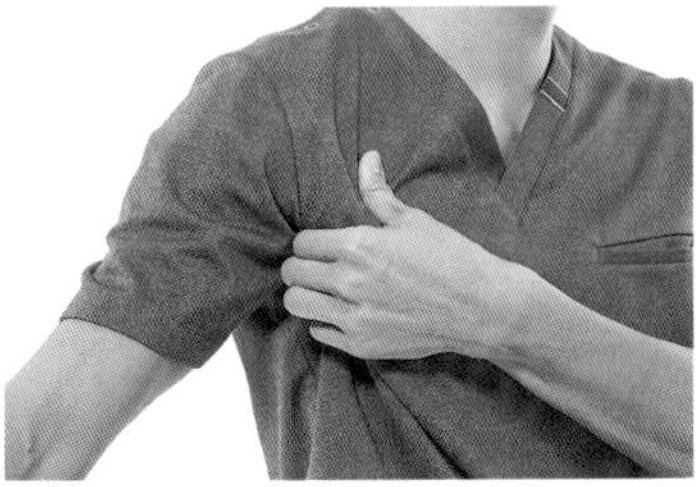

指全部でつまむように

PART 1 首が痛い（首こり・肩こり）

STEP 1 トリガーポイントを押す

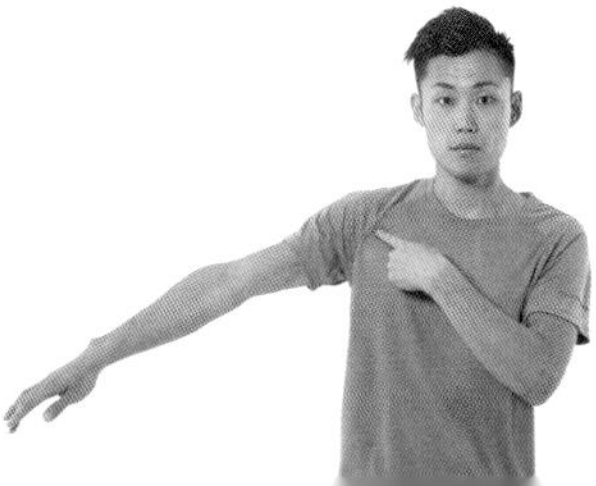

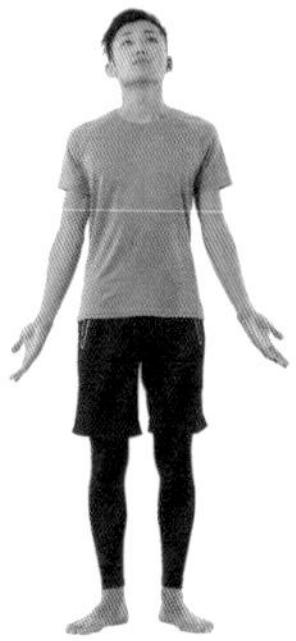

PART 2

腰が痛い

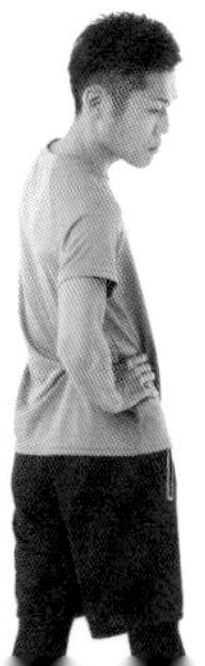

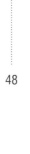

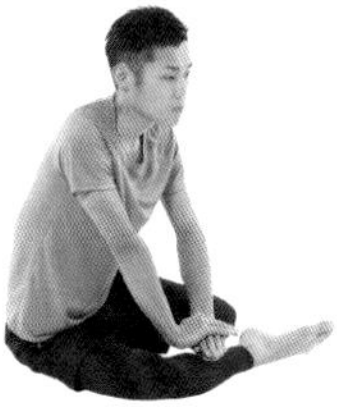

PART 3 ひざが痛い

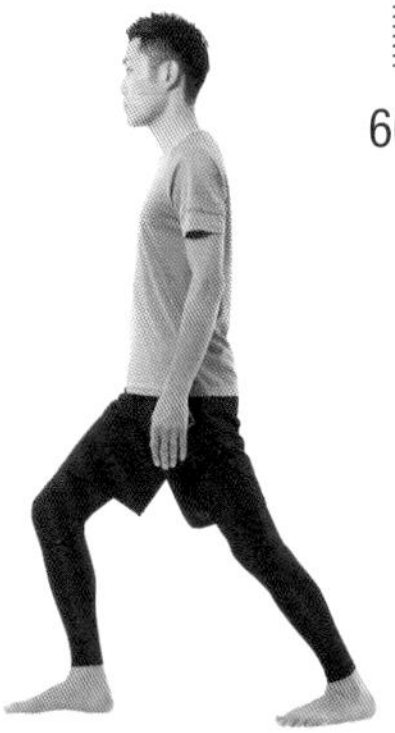

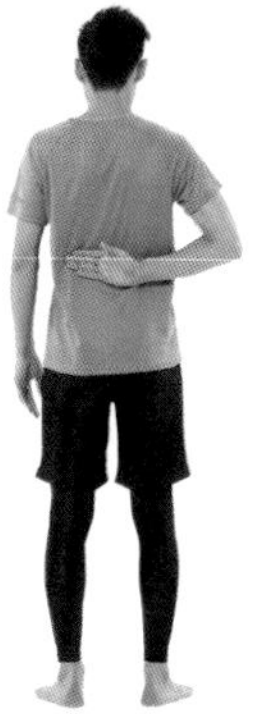

PART 4 肩が痛い（四十肩・五十肩）

PART 5 股関節が痛い

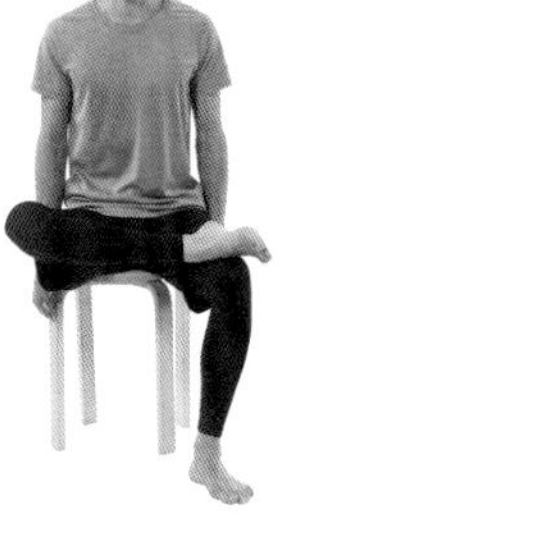

PART 6 生活習慣を変えて 痛み知らずの体になる

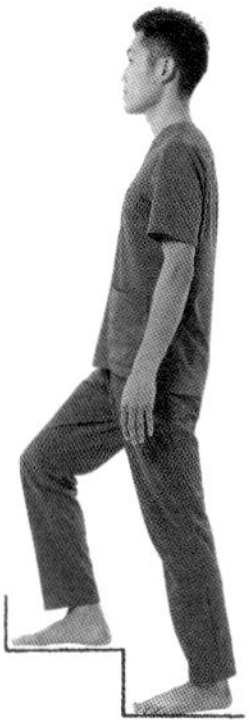

デザイン　石黒美和（FROG KING STUDIO）
撮影　柳原久子（静止画）　小林ゆうみ（動画）
イラスト　中村知史
編集協力　岸田直子
校正　西進社
ＤＴＰ　東京カラーフォト・プロセス

トリガーポイントリリースの方法

〈ＳＴＥＰ１　トリガーポイントを押す〉

最初に〈セルフチェック〉で痛む側や痛みの程度を確認しましょう。

そして、〈トリガーポイントはここ！〉で痛みの原因を確認します。いくつかありますが、**効果の高い順に番号がついているので、その順番で進めてください。**体はつながっているので、**痛いところが違っても、トリガーポイントが同じという場合も**あります。

各トリガーポイントの場所は、〈〇〇筋はここを押す！〉とイラストでどこにある筋肉か、そのどこを押すのかを示しています。おおよその目安をつけてから、〈見つけ方ＰＯＩＮＴ〉で確認しましょう。

各トリガーポイントの見つけ方や押し方を説明した動画もＱＲコー

ドからアクセスできるので、**正しい場所を見つけてく**
ださい。

トリガーポイントの押し方は２つ紹介しています。最初は**トリガーポイントを10秒間押すだけ**。持続圧をかけて筋肉をゆるめます。これが〝痛気持ちいい〟なら、これだけでＯＫです。

特に痛みがひどい人は、これからゆっくり始めましょう。

トリガーポイントリリースの取り組み方

STEP 1

トリガーポイントを押す

痛みの原因箇所を押して、持続圧を10秒かけます。〝痛気持ちいい〟ならこれだけでOKですが、もっと刺激がほしいなら動きを加えて押しましょう。

STEP 2

痛いところの血流を上げる

必ず、トリガーポイントを押したあとに行ないます。引っ張られて伸びてしまった筋肉を刺激して、血液の循環をよくします。

STEP 3

正しい姿勢をつくる

痛みは間違った生活習慣から生まれます。解消した痛みが繰り返さないよう、正しい姿勢や暮らしの中での体の正しい動かし方を覚えましょう。

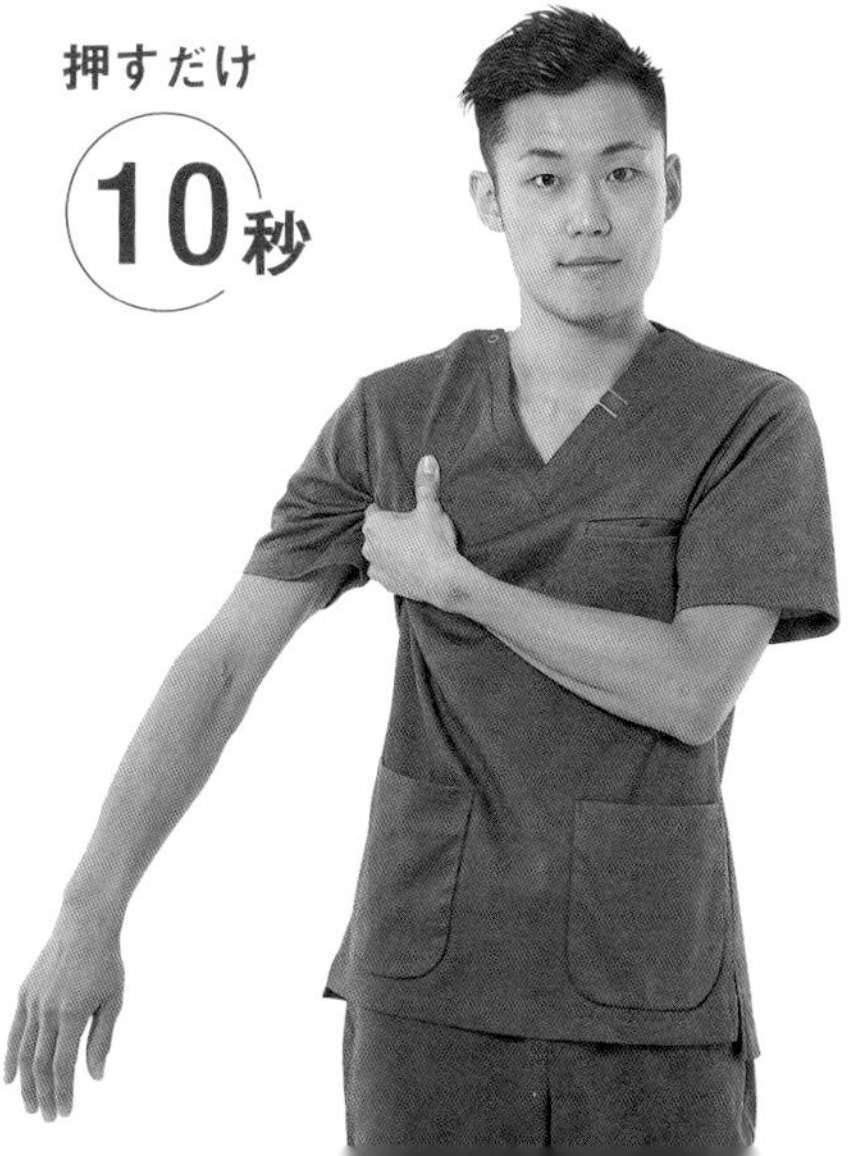

もう少し強く押したいなら、その次に紹介している動きを加えた押し方も5回行ないましょう。

ただし、**痛みをこらえて無理に行なう必要はありません。**

最初の〝10秒押すだけ〟で痛みがやわらぎ、筋肉がほぐれてきたことが実感できてから、次の段階として動きを加えた方法に移るという取り組み方でOKです。

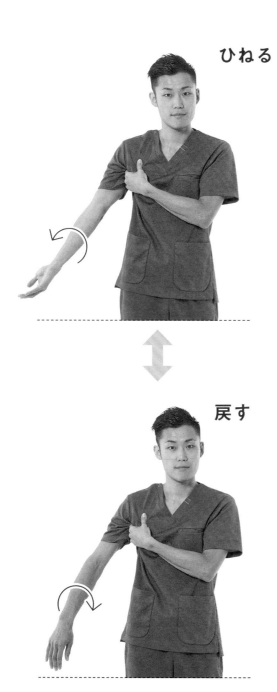

〈STEP2　痛いところの血流を上げる〉

必ず、**痛みのトリガーポイントをゆるめたあとに**行ないます。

本来ならば、痛いところを押すのは厳禁！　〝もみ返し〟が起こったり、最悪の場合には筋肉が切れてしまう恐れがあるからです。

でも、短縮固定した筋肉をゆるめたあとなら、軽く刺激を加えることで血液の循環がよくなり、**伸びていた筋肉が元に戻る効果**があります。

〈STEP3　正しい姿勢をつくる〉

間違った生活習慣から痛みが生じやすい、首と腰にあるステップです。

痛い側のトリガーポイントリリースを行なったあと、反対側も行ない、**体の左右のバランスを整えてから**行ないましょう。

筋肉の状態や関節の動きを本来のものに戻し、体を正しく使えるように習慣づければ、痛みの〝**根治**〟に近づきます。

(COLUMN)

理論がわかれば、納得して行なえます

次のページからトリガーポイントリリースの具体的なやり方を紹介しています。すぐにでも始めたい！という人も多いことでしょう。

もちろんそれでも構いませんが、2ページから説明しているトリガーポイントリリースの理論部分を読んでから始めると納得できるので、より効果的に前向きに取り組めるはずです。

トリガーポイントリリースは1日何回やってもOK！　体を使ったら、トリガーポイントリリースで正しくリセットする——。その習慣を身につけることで痛みとサヨナラできます。

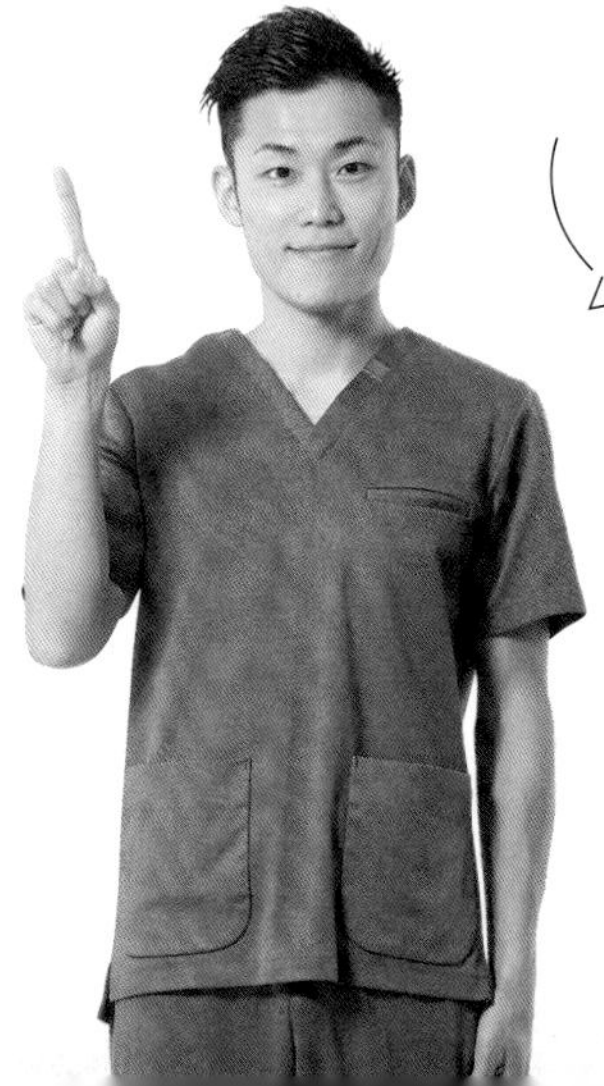

PART 1

首が痛い

（首こり・肩こり）

筋肉＆関節由来の痛み。首と肩はつながっているので、いわゆる慢性肩こりの人もここにあてはまります。

体を丸めて作業しがちな人、猫背の人は、トリガーポイントリリースを１日に何度もまめに行なうことで、痛みから解放されていきますよ。

STEP 1 トリガーポイントを押す

セルフチェック

**左右どちらが痛いか確認し、
より痛い側を先に押しましょう。**

- [ ] 右（左）に倒すと、右（左）が詰まって痛い
- [ ] 左（右）に倒すと、右（左）がつっぱって痛い
- [ ] 後ろに倒すと、首の後ろが詰まって痛い
- [ ] 前に倒すと、首の後ろがつっぱって痛い
- [ ] 回してみると、ひっかかるところ、違和感のあるところがあって痛い

↓

原因 首が動きすぎているから！

首の骨である頸椎は、骨と骨の間がとても狭く可動域が小さいため、それほど動く場所ではありません。その下にある可動域の大きい胸椎や肩甲骨が動いて首の動きをフォローしています。ところが、その胸椎と肩甲骨が動かないから、首（頸椎）が動きすぎて痛みが生じるのです。痛みを解消するには、胸椎と肩甲骨がきちんと動くように、縮んだ筋肉をほぐしましょう。

トリガーポイントはここ！

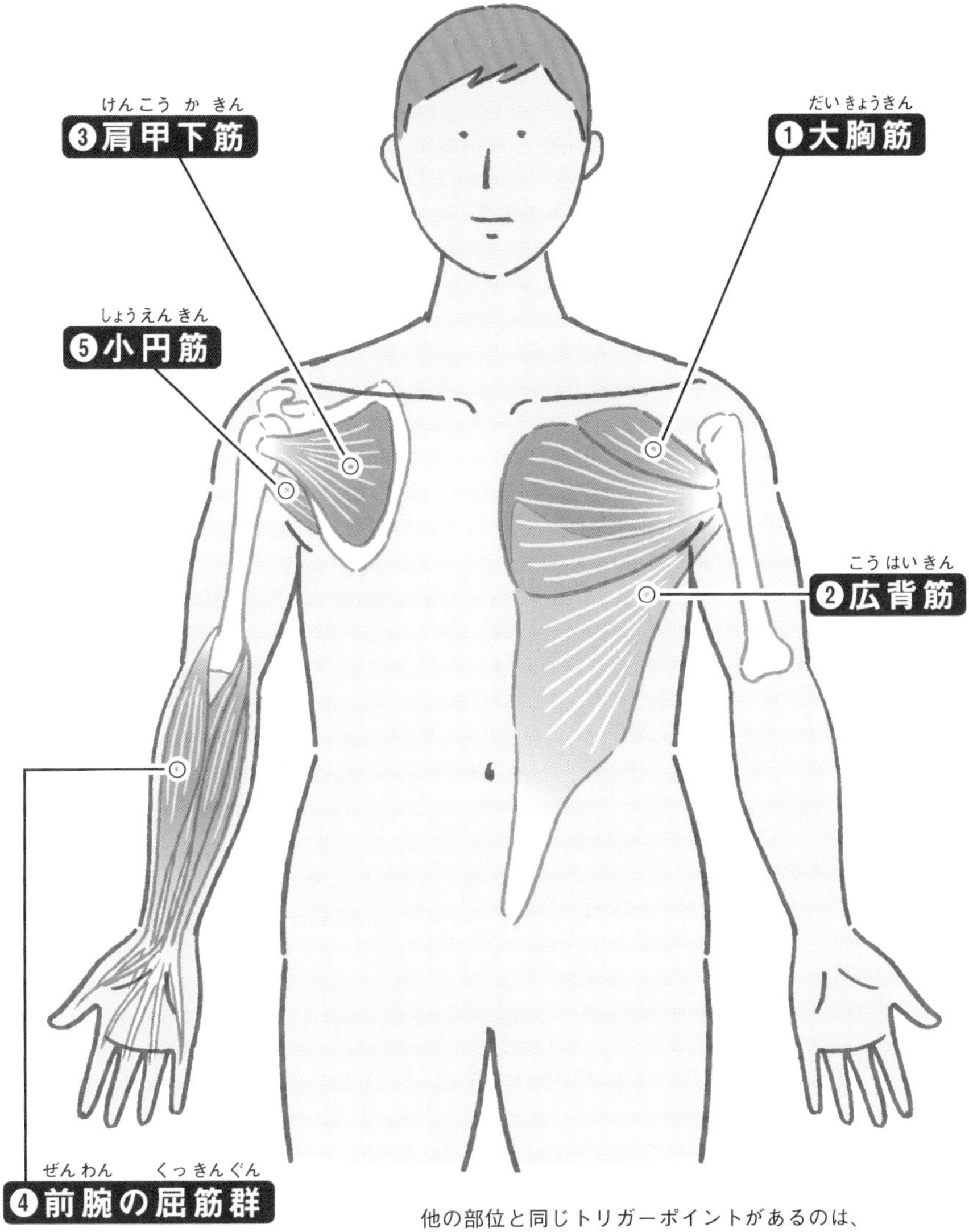

他の部位と同じトリガーポイントがあるのは、ひとつの原因がいろいろなところの痛みを引き起こすことがあるからです。

5つあるトリガーポイントを効果の高い番号順にゆるめていこう

TRIGGER POINT 1

トリガーポイント

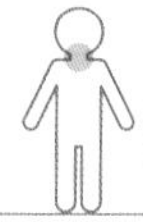

動画でチェック

首

大胸筋はここを押す！

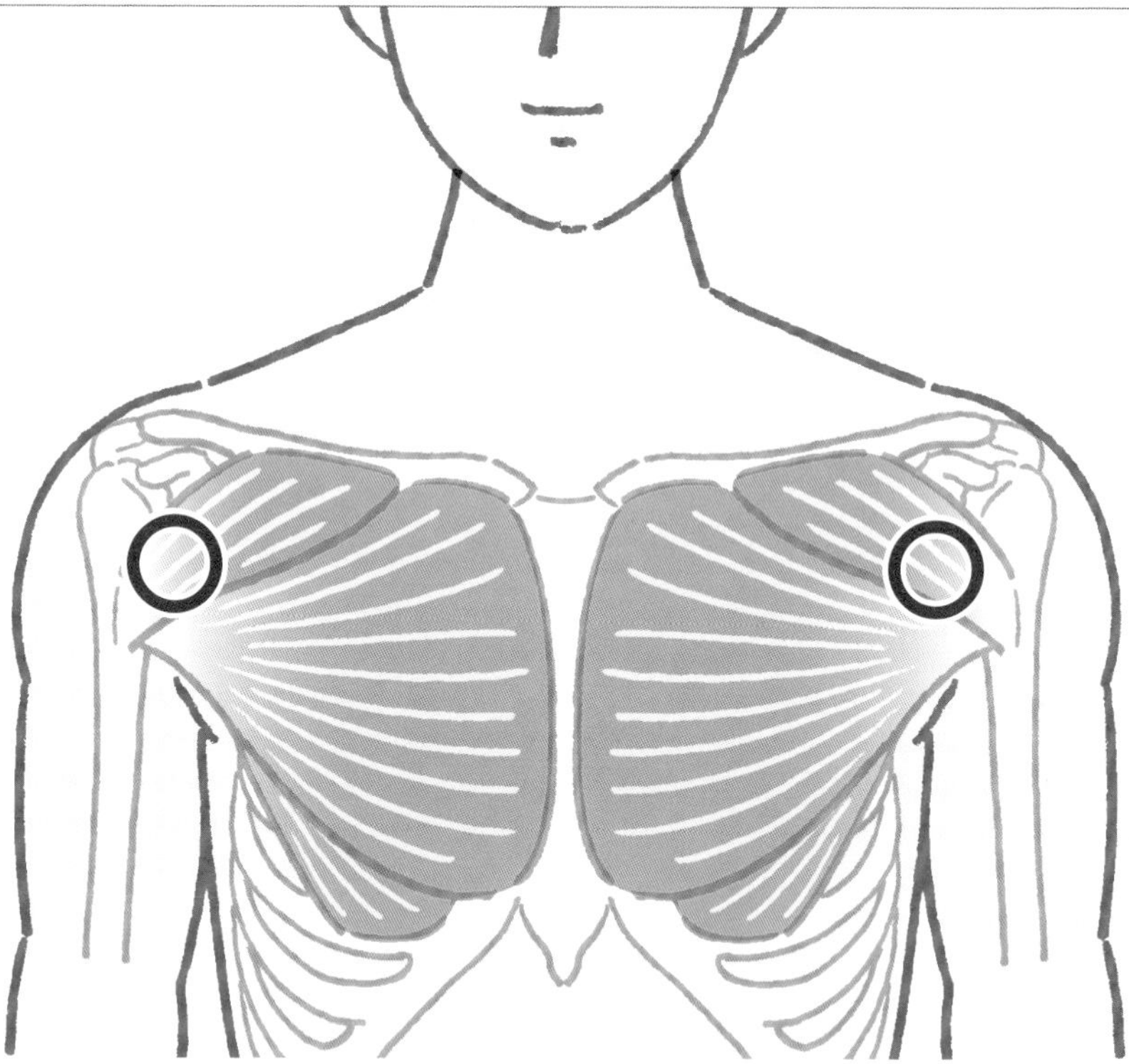

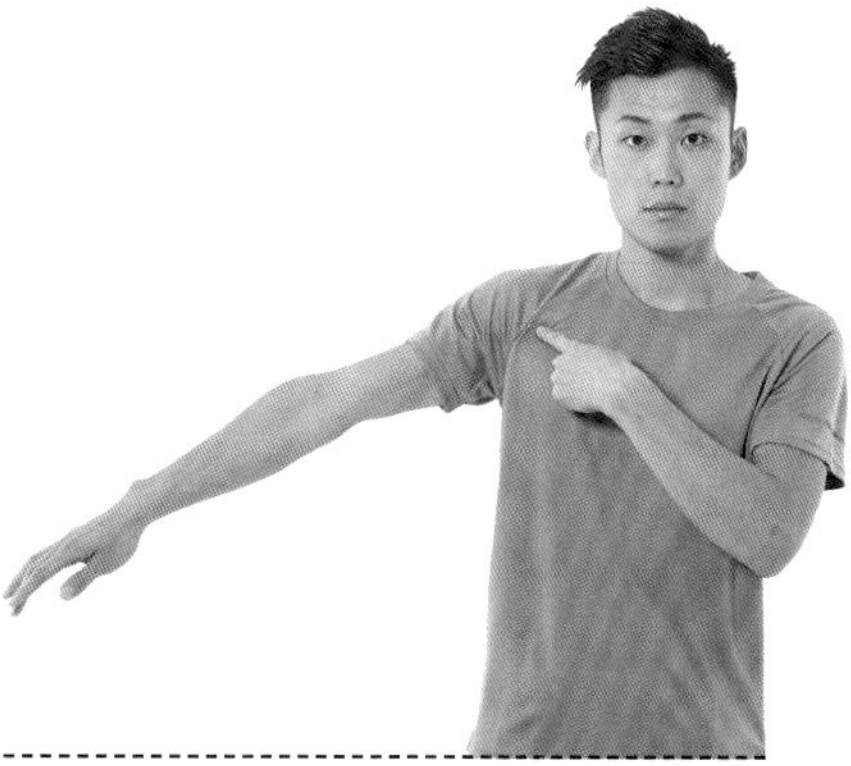

見つけ方 POINT

体の前面、わきの近くにある胸の筋肉で、腕を上げたらつかめます。上げた腕を内側にひねると動くのがわかるかたい部分。

腕をひねったまま押す

10秒

これが
〝痛気持ちいい〟なら、
これだけでOK

腕を内側にひねったまま、親指と残りの指で大胸筋をつまむ。そのまま押しつぶすイメージで10秒間押し続ける。

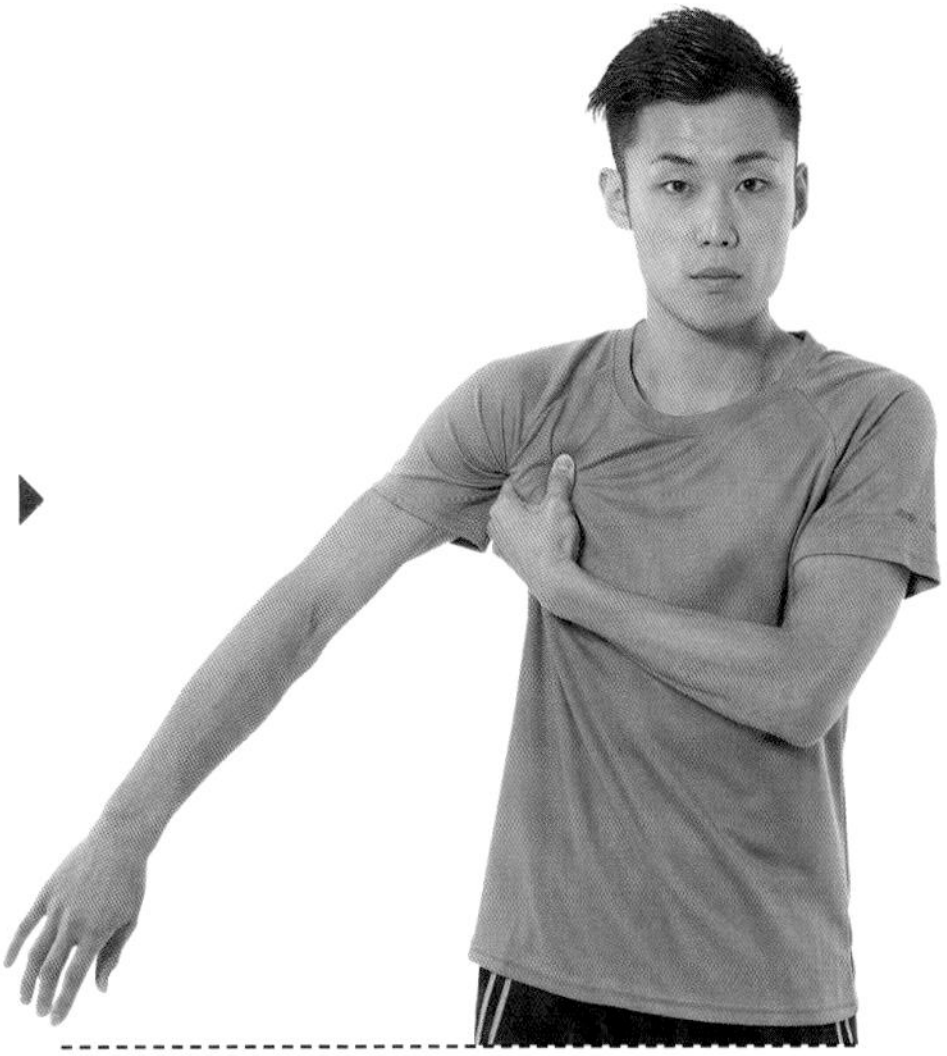

押しながら、ひねる

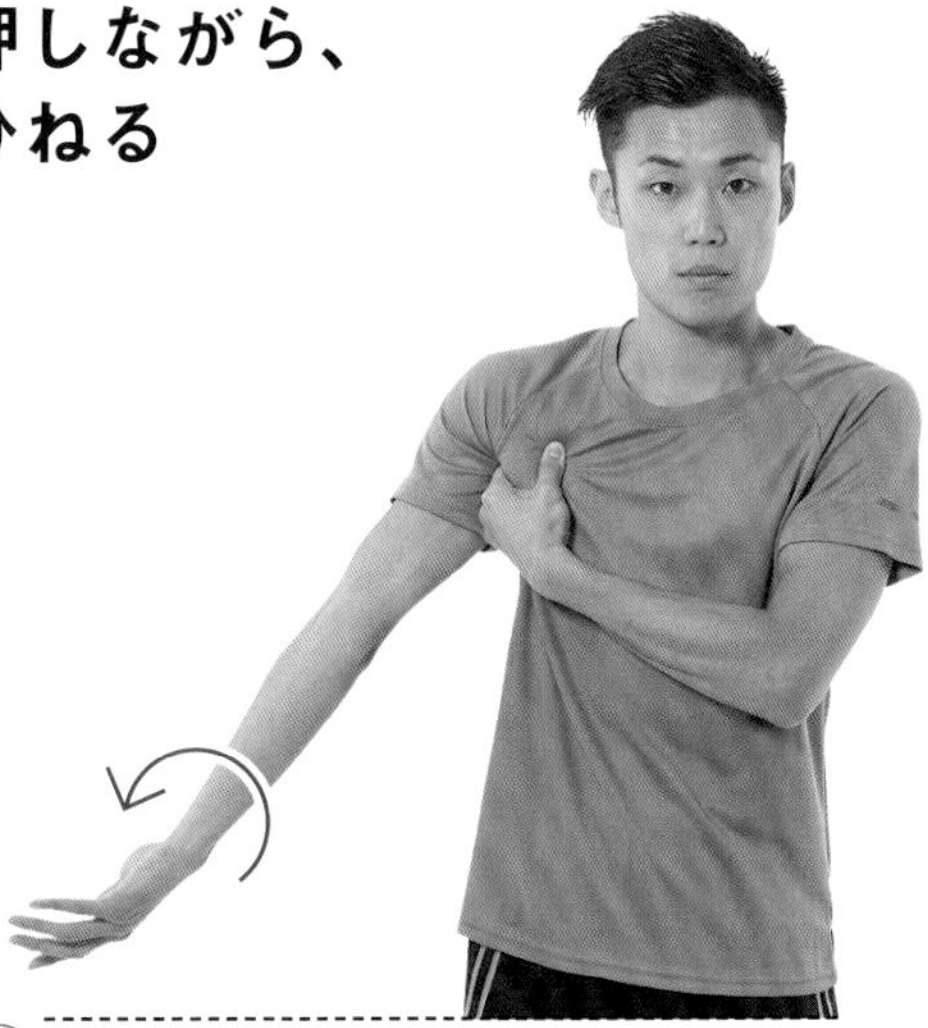

ひねる・戻すを

5回

大胸筋をつまんで押したまま、内側にひねっていた腕を外側に最大限にひねる。元に戻す。

Kazu's アドバイス

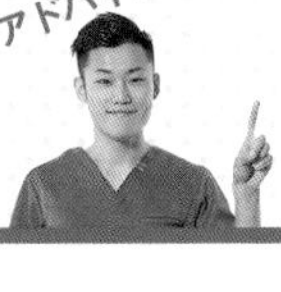

1か所やるごとに、セルフチェックした動きで痛みの程度を確認しよう。軽くなっていたら、トリガーポイントが正しく押せている証拠。変わらないようなら、動画を参考に再度トリガーポイントを確認して。

TRIGGER POINT 2

トリガーポイント

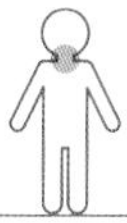

動画でチェック

首

広背筋はここを押す!

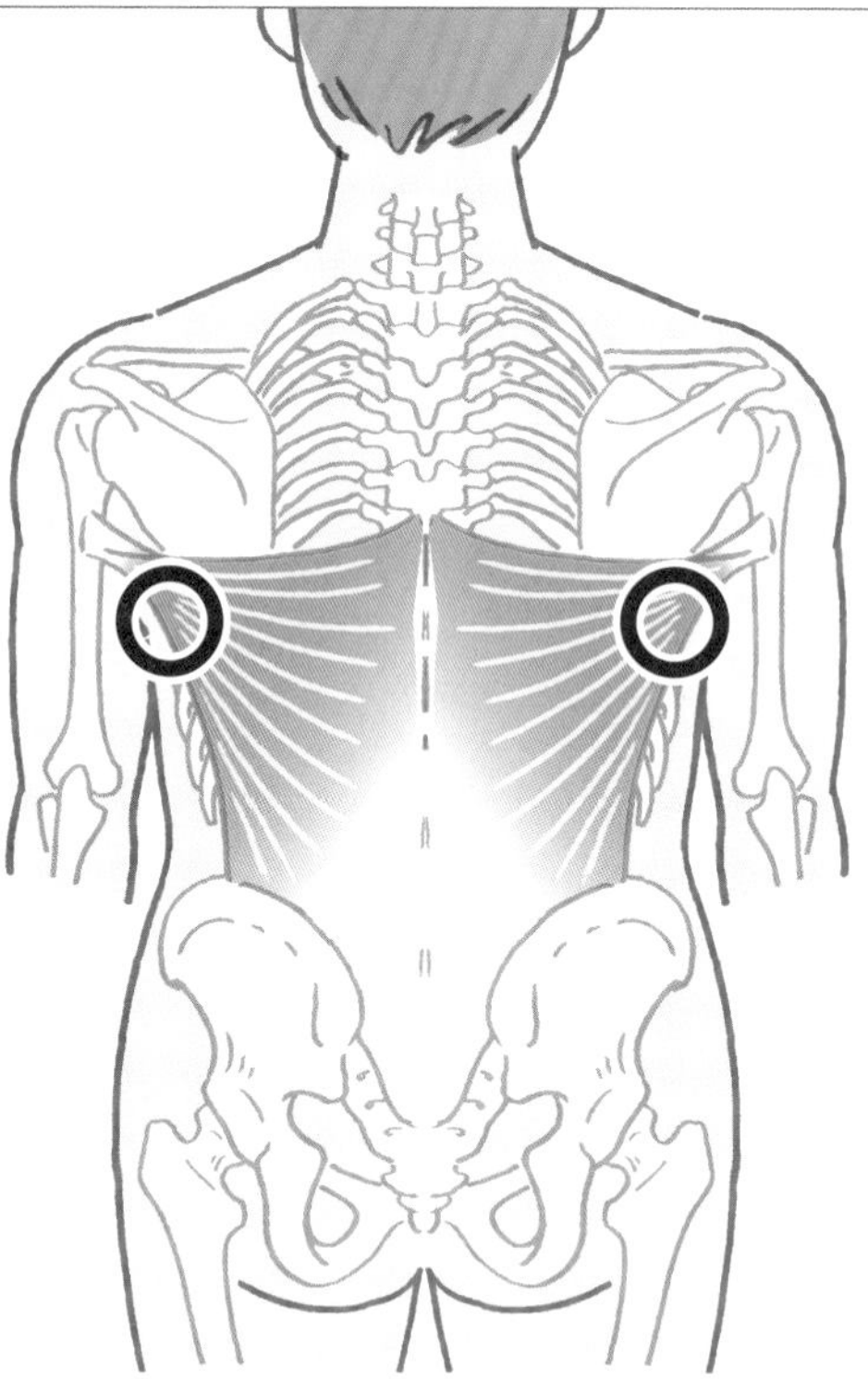

見つけ方 POINT

わきの下の筋肉。腕を横に上げ、少し内側にひねるとかたくなります。できるだけわきの奥（肩甲骨寄り）に近いところ。

腰や肩のトリガーポイントでもあるので、ここを押すことで腰や肩の不調にも効きます。

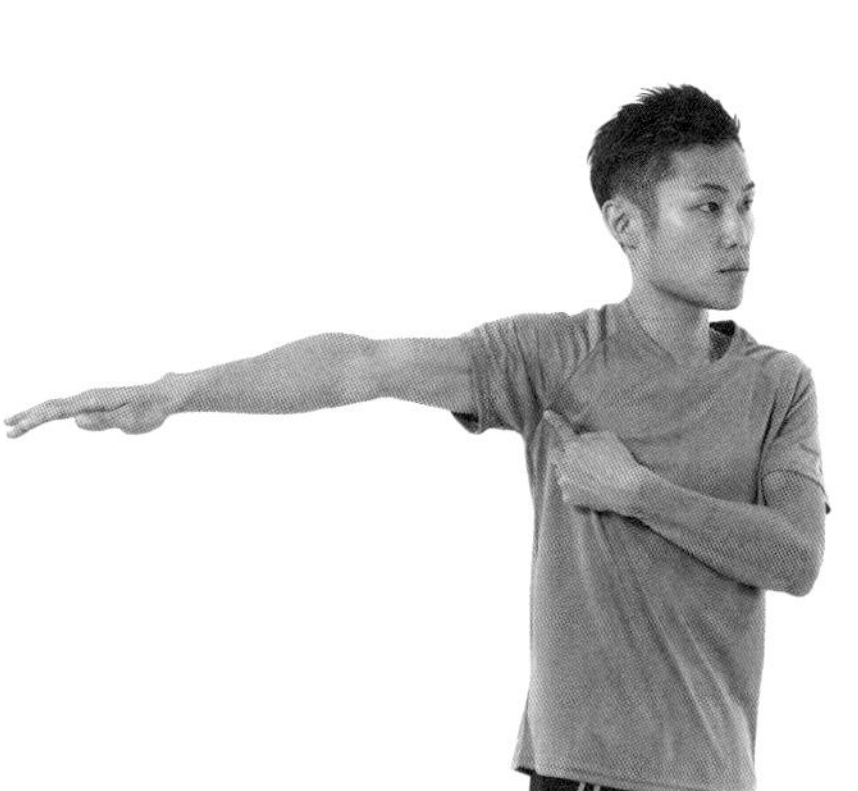

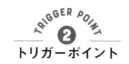

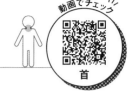

腕をひねったまま押す

10秒

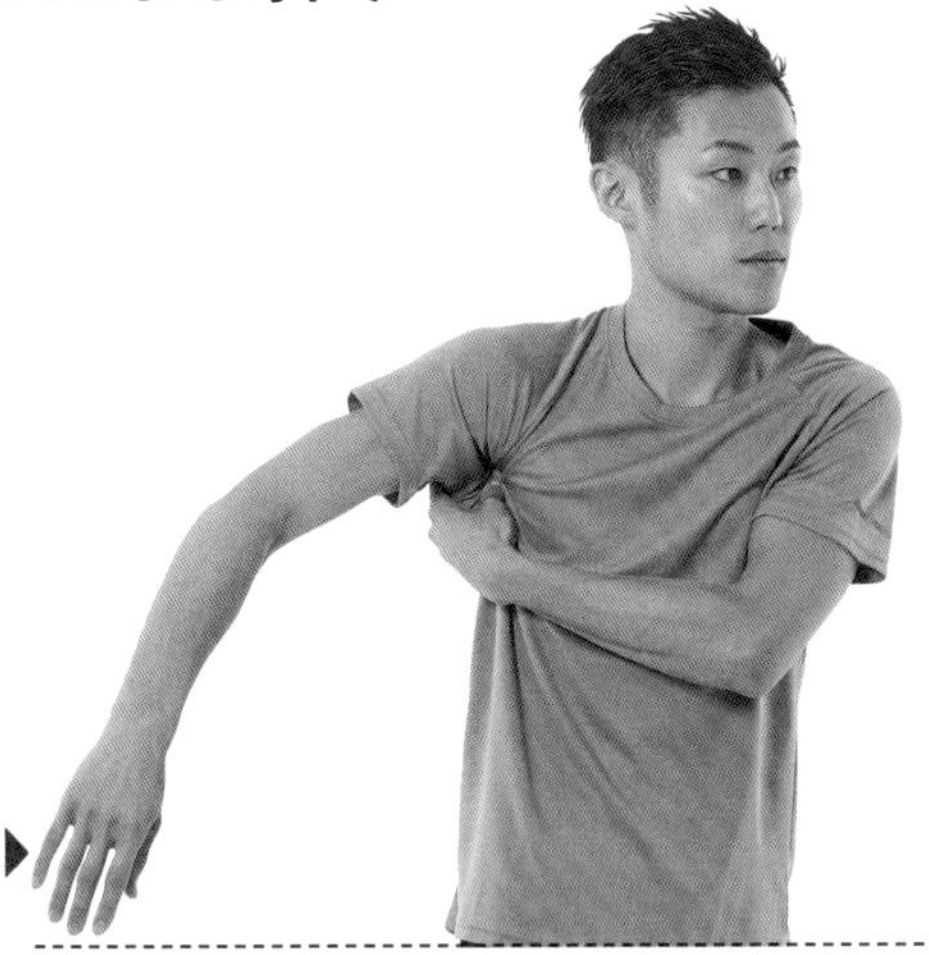

手がジーンと
しびれる感じ

腕を内側にひねったまま、広背筋を親指と人差し指でつかみ、押しつぶすイメージで10秒間押し続ける。

ひねる・戻すを
5回

押しながら、さらにひねる

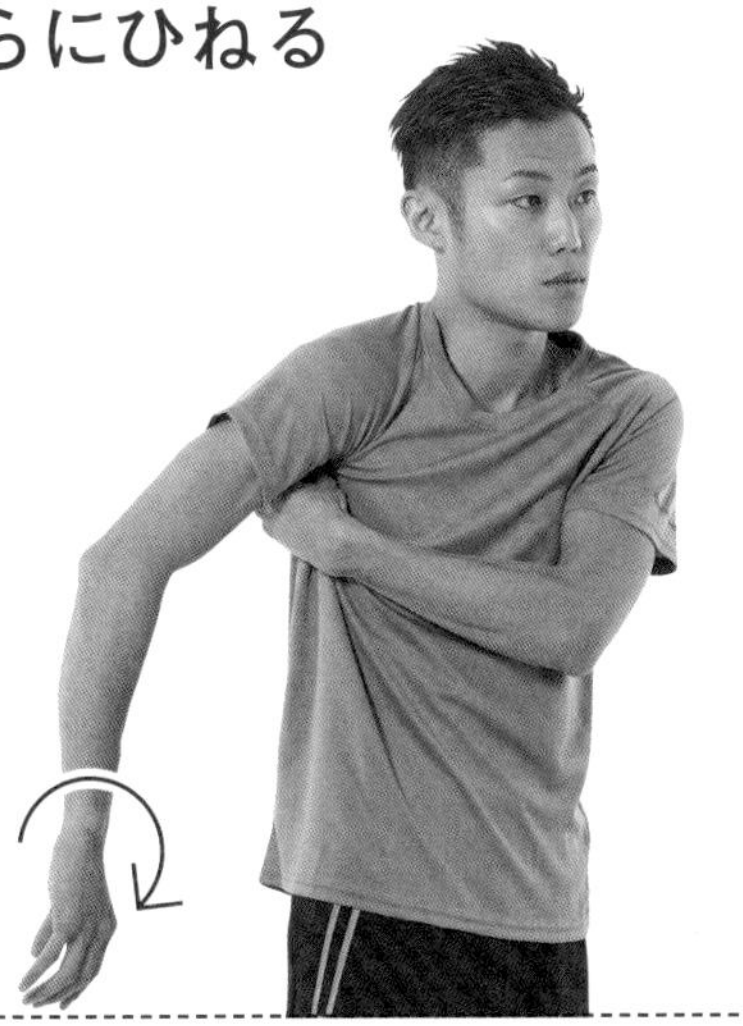

広背筋を押しながら、さらにひじを軽く曲げて手を内側にひねる。元に戻す。

TRIGGER POINT 3

トリガーポイント

動画でチェック

首

肩甲下筋はここを押す！

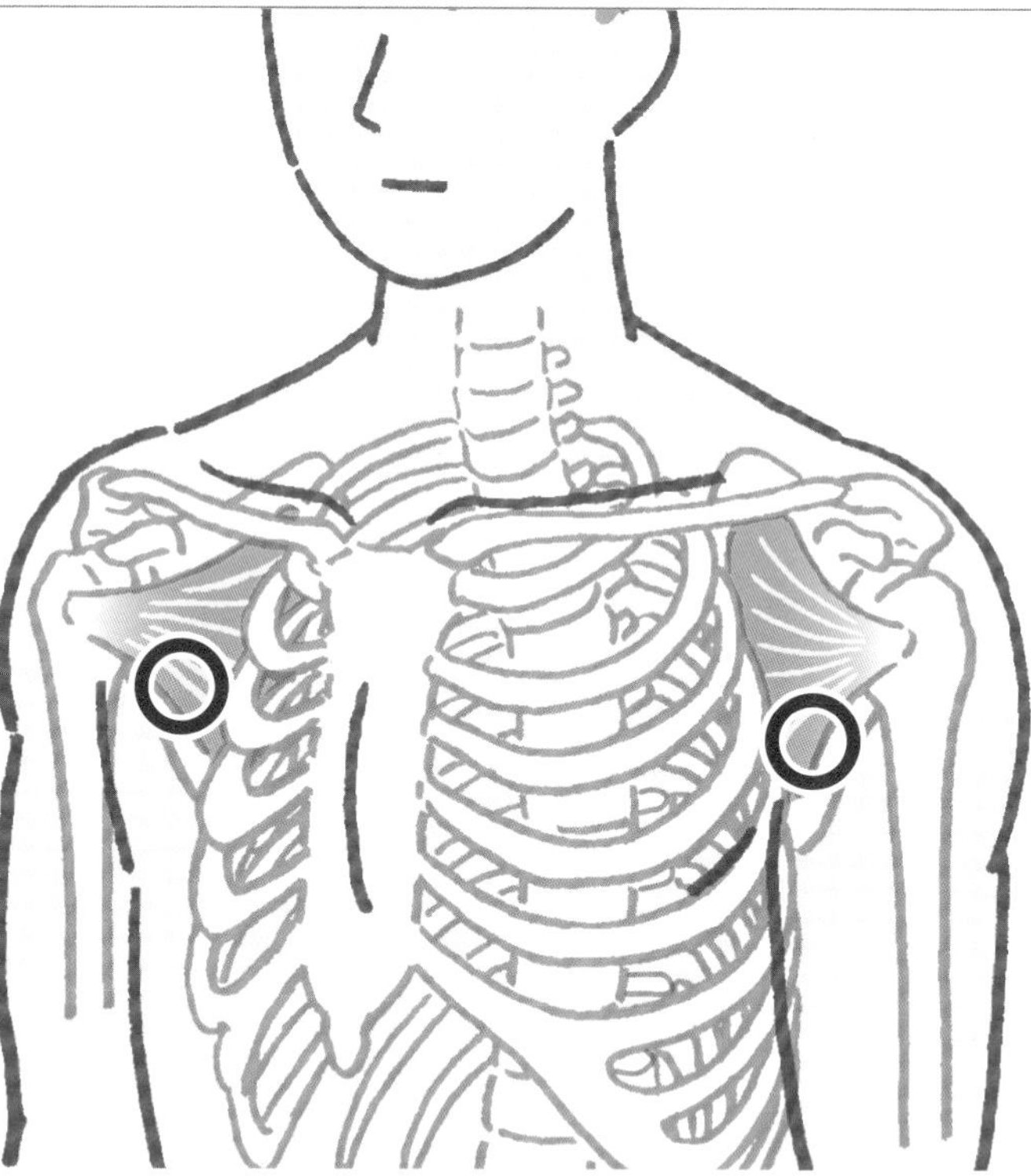

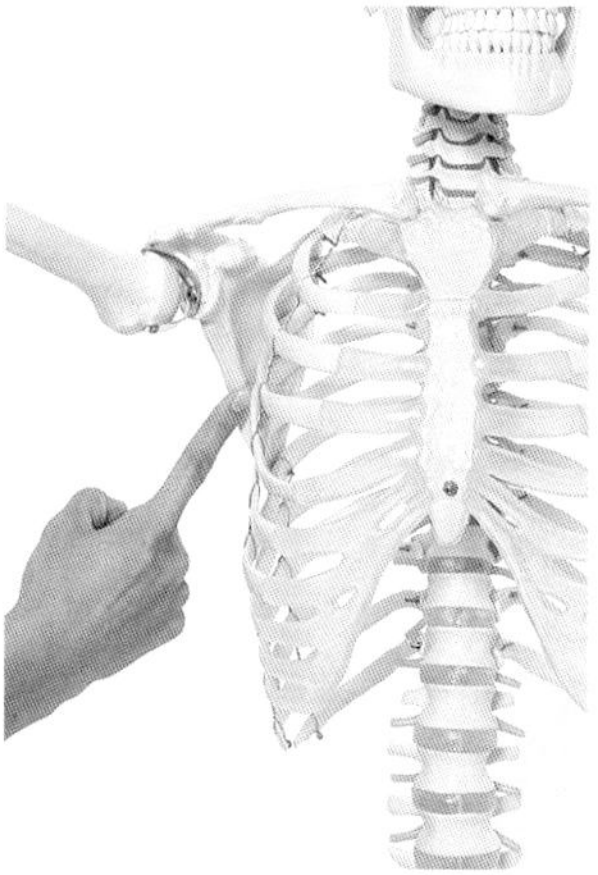

見つけ方 POINT

肩甲骨の内側についている筋肉。腕を横に上げて内側に少しひねると出てくる縁の部分。

肩のトリガーポイントでもあるので、ここを押すことで肩の不調にも効きます。

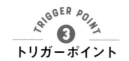

親指で押す

10秒

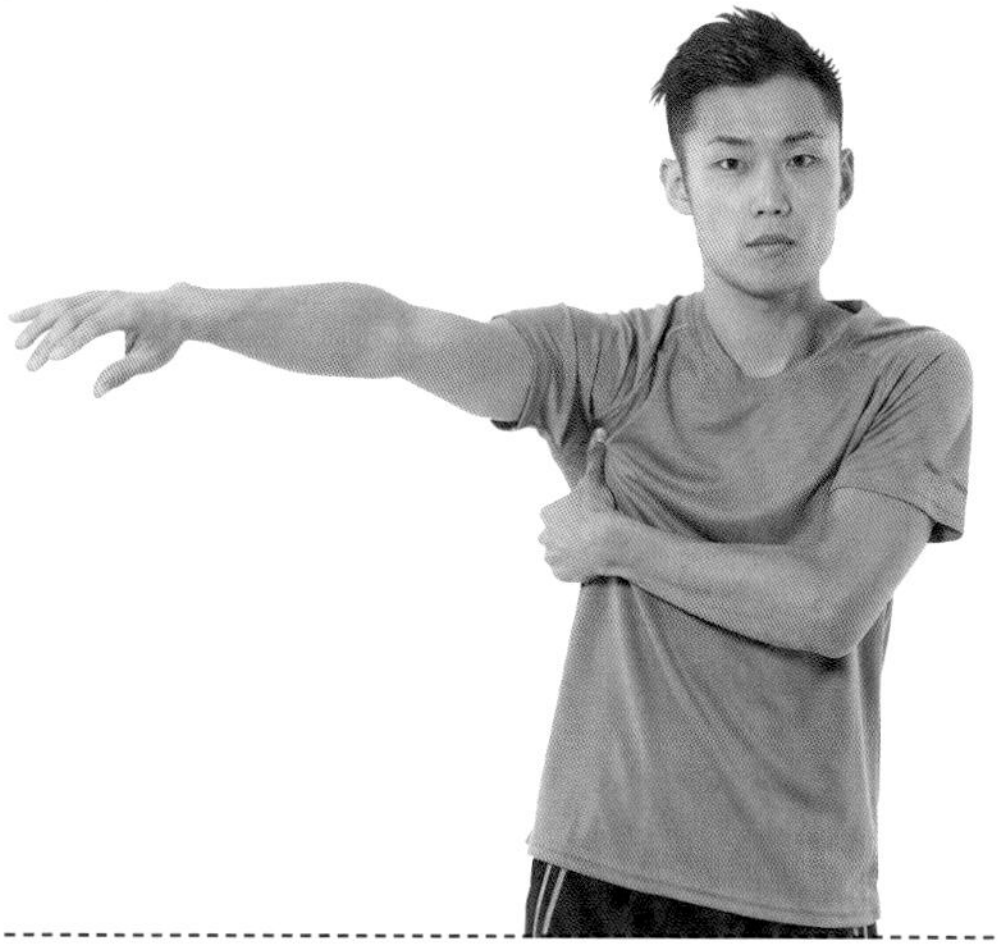

腕を横に上げて内側に少しひねったまま、肩甲下筋を親指でグッと10秒間押し続ける。

ひねる・戻すを
5回

押しながら、ひねる

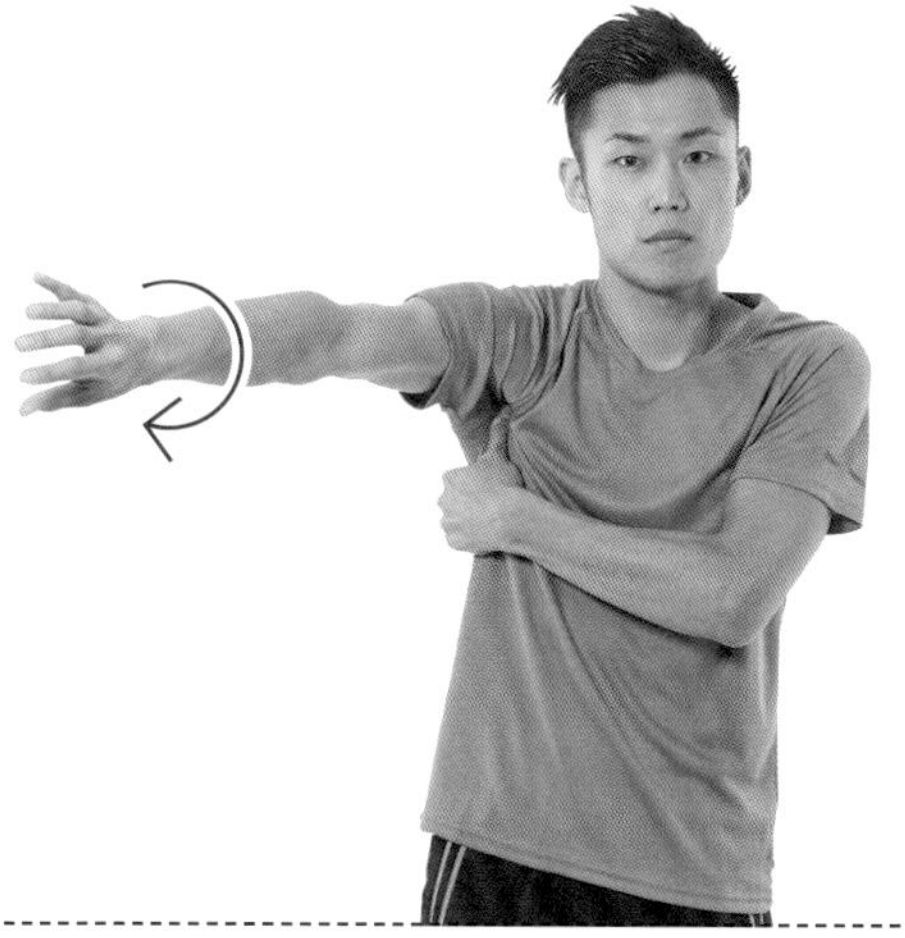

肩甲下筋を押しながら、さらに腕をグーッと内側にひねる。元に戻す。

TRIGGER POINT 4

トリガーポイント

動画でチェック

首

前腕の屈筋群はここを押す！

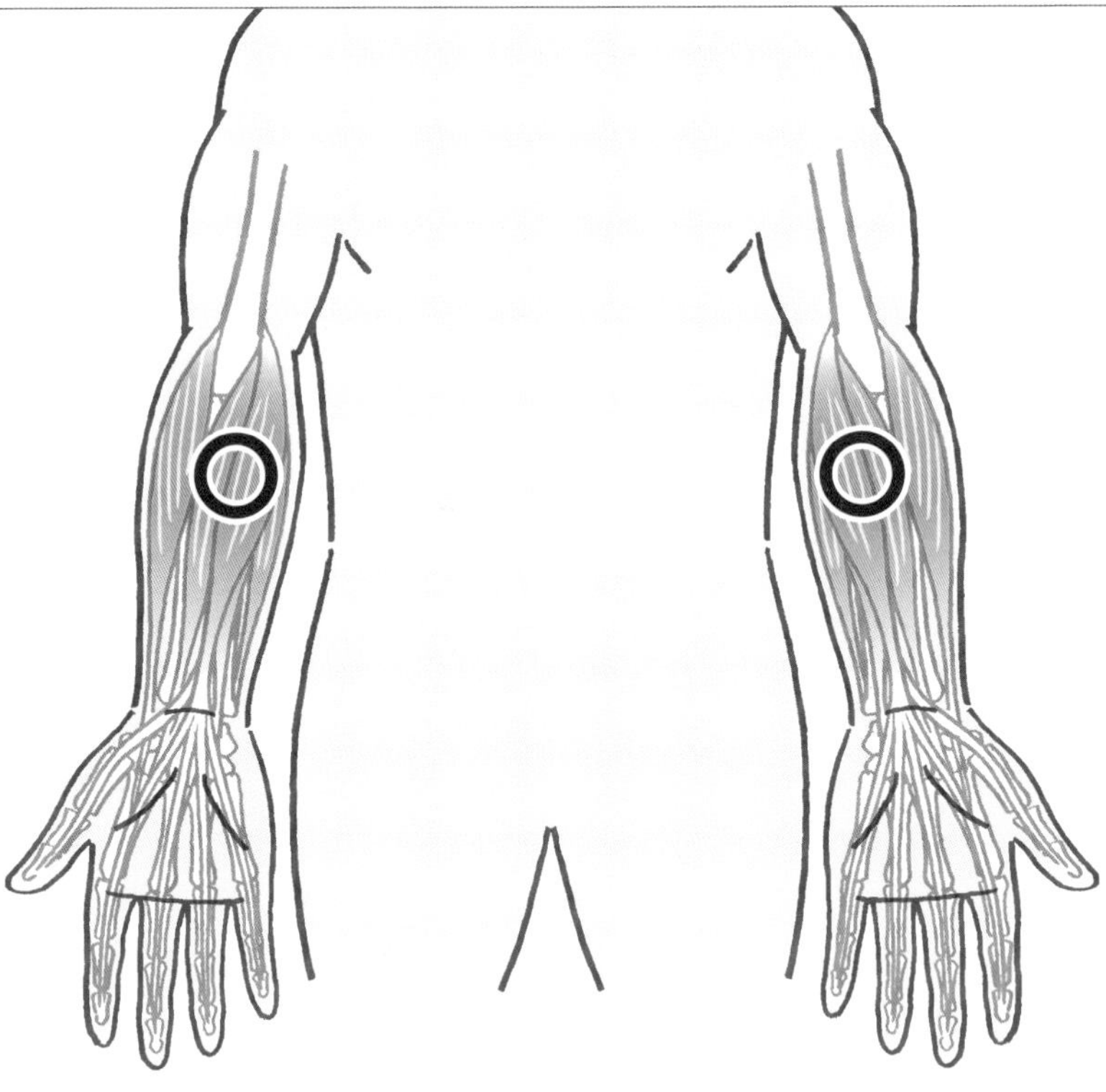

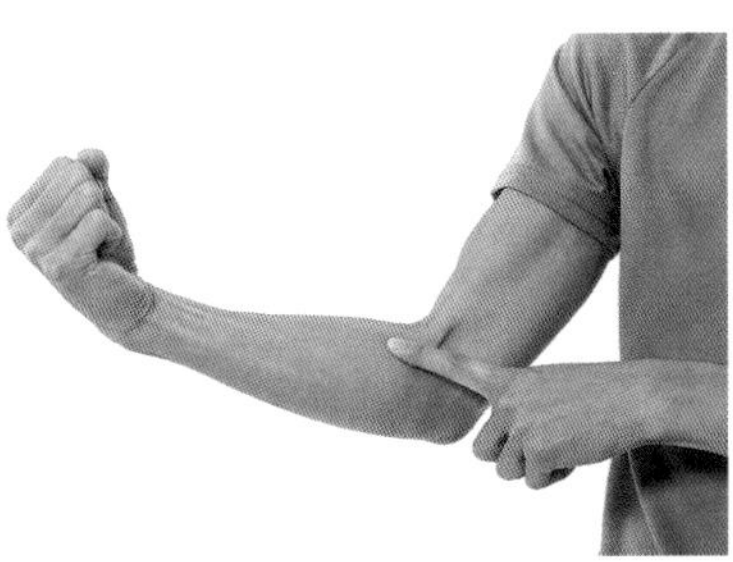

見つけ方 POINT

手とひじの間。手を握って上に上げるとかたくなるところ。手を内側にひねるとかたくなります。

肩のトリガーポイントでもあるので、ここを押すことで肩の不調にも効きます。

10秒

親指で押す

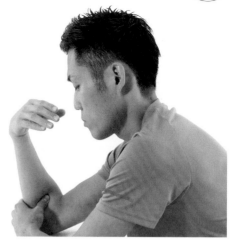

ひじを台の上に置いて曲げ、前腕の屈筋群を
親指で 10 秒間押し続ける。

ひねる・戻すを
5回

押しながら、ひねる

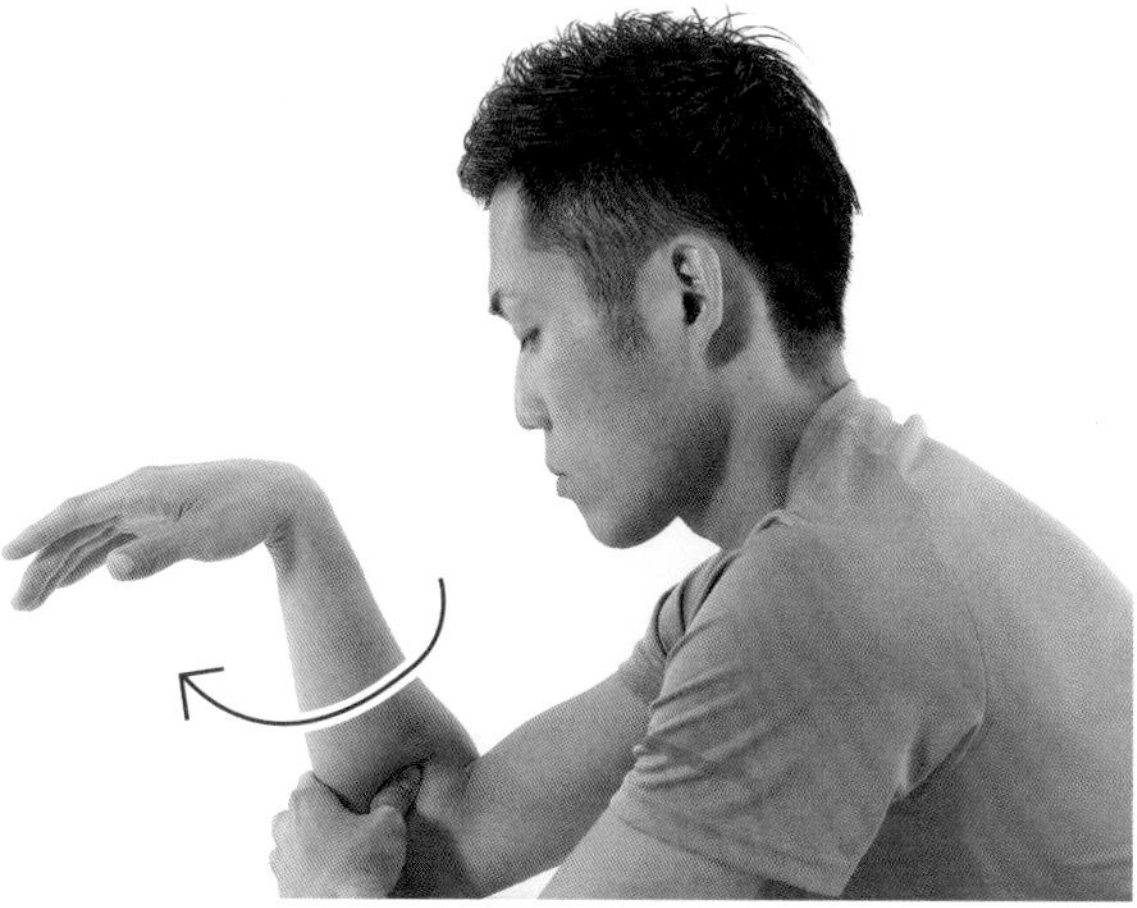

押しながら、さらに手を内側にひねる。
元に戻す。

動画でチェック

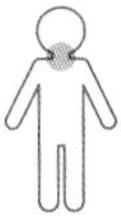

首

オプション

肩甲骨と背骨の間も痛い人は…

小円筋はここを押す！

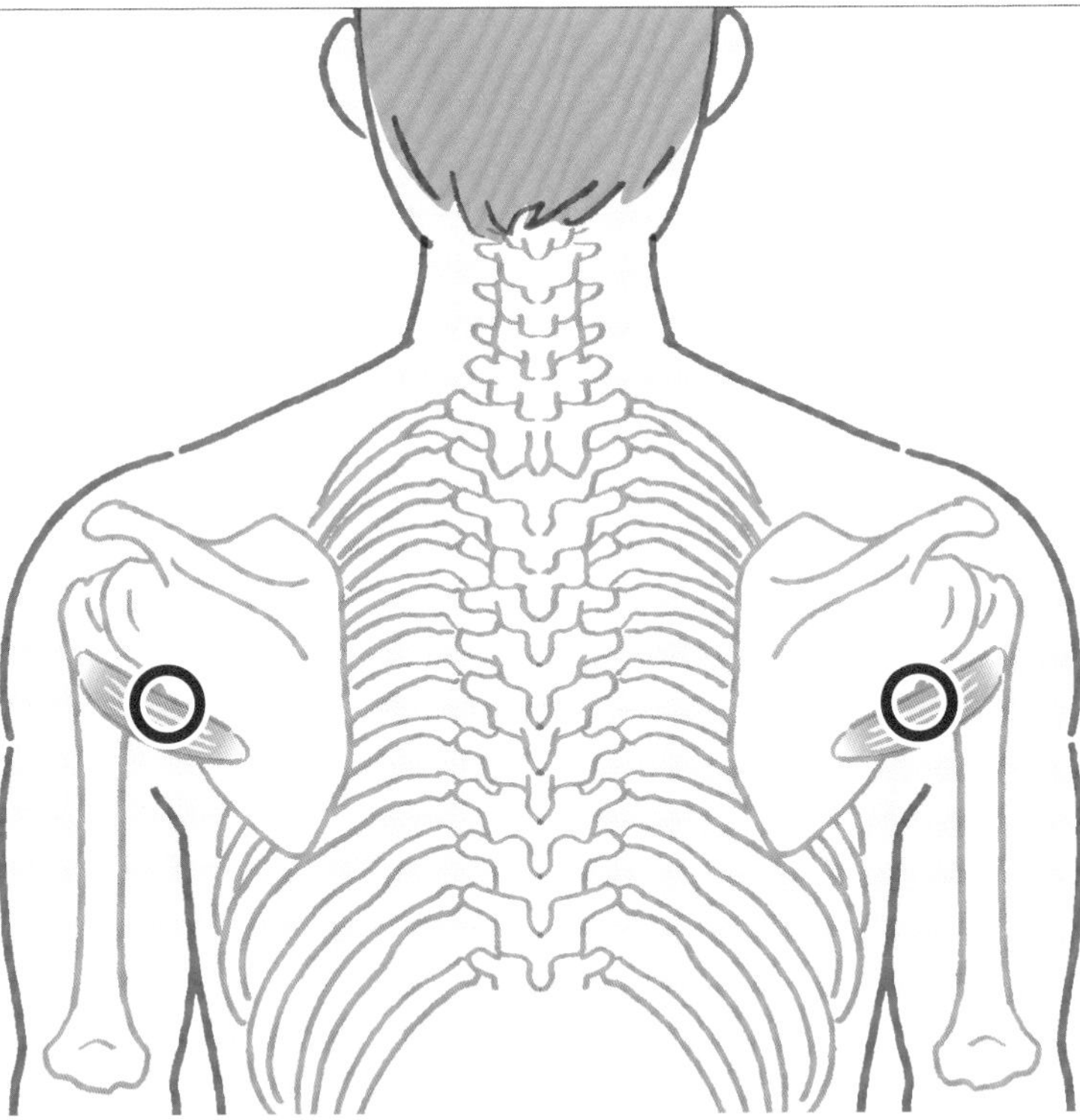

指の代わりに
テニスボールを使う。
ストッキングに
入れるとやりやすい

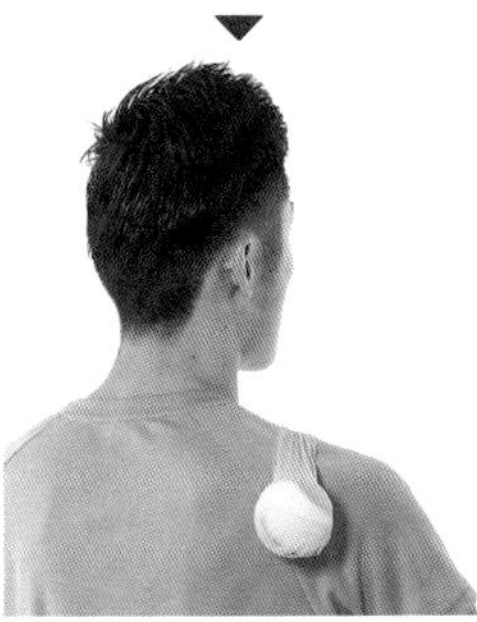

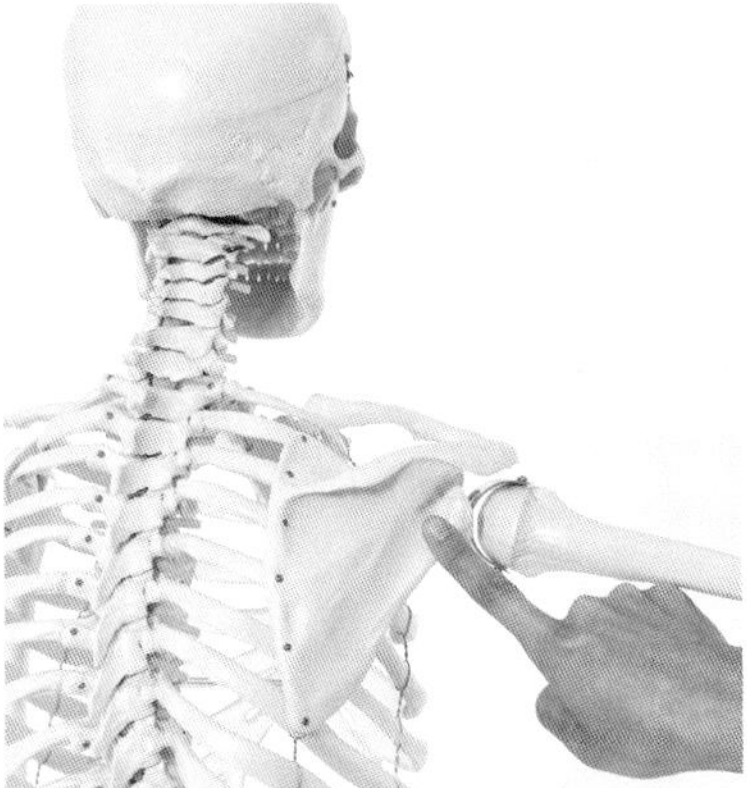

見つけ方 POINT

肩甲骨の外側。腕を上げたとき、腕のラインと背中のラインを結ぶ角の下にある、くぼみ部分。

肩のトリガーポイントでもあるので、ここを押すことで肩の不調にも効きます。

ボールを当て、
壁に寄りかかって押す

10秒

小円筋にボールを当て、
そのまま壁に寄りかかって10秒間押し続ける。

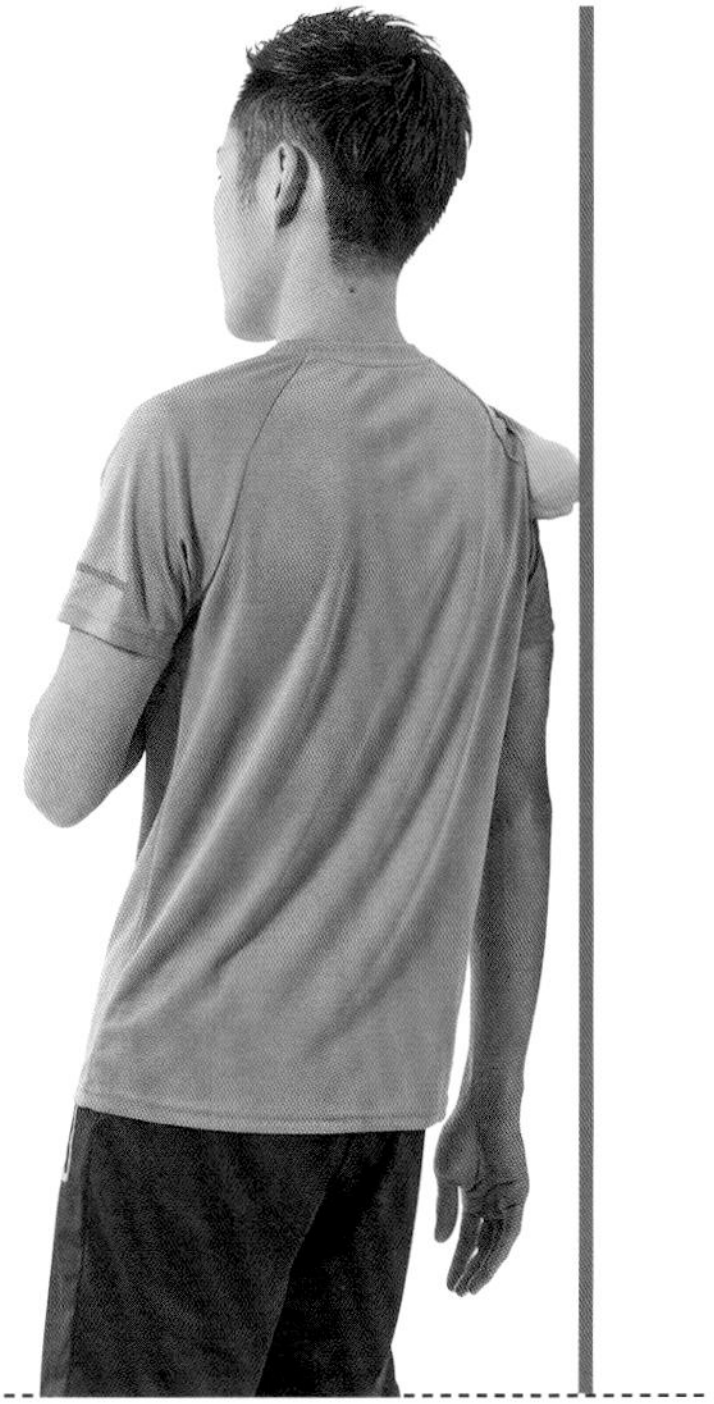

さらに手をひねる

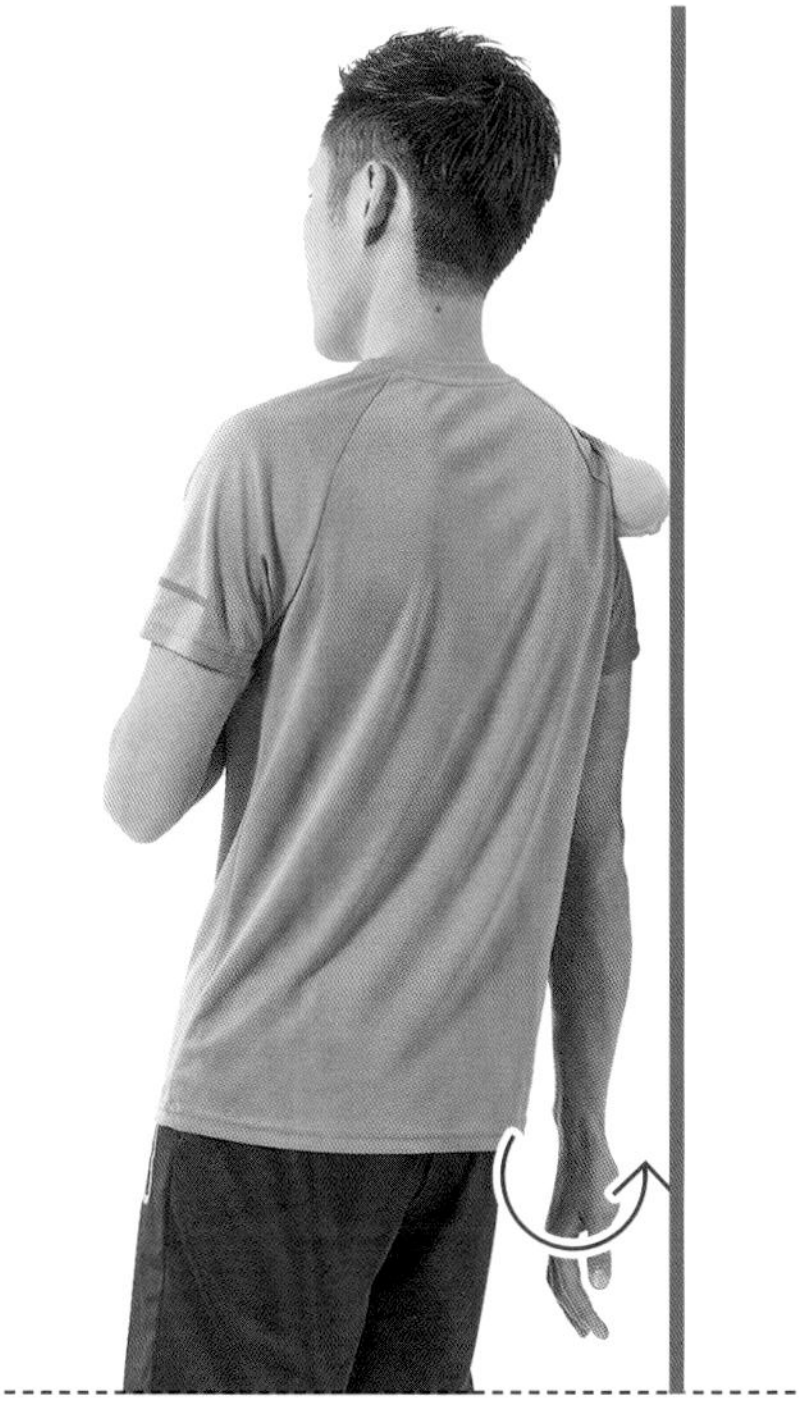

ひねる・戻すを

5回

ボールを押したまま、
さらに壁に寄りかかっているほうの手を内側にひねる。元に戻す。

肩甲挙筋はここを押す！

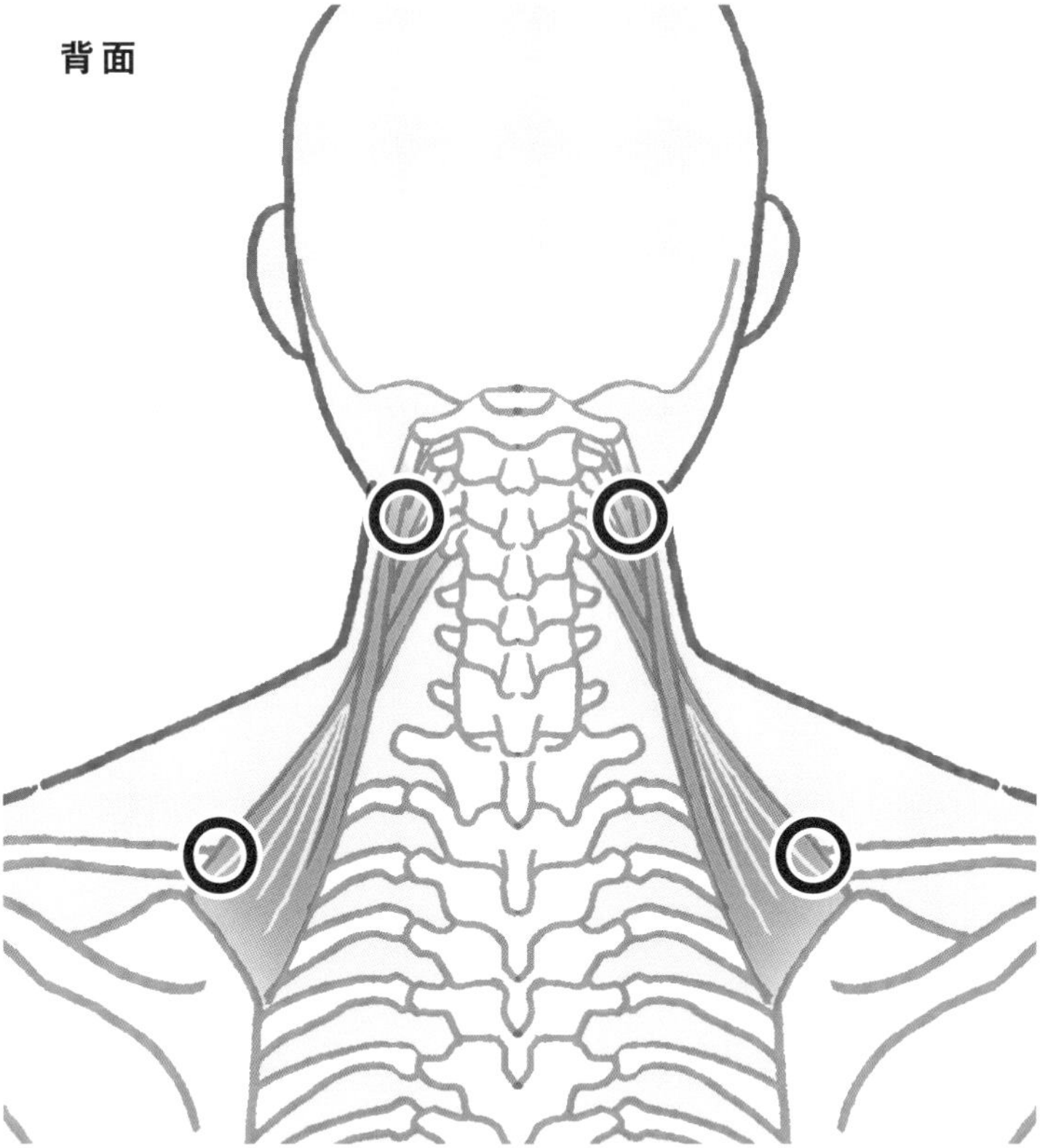

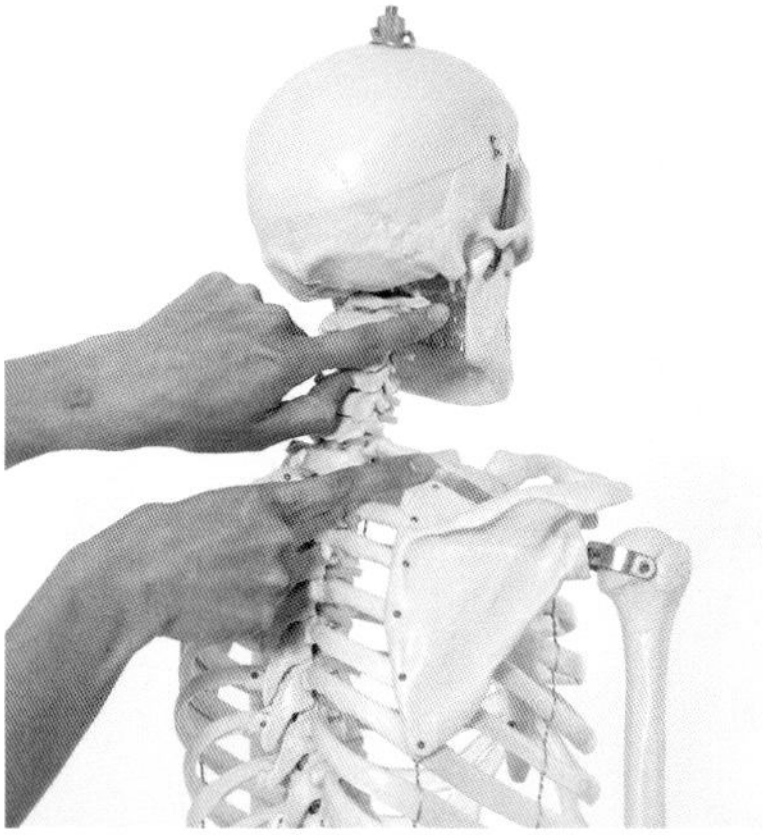

見つけ方 POINT

肩甲骨の上角のひとつ肩寄り（肩甲挙筋の付け根）の部分と、首を耳のほうへたどっていくとあるかたい骨（乳様突起）の指２本分下、の２か所。

動画でチェック
首

肩寄りを押しながら、首をひねる

ひねる・戻すを
5回

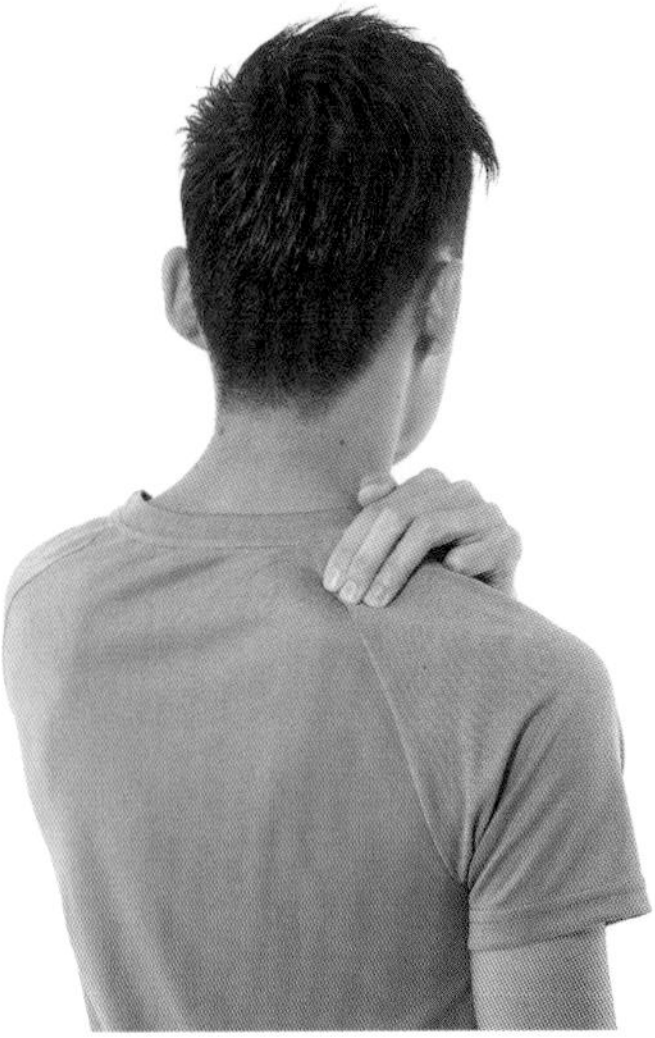

肩寄りの肩甲挙筋（けんこうきょきん）を３本の指で押しながら、押している肩のほうに首をひねる。元に戻す。

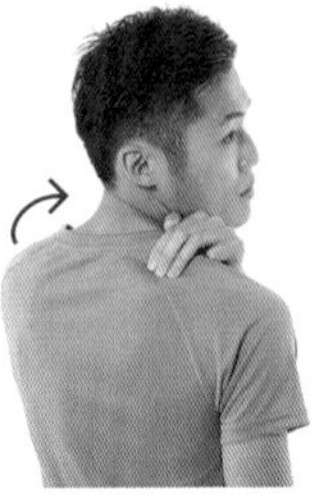

首寄りを押しながら、上を向く

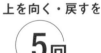

上を向く・戻すを
5回

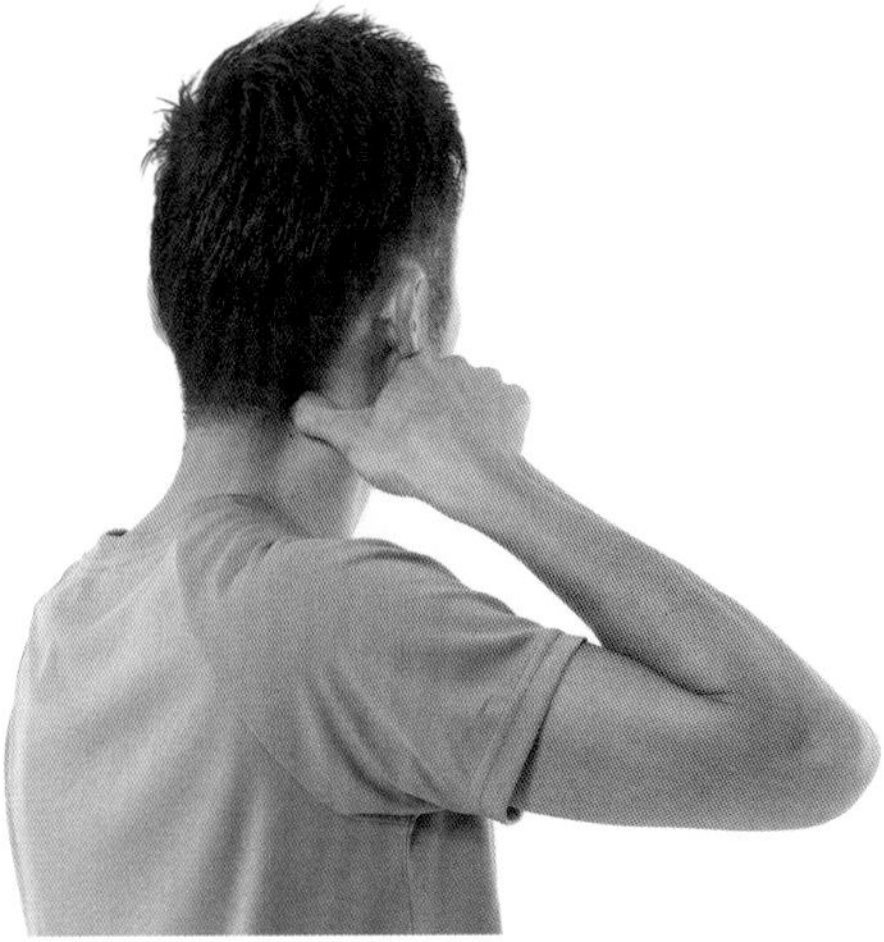

首寄りの肩甲挙筋を親指で斜め前（頭の中心）へ向かって押しながら、上を向く。元に戻す。

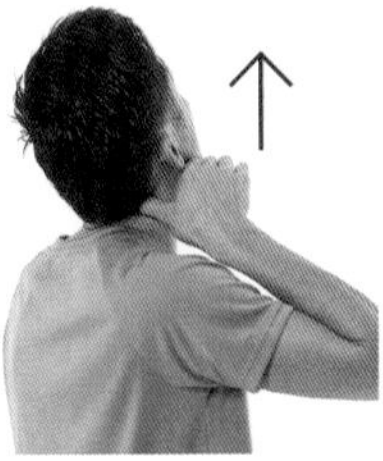

STEP 3

正しい姿勢をつくる

これまで痛い側の筋肉をゆるめてきました。でも、正しい姿勢をつくるには、体の左右のバランスが整っていないと意味がありません。反対側の筋肉も同じようにゆるめてから、行ないましょう。
体の内側に入っていた肩甲骨と頭が、本来の正しい位置に戻ります。猫背も解消されますよ。

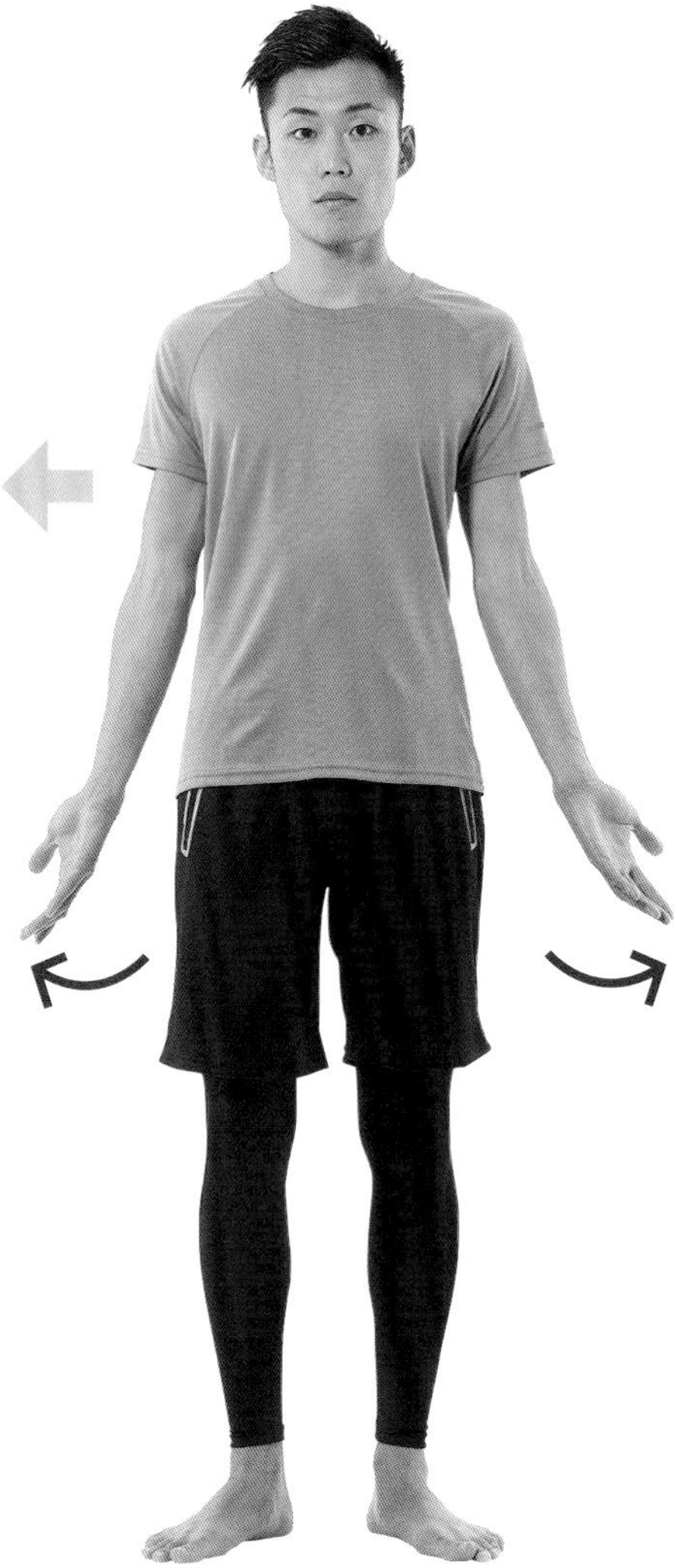

体をまっすぐにして立ち、両手を外側にひねる。足の向きは特に意識しなくてOK。

動画でチェック
首

肩甲骨と頭が正しい位置になる！

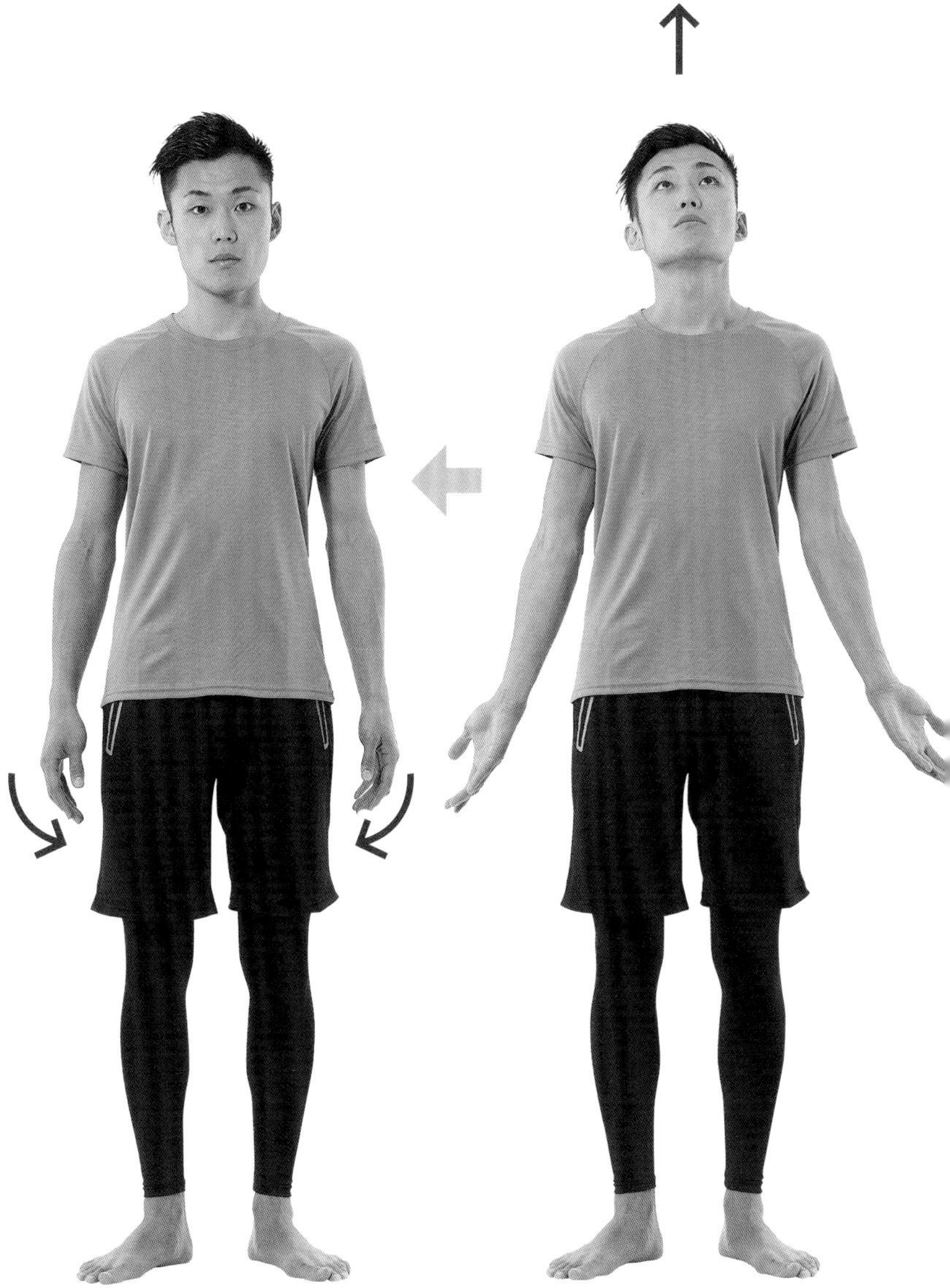

顔を少し上に向けて、大きく1回鼻から深呼吸する。

肩の位置はそのままで、両手を自然に戻して、顔を前に向ける。

正しい
肩甲骨の位置 ○

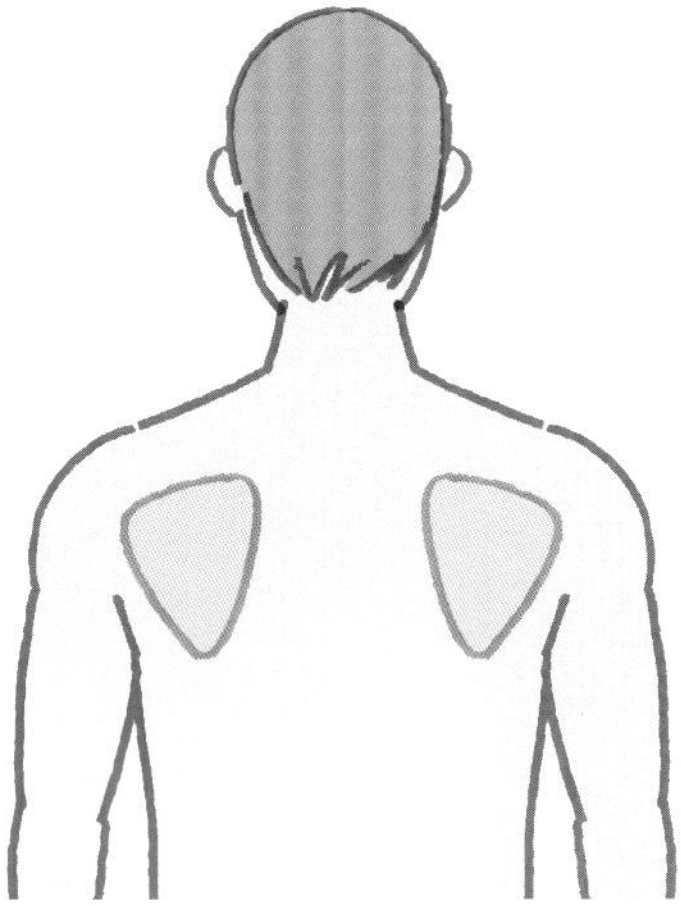

正しくない
肩甲骨の位置 ×

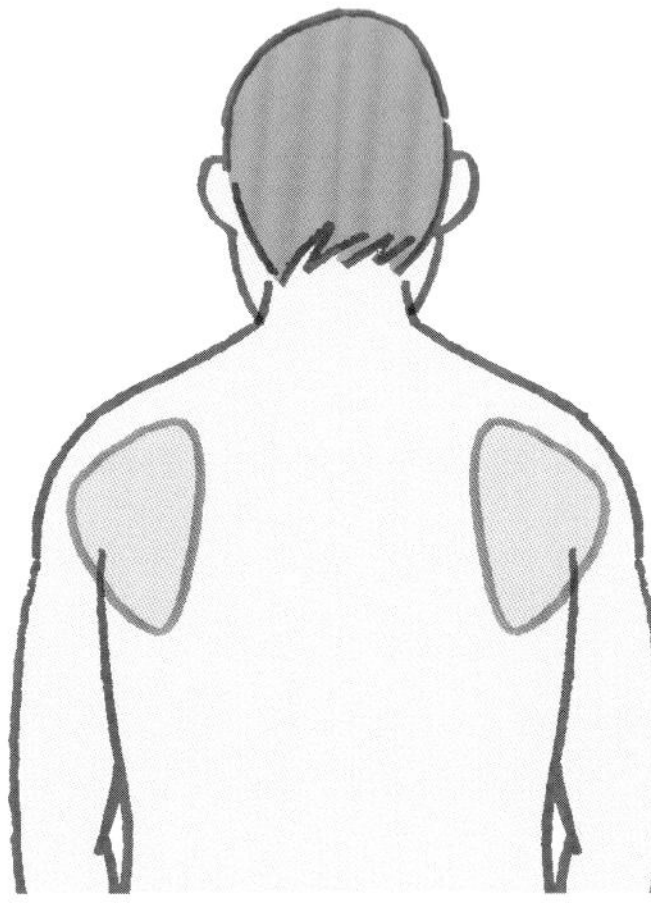

首を動かすときは、肩甲骨を寄せた状態で！

肩甲骨と頭の正しい位置とは、肩甲骨が体の中央に寄っていて、頭がまっすぐ前を向いている状態。

肩甲骨は開いていると本来の正しい動きができなくなるので、その分、首の骨（頸椎）を動かしすぎることになります。

首を動かすときは、〝肩甲骨が寄っている状態〟を意識しましょう。

COLUMN

首こり・肩こりと【猫背】の関係

首や肩が痛い人は、ほとんどが猫背

デスクワークをしたり、スマホを見るとき、ほとんどの人は頭が前に出て、肩も内側に入って背中が丸まっています。

本来なら、体の中央に寄って首や頭をまっすぐ支えているはずの肩甲骨も、外側に開きっぱなしの状態。これが〝猫背〟です。

肩甲骨が正しく動かないので、その下の胸椎も動かず、首にばかり負担がかかる結果、**首や肩に痛みが出てしまう**というわけです。

首こりや肩こりを訴えて来院される患者さんは、皆〝猫背〟です。

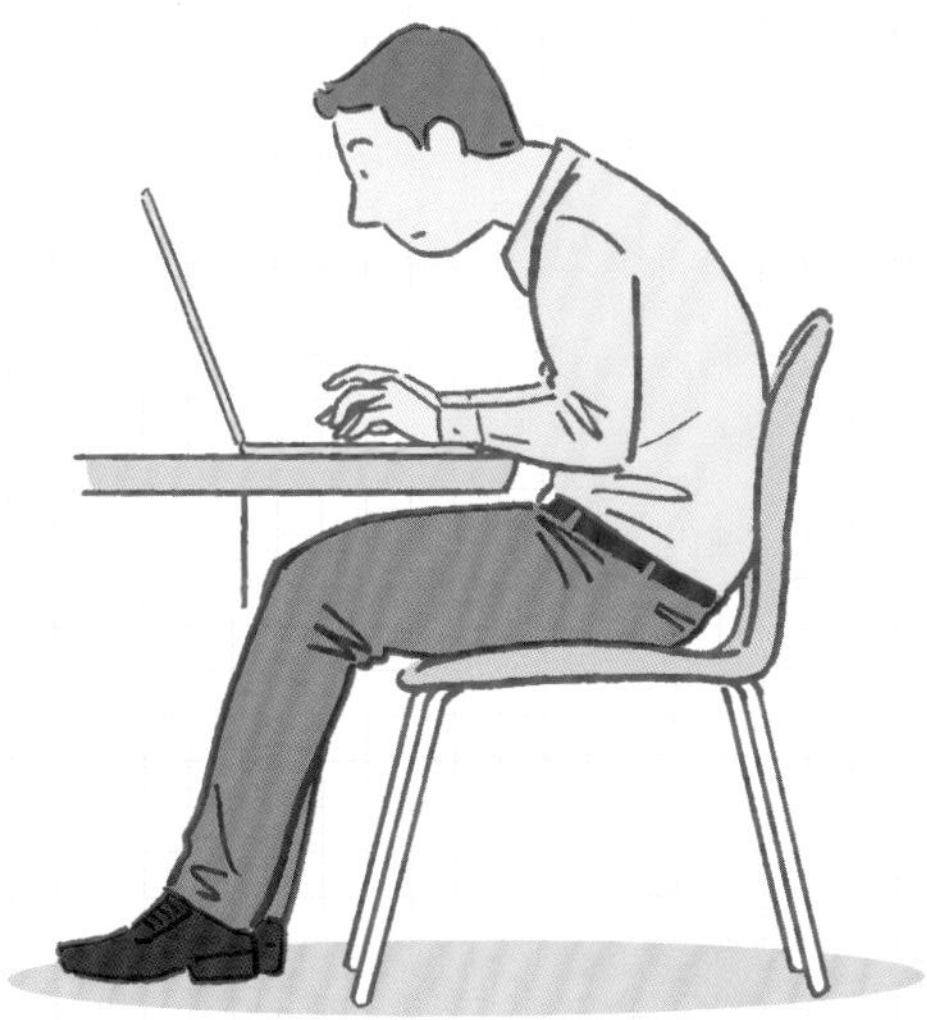

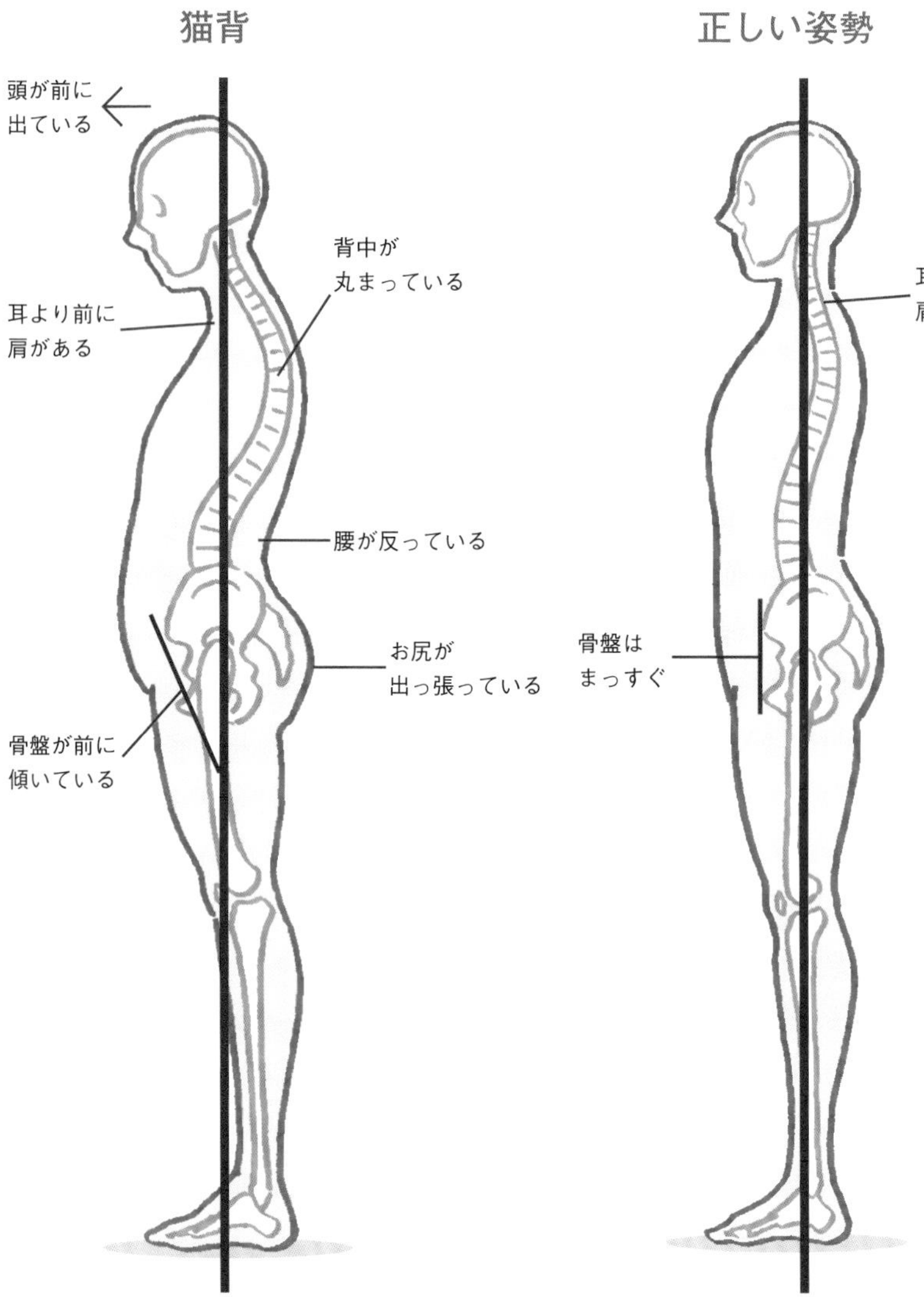
猫背
正しい姿勢
頭が前に出ている
耳より前に肩がある
背中が丸まっている
腰が反っている
お尻が出っ張っている
骨盤が前に傾いている
耳の下に肩がある
骨盤はまっすぐ

COLUMN

頭の重みが前にかかると、どんどん猫背に

右のイラストを見てください。正しい姿勢と猫背の大きな違いは、背中が丸まっているかいないかだけではありません。

猫背の特徴はもうひとつ、**骨盤が前に傾いている**ことです。

骨盤が前に傾いていると、股関節は常に前に引っ張られます。その状態でまっすぐ立とうとすると、自然とお尻が後ろに出っ張り、腰は反ってしまいます。いわゆる〝反り腰〟です。

体の重心は、頭頂から足の裏へまっすぐストンとかかっているのが正解。

でも、頭の重みが前にかかると、体はバランスをとろうとして、背中は丸まり、骨盤は前に傾いて、どんどん猫背になっていきます。

その結果、どうなるか――。

首や肩に痛みを抱えたまま、街中でよく見かける、杖をつきながらよちよち歩いている高齢者のようになってしまうのです。

正しい首 ○

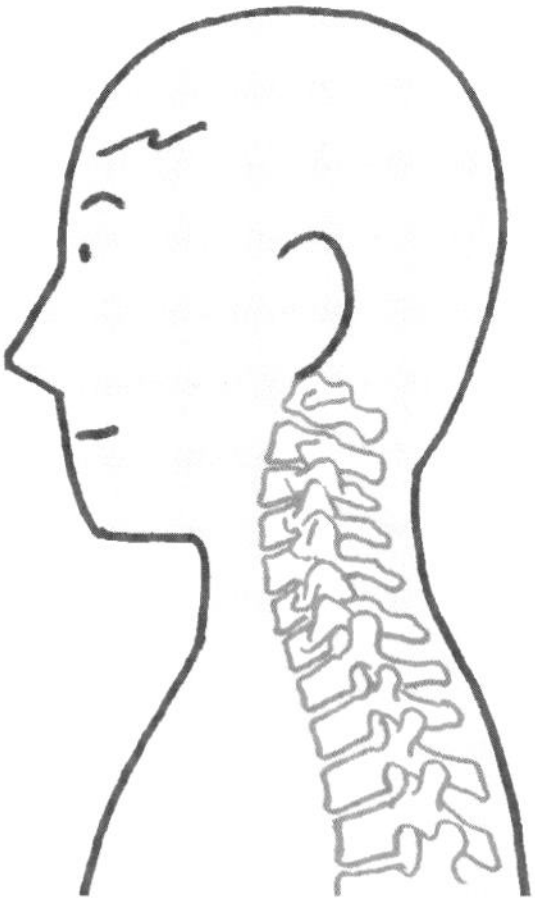

猫背の首 ×

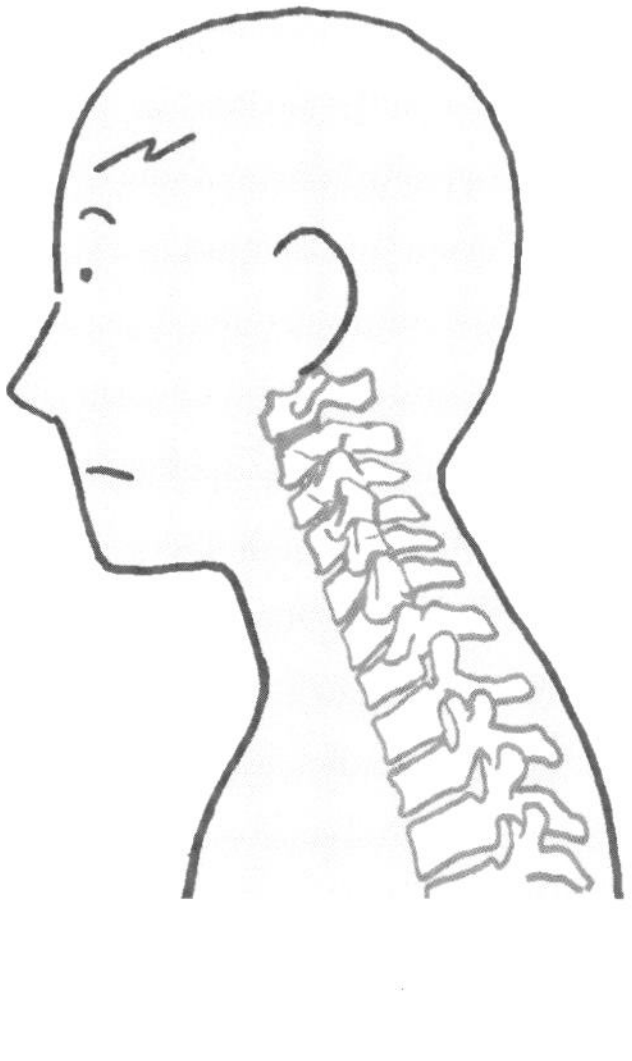

「スマホ首」もストレートネックになる

首の骨（頸椎）は本来、頭が体の真上にのるようにゆるやかにカーブしています。重い頭をまっすぐ支えるためです。

ところが、頭の重みが前にかかる猫背だと、頸椎のカーブが失われてまっすぐになった「ストレートネック」になり、首や肩に痛みが生じることに。

頭を前に傾けて画面を見続ける「スマホ首」も、猫背と同様。ストレートネックを生み出します。

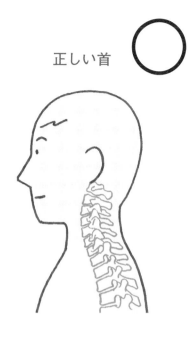

PART 2

腰が痛い

筋肉＆関節由来の痛み。ぎっくり腰、腰椎分離症、腰椎すべり症、椎間板ヘルニアなど、さまざまな名前がつけられていますが、〝こじらせ方〟が違うだけで、もとを正せば原因は同じ。

その原因をトリガーポイントリリースで取り除きましょう。

セルフチェック

左右どちらが痛いか確認し、
より痛い側を先に押しましょう。
また、各トリガーポイントリリース後の
痛みの確認の目安にします。

- □ 前に倒すと、腰や足が
つっぱって痛い
- □ 後ろに反ると、腰が
詰まって痛い
- □ 左右に倒すと、倒したのと反対側が
つっぱって痛い
- □ 左右にひねると、
ひねった側が詰まって痛い

↓

原因　腰が動きすぎているから！

腰の骨である腰椎は、本来それほど動くところではなく、お尻や腹筋、太もも、背中に支えられ、それらと連動することで体を動かしています。

ところが、動くべき股関節や胸椎・肩甲骨がちゃんと動かないから、腰椎が過度に動いてしまって痛みが生じるのです。

股関節と胸椎・肩甲骨が正しく動くように、それらの縮んでいる筋肉をほぐしていきましょう。

トリガーポイントはここ！

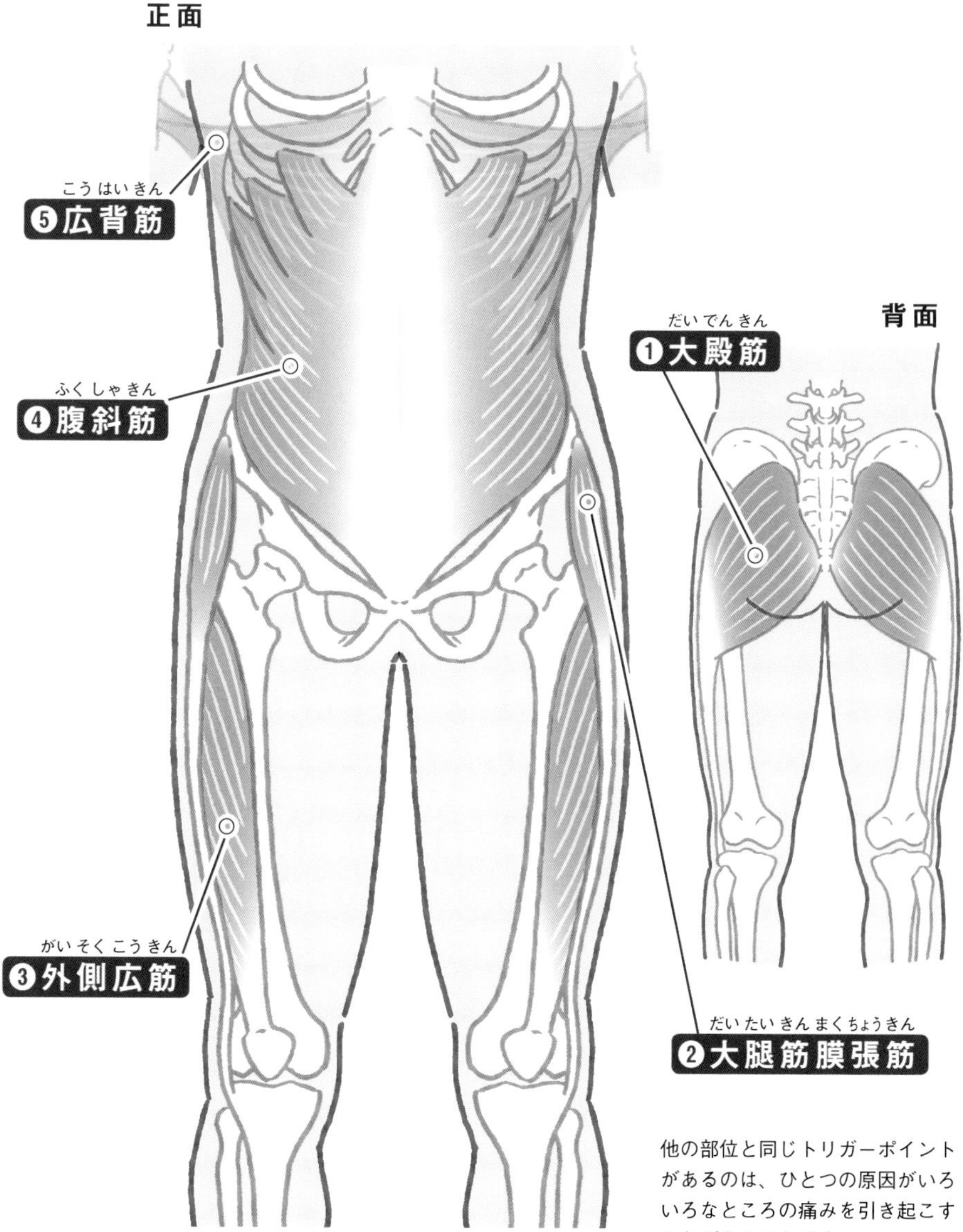

他の部位と同じトリガーポイントがあるのは、ひとつの原因がいろいろなところの痛みを引き起こすことがあるからです。

5つあるトリガーポイントを効果の高い番号順にゆるめていこう

TRIGGER POINT 1

トリガーポイント

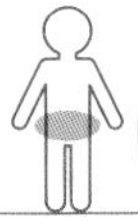

動画でチェック

腰

大殿筋はここを押す！

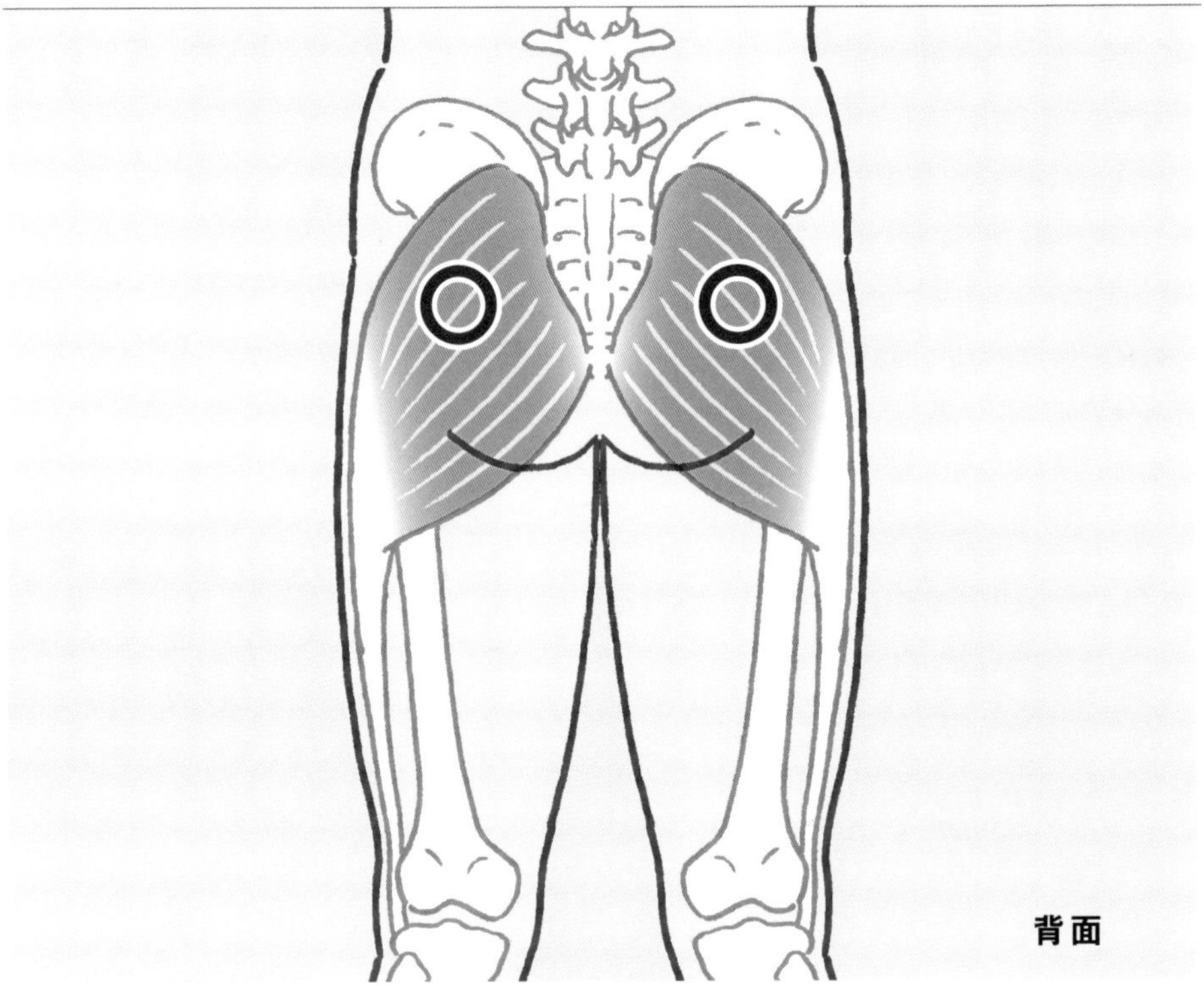

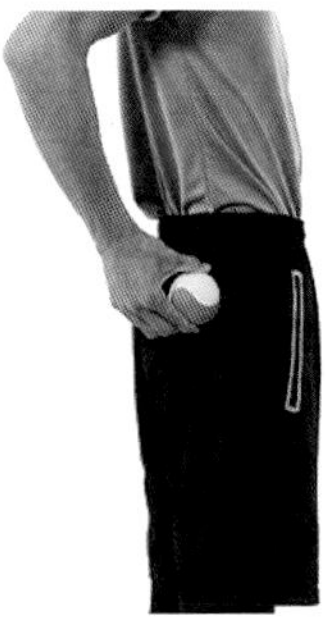

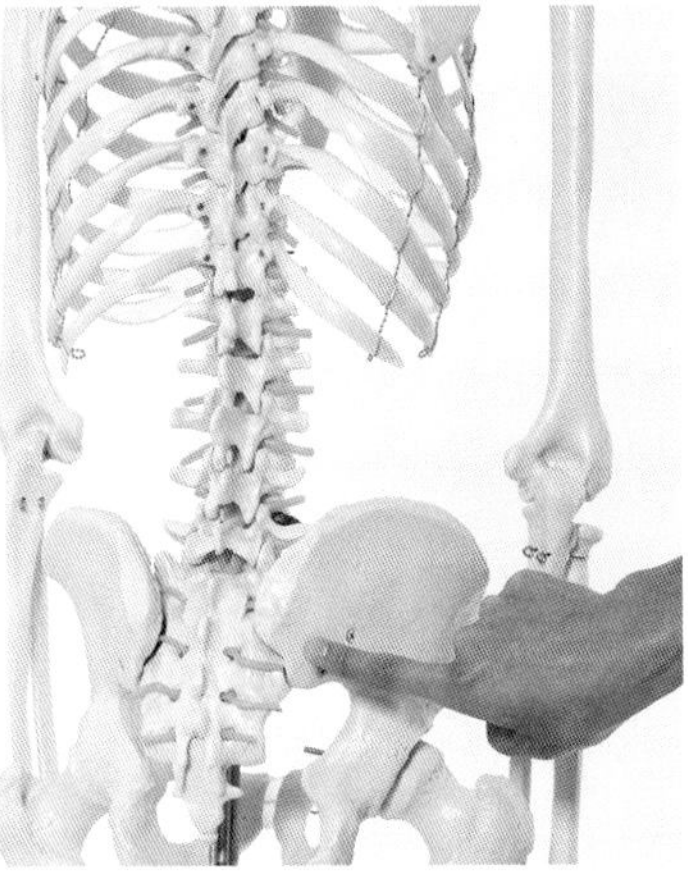

見つけ方 POINT

お尻の上の骨の出っ張り（上後腸骨棘）から指２本分斜め下外側へずらしたところ。触るとゴリゴリしています。

股関節のトリガーポイントでもあるので、ここを押すことで股関節の不調にも効きます。

床に横になって、ボールを当てる

10秒

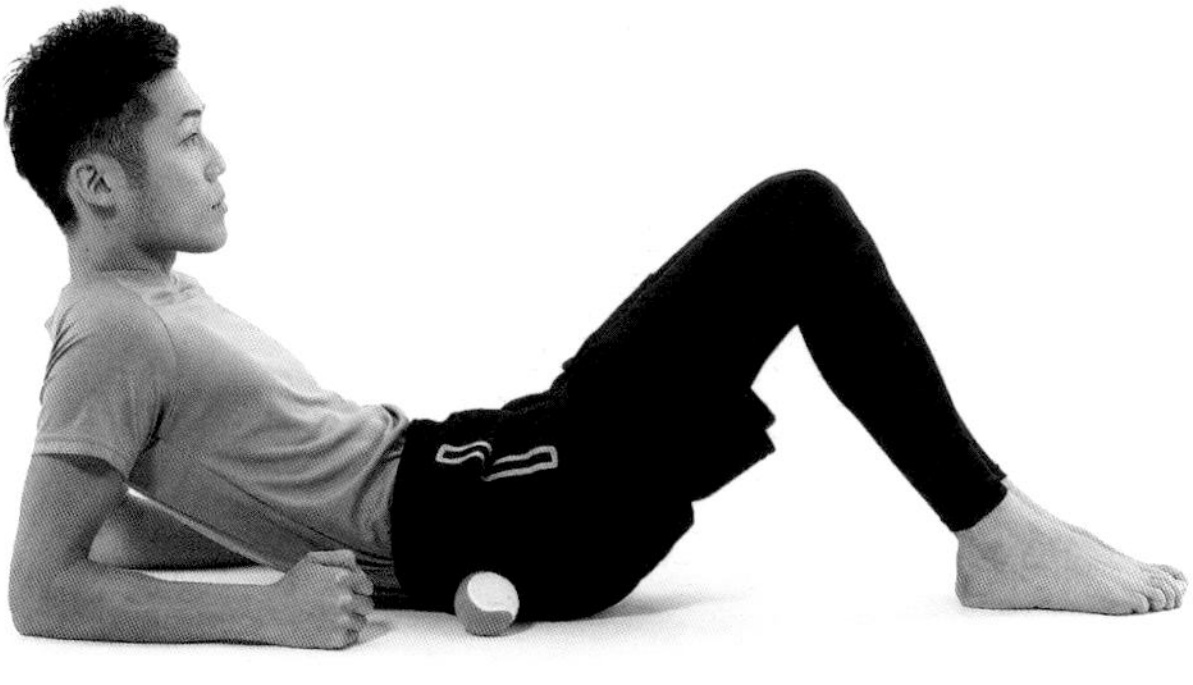

床に横になり、大殿筋にボールを当てる。両ひじをつき、ボールに体重をかけて10秒間押し続ける。

押しながら、さらにひねる

ひねる・戻すを

5回

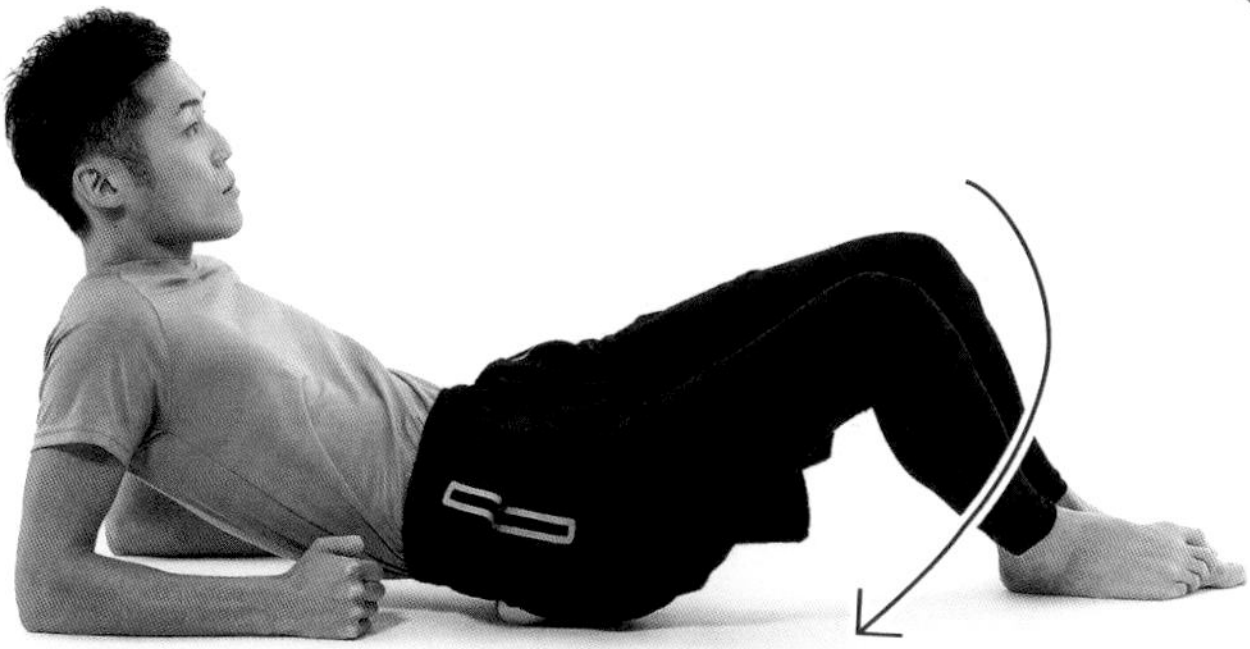

体重をかけたまま、さらに両ひざをボールを置いたほうに倒して体重をかける。元に戻す。

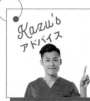

Kazu's
アドバイス

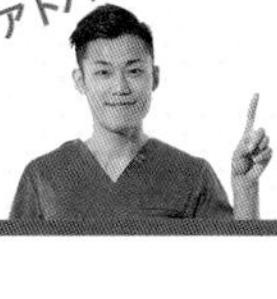

1か所やるごとに、セルフチェックした動きで痛みの程度を確認しよう。軽くなっていたら、トリガーポイントが正しく押せている証拠。変わらないようなら、動画を参考に再度トリガーポイントを確認して。

TRIGGER POINT
2
トリガーポイント

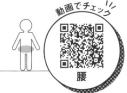

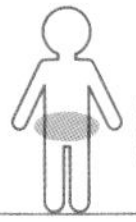

動画でチェック
腰

大腿筋膜張筋はここを押す！

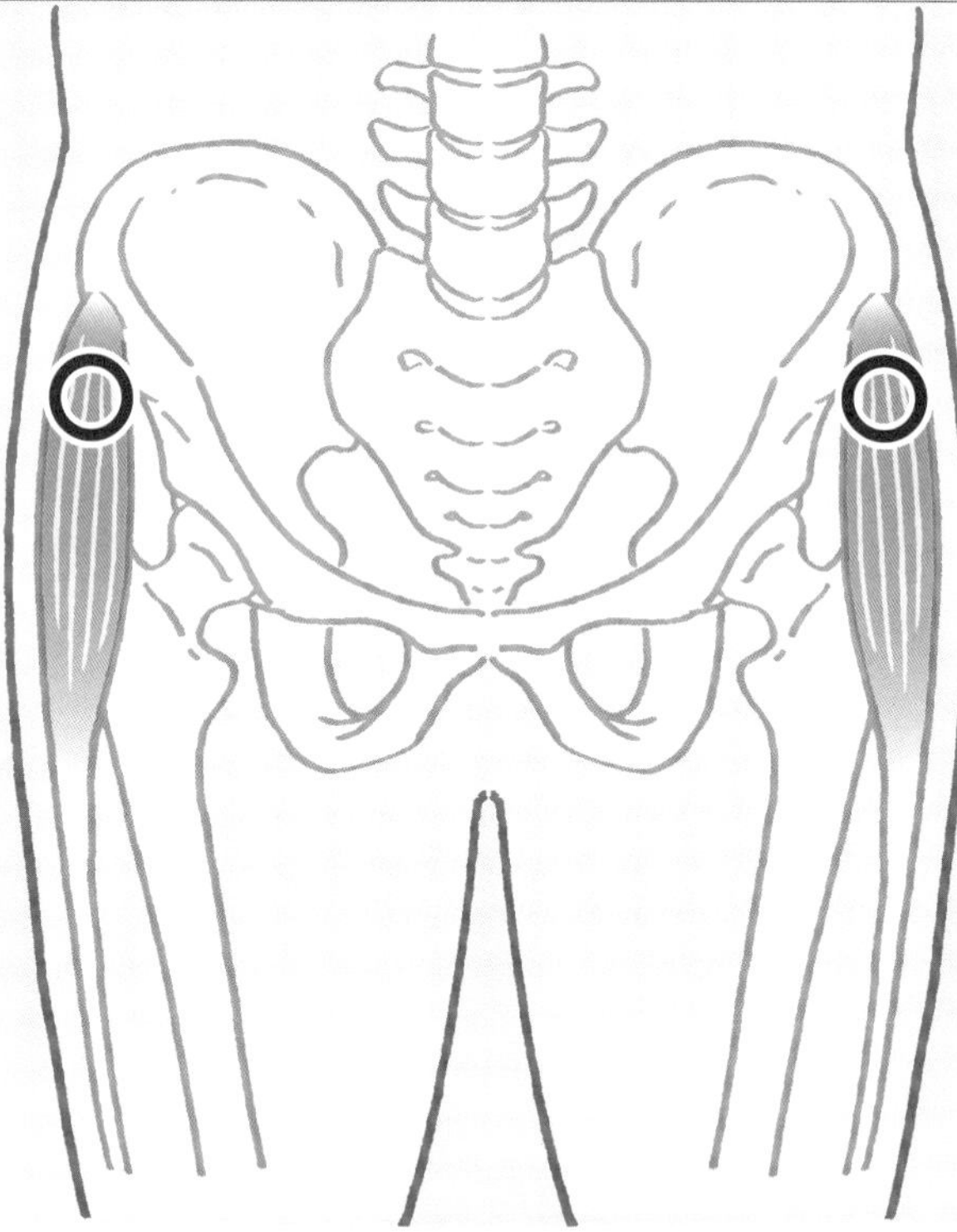

正面

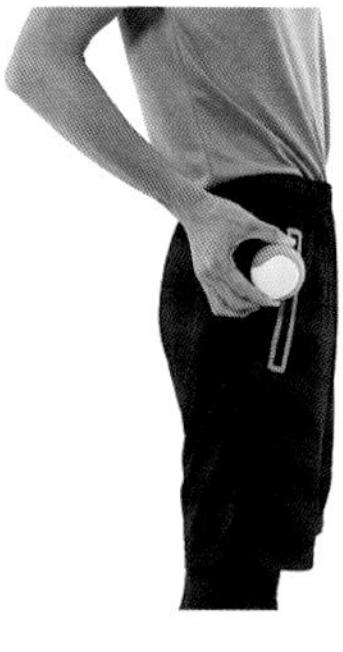

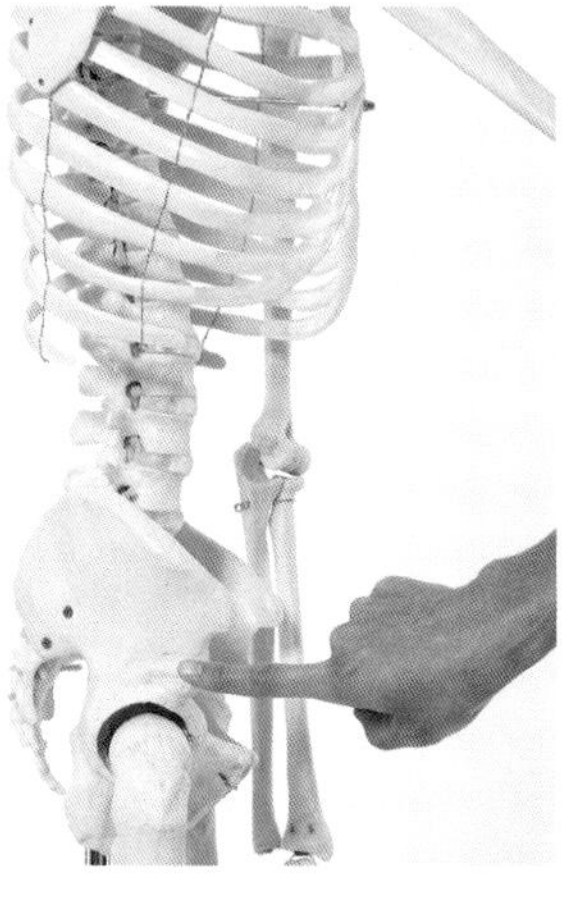

見つけ方 POINT

腰に手を当てたときに触れる骨盤の前の出っ張り（上前腸骨棘）と、足の付け根の出っ張り（大転子）の間にある筋肉。

ひざや股関節のトリガーポイントでもあるので、ここを押すことでひざや股関節の不調にも効きます。

10秒

床に横になって、ボールを当てる

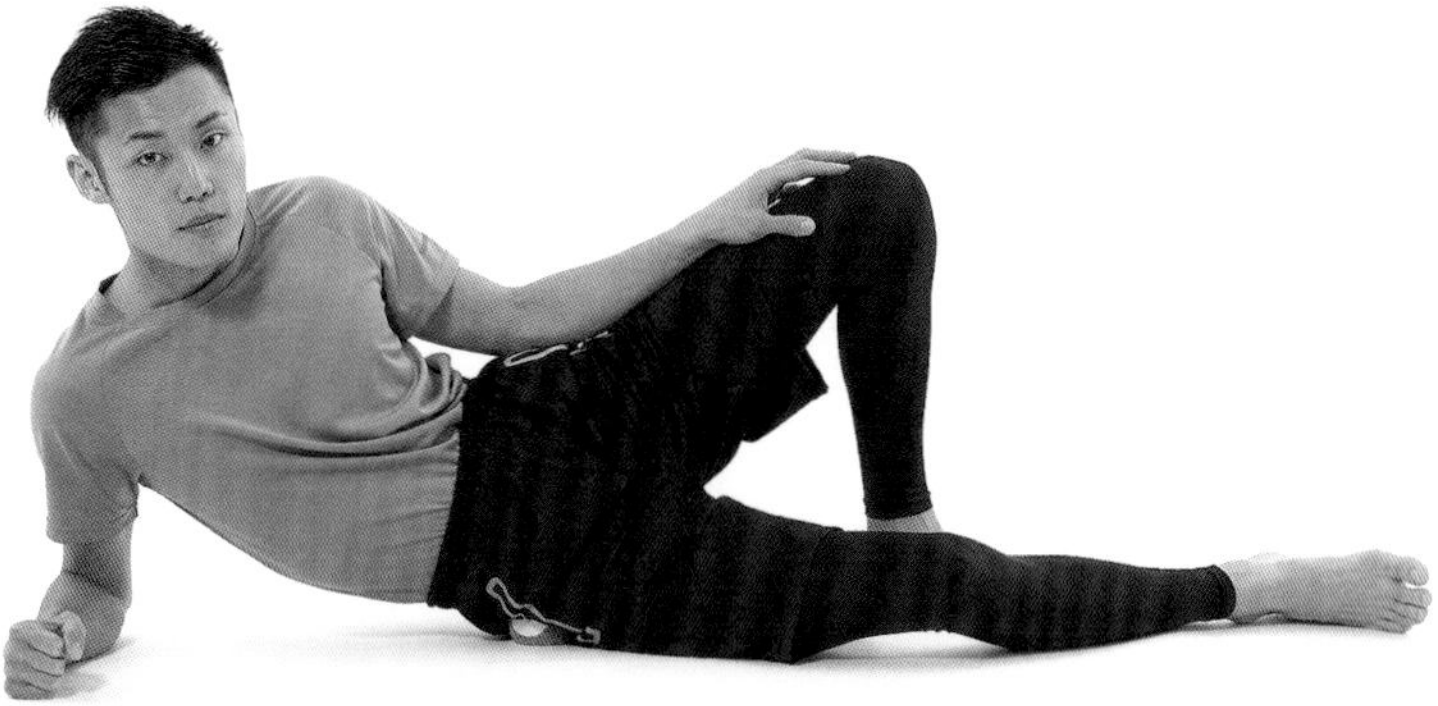

床にひじをついて横になり、大腿筋膜張筋にボールを当てる。ボールに体重をかけて10秒間押し続ける。

ひねる・戻すを
5回

体をひねりながら、おへそを前に出す

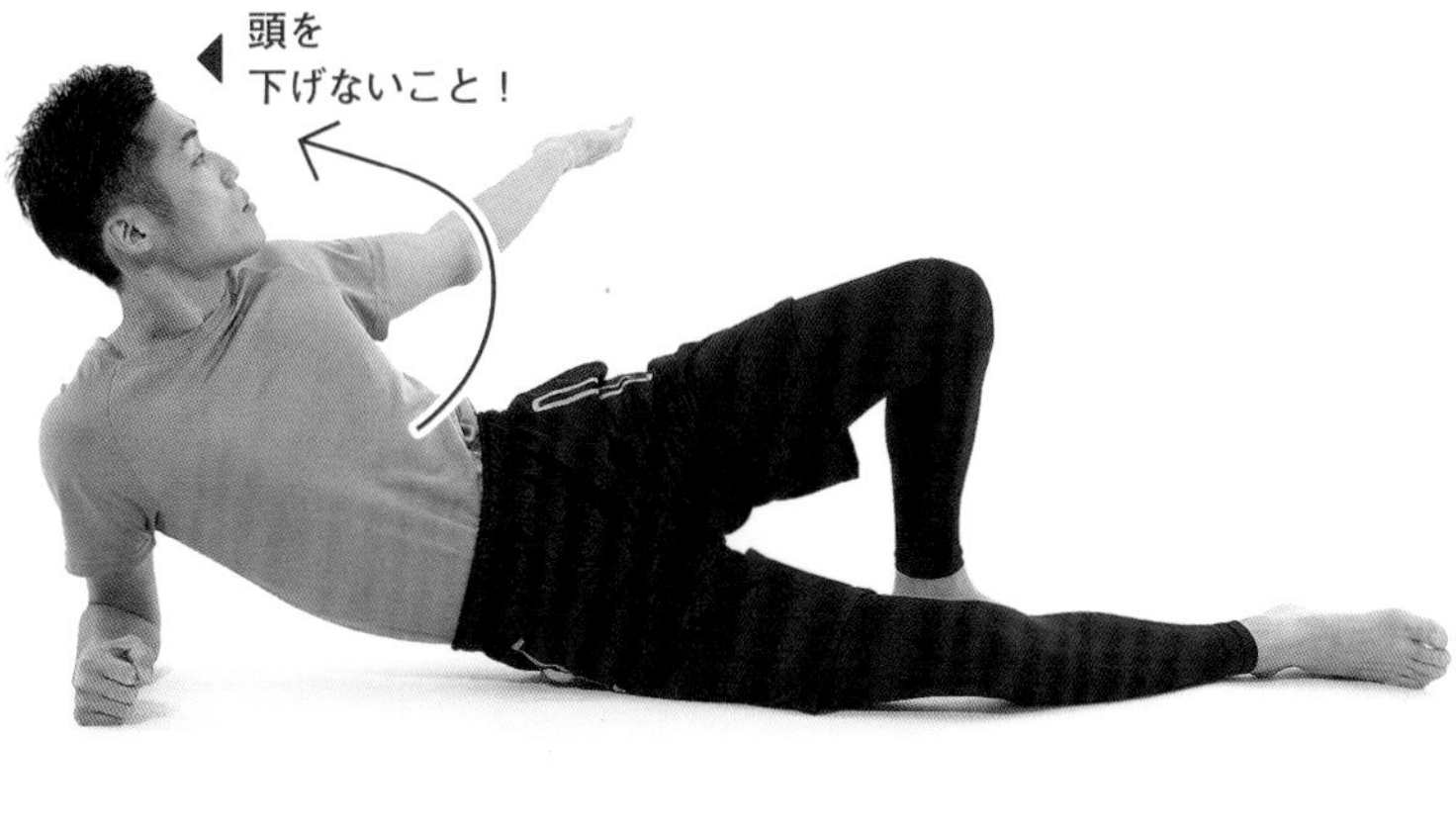

体重をかけたまま、体の上にある腕の手のひらを上に向け、上体を反対側にひねりながらおへそを前に出す。元に戻す。

TRIGGER POINT 3

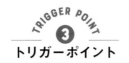

トリガーポイント

動画でチェック

腰

外側広筋はここを押す！

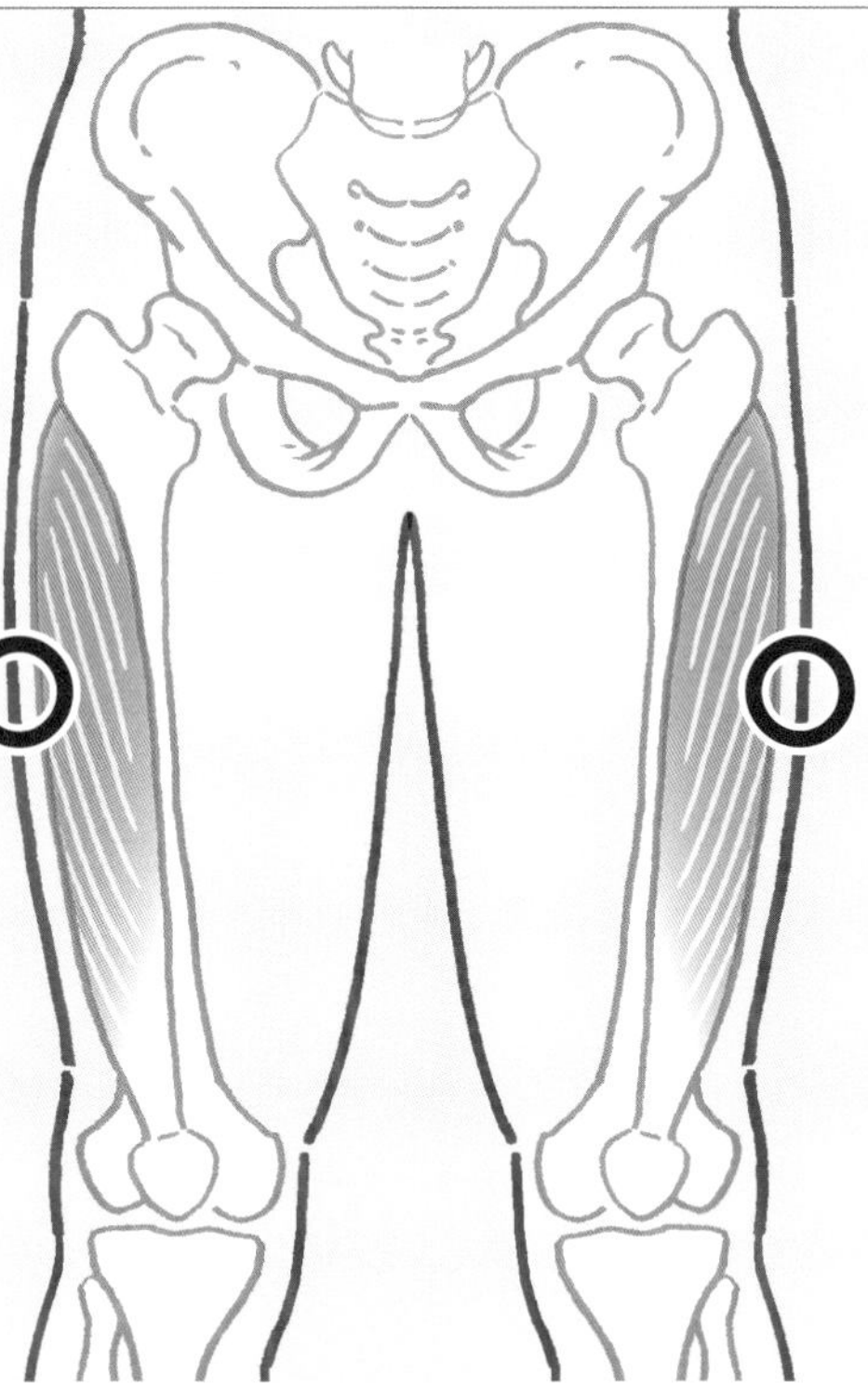

正面

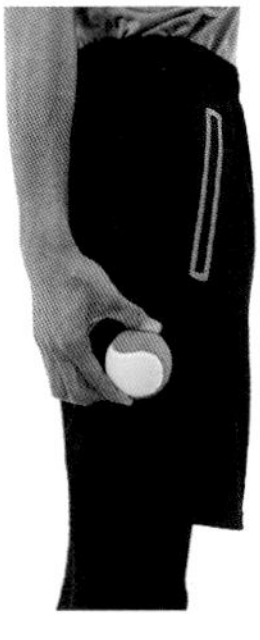

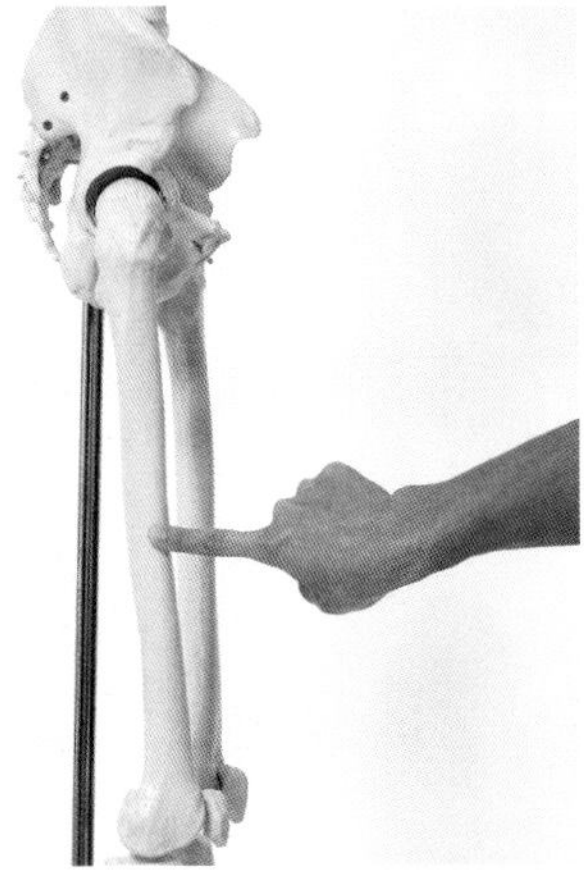

見つけ方 POINT

足の付け根の出っ張り（大転子）と、ひざの外側の出っ張り（大腿骨の外顆）の真ん中。触るとかたい部分。

床に座って、ボールを当てる

10秒

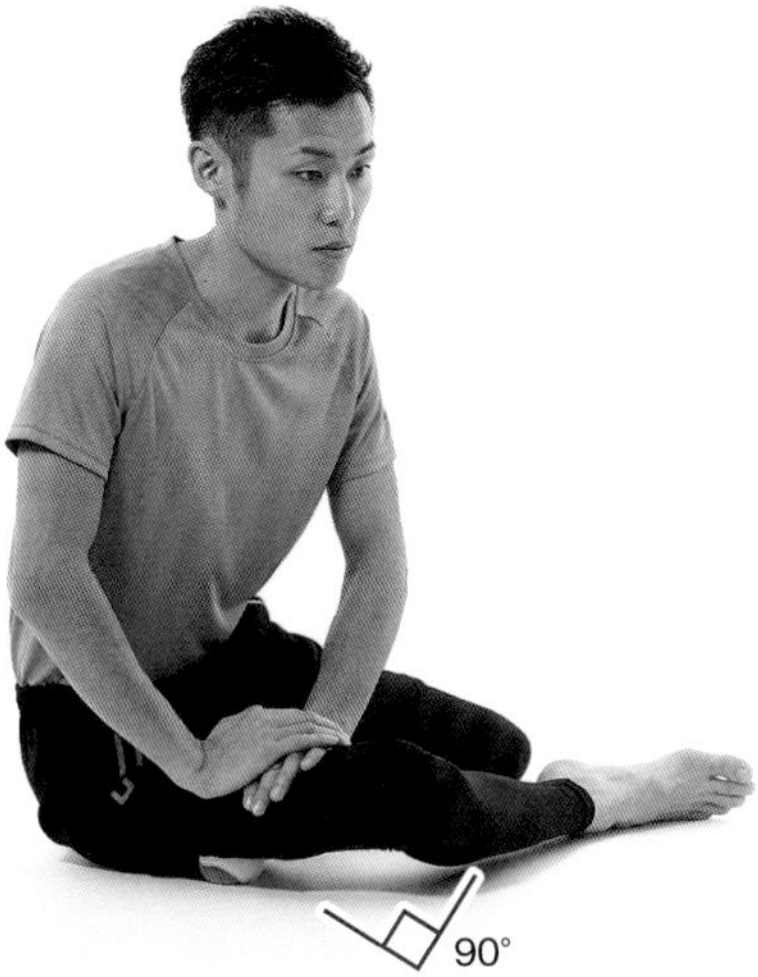

床に座り、ひざを90度に曲げて外側に倒し、外側広筋にボールを当てる。両手を足に当て（ボールの真上の位置）、体重をかけて10秒間押し続ける。

体をひねりながら、前に倒す

ひねる・戻すを

5回

頭を下げないこと！

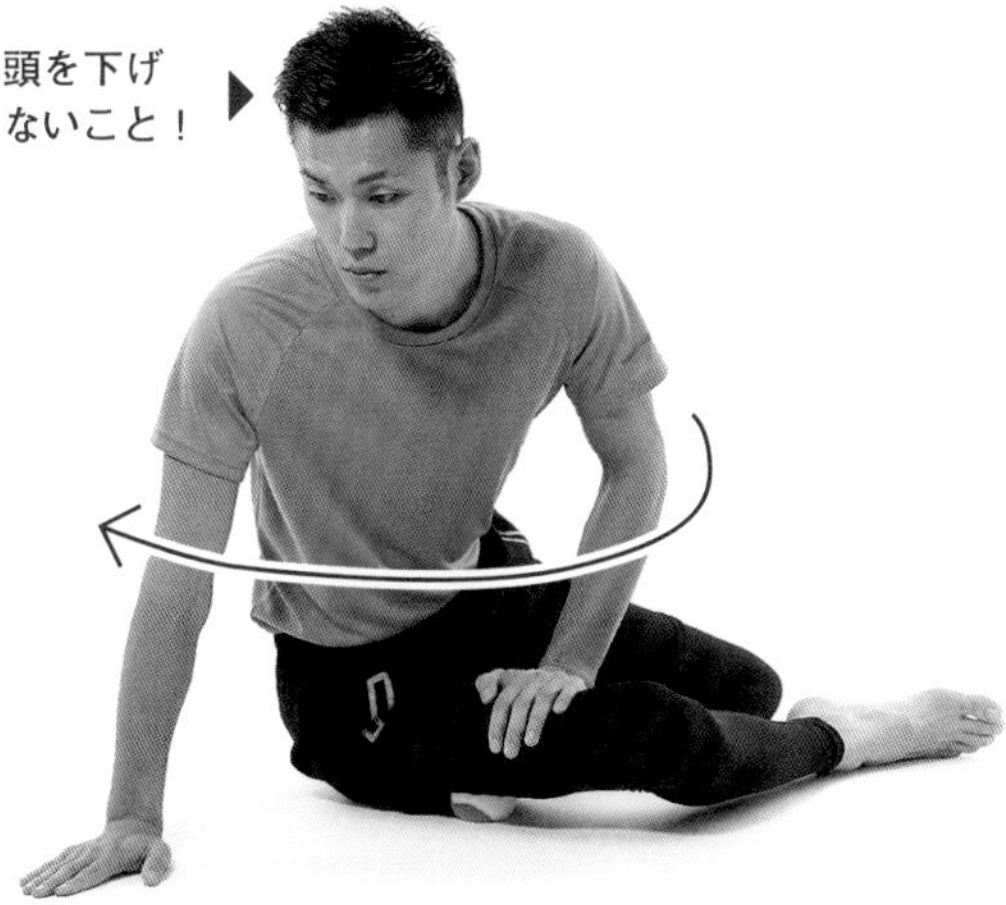

ボールを当てている側の手を外側に置き、上体を外側にひねりながら前に倒して体重をかける。元に戻す。

TRIGGER POINT 4

トリガーポイント

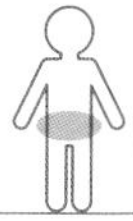

動画でチェック

腰

腹斜筋はここを押す！

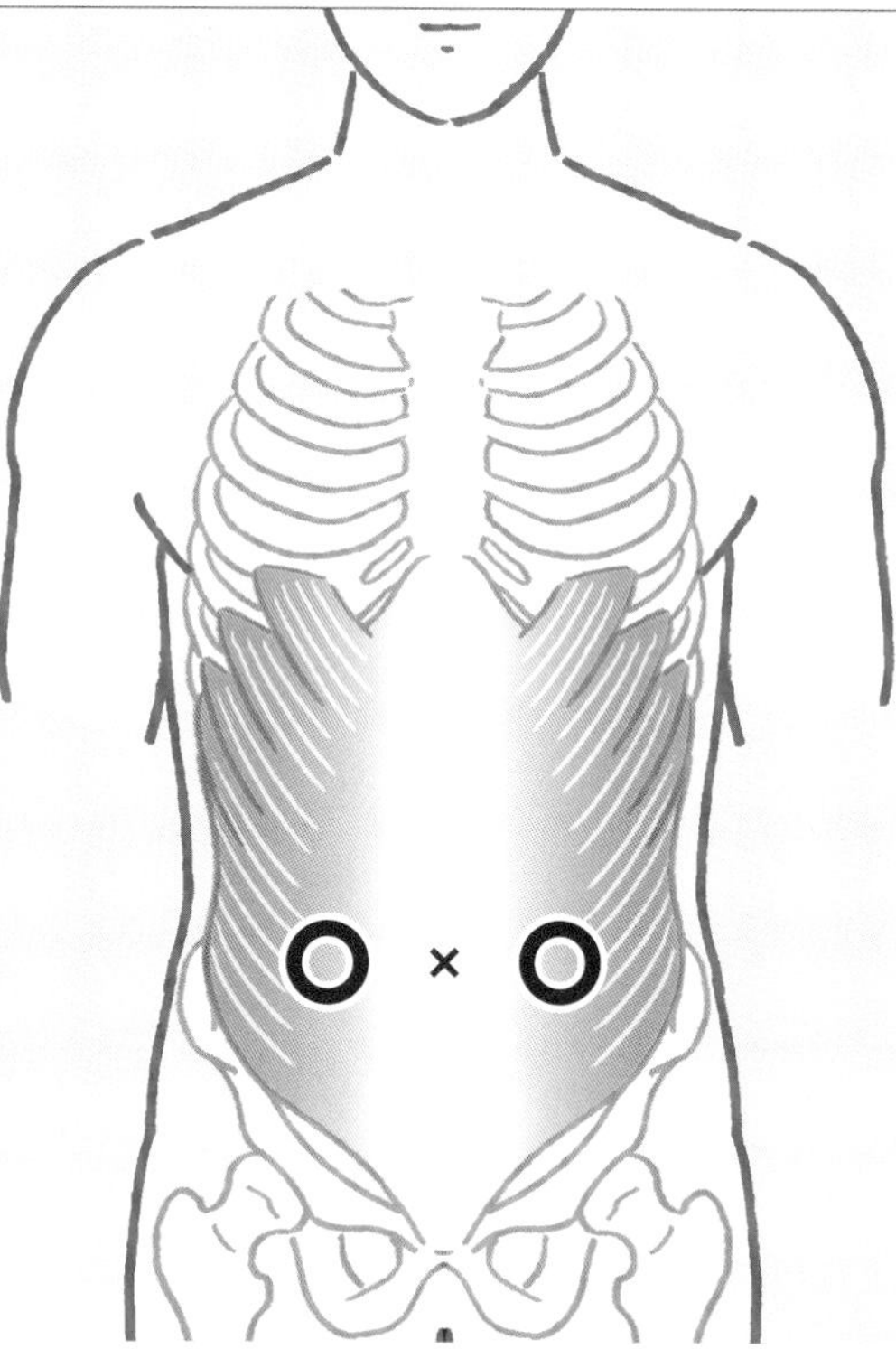

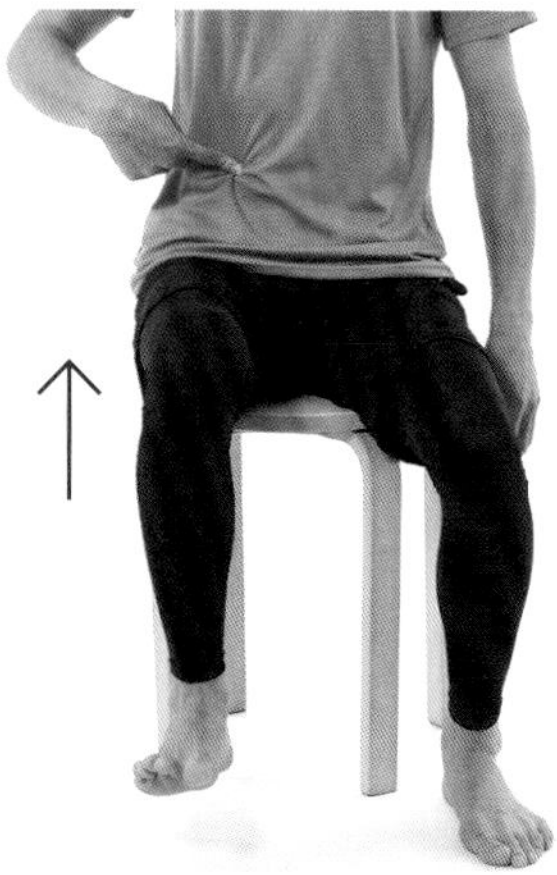

見つけ方 POINT

座って探すと◎。おへそから体の外側へたどっていくとある腹筋の終わり（外側の縁）部分。ひざを上げるとかたくなるところ。

股関節のトリガーポイントでもあるので、ここを押すことで股関節の不調にも効きます。

背中を丸めて、両手の指3本で押す

10秒

腹斜筋に指3本を入れる。背中を丸めて、もう片方の手を重ね、後ろに向かって10秒間押し続ける。

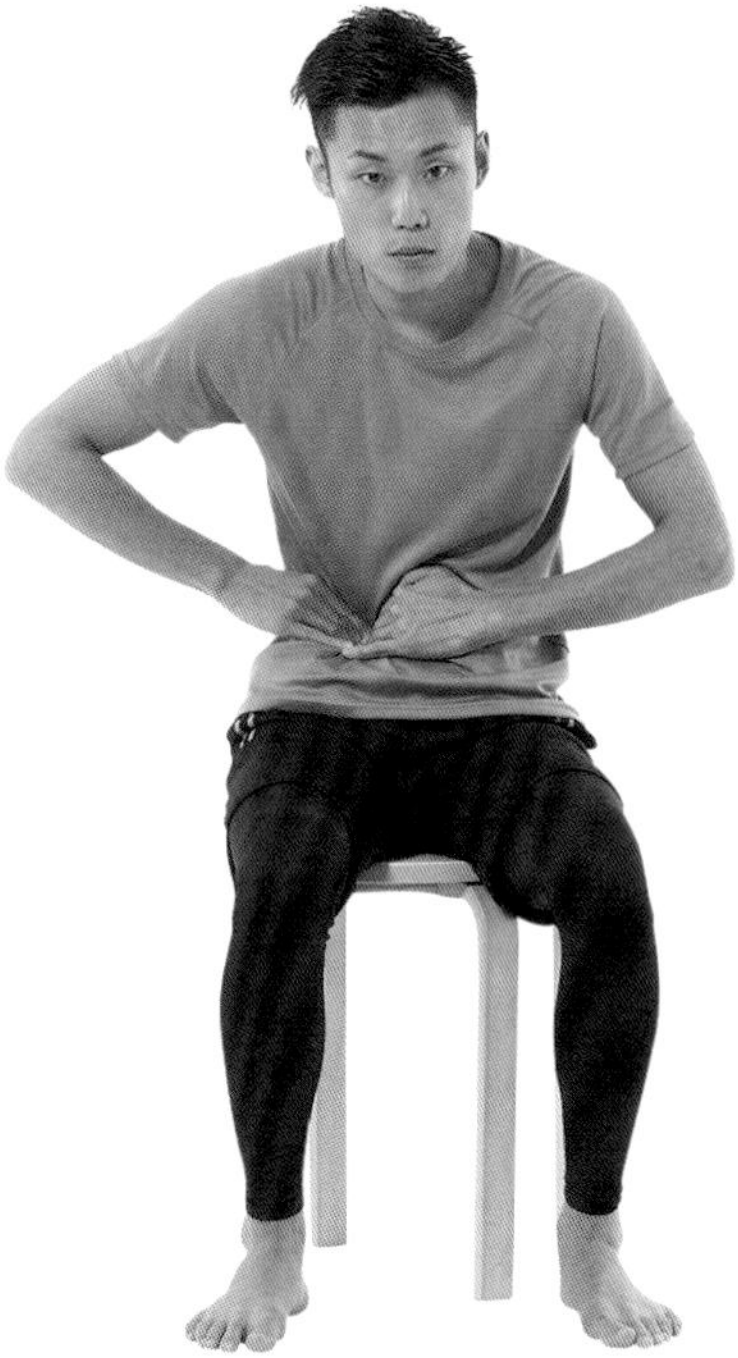

体をひねりながら、前に倒す

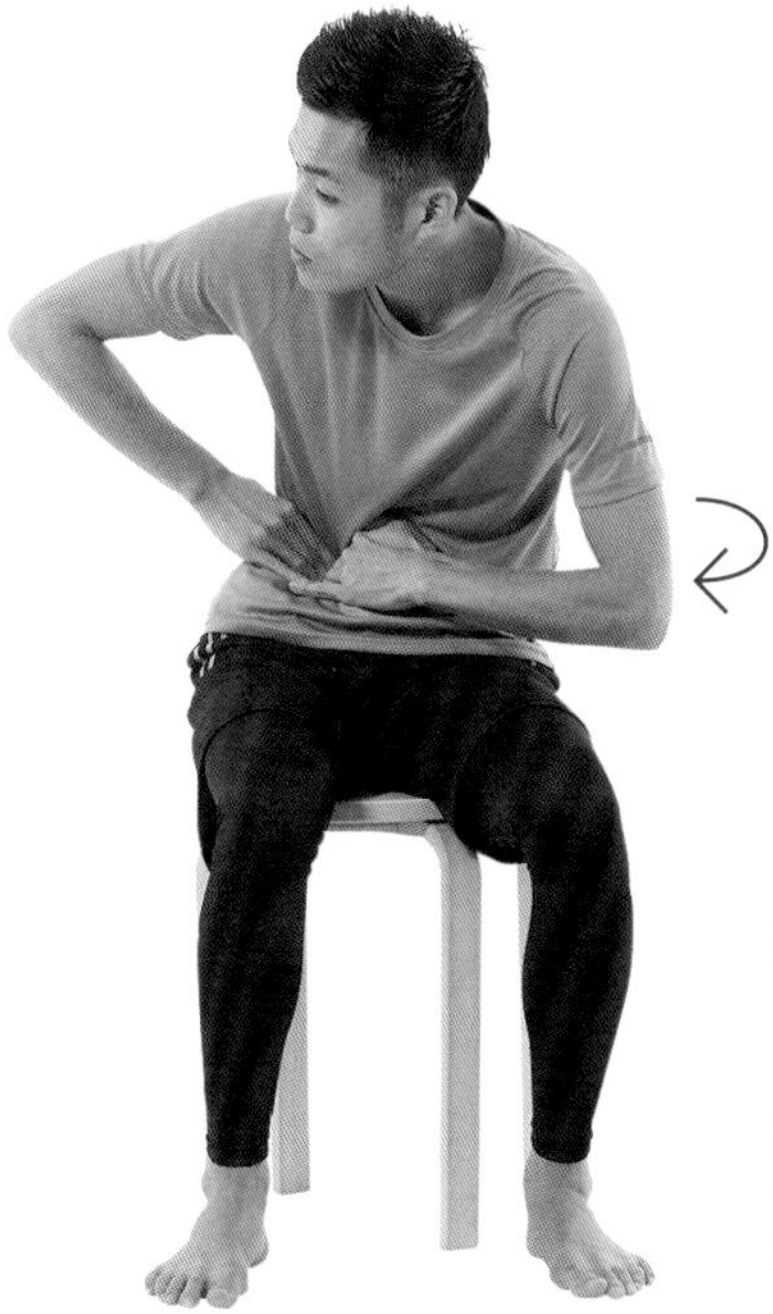

ひねる・戻すを

5回

押したまま、上体を押している側にひねりながら少し前に倒す。元に戻す。

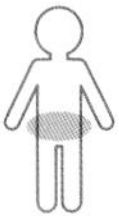

動画でチェック

腰

オプション

腰を反ったり、ひねると痛い人は…

広背筋はここを押す！

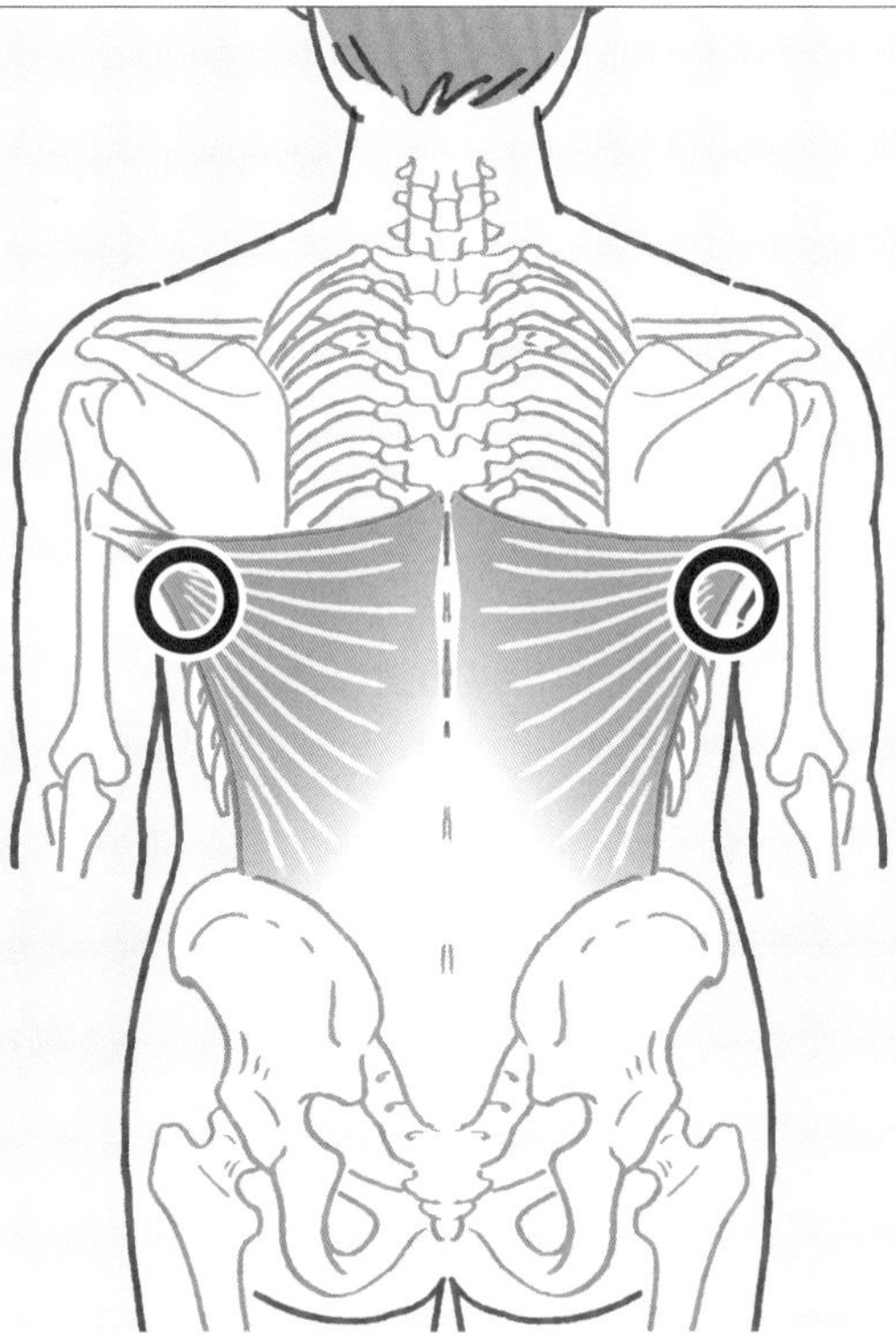

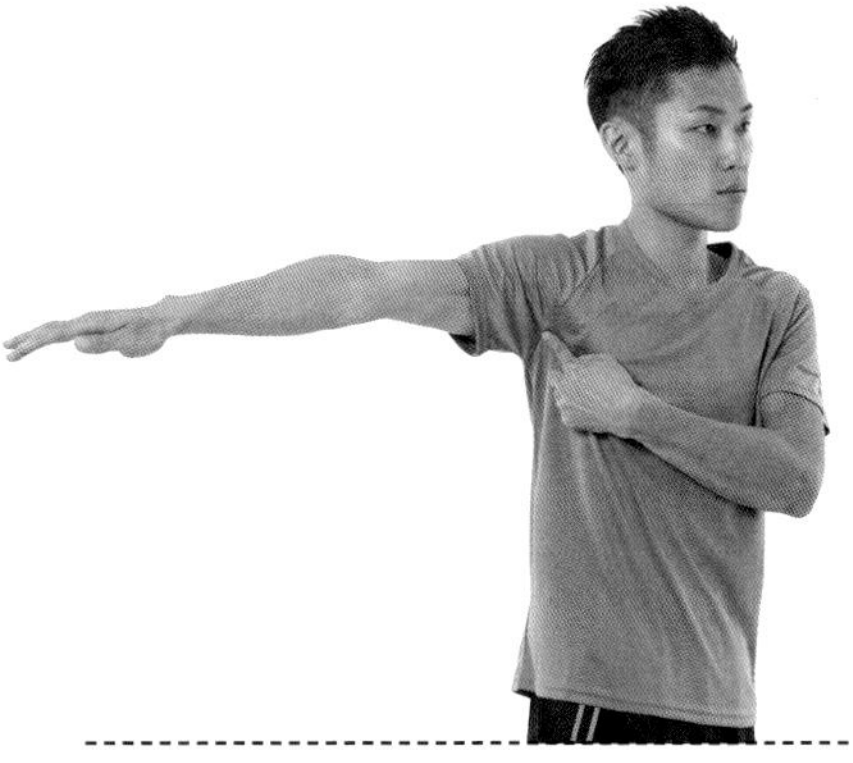

見つけ方 POINT

わきの下の筋肉。腕を横に上げ、少し内側にひねるとかたくなります。できるだけわきの奥（肩甲骨寄り）に近いところ。

首や肩のトリガーポイントでもあるので、ここを押すことで首や肩の不調にも効きます。

腕をひねったまま押す

10秒

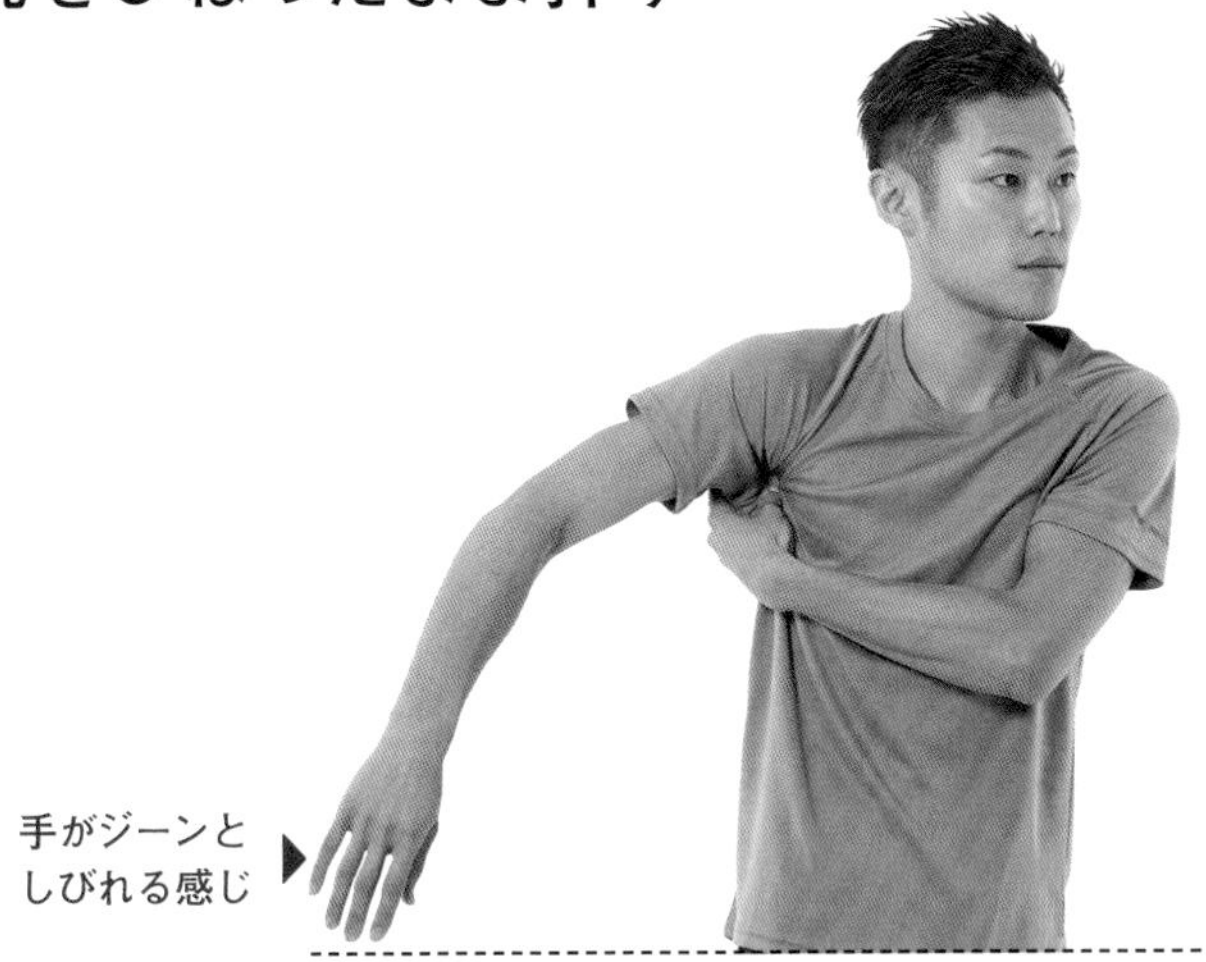

腕を内側にひねったまま、広背筋を親指と人差し指でつかみ、押しつぶすイメージで10秒間押し続ける。

ひねる・戻すを

5回

押しながら、さらにひねる

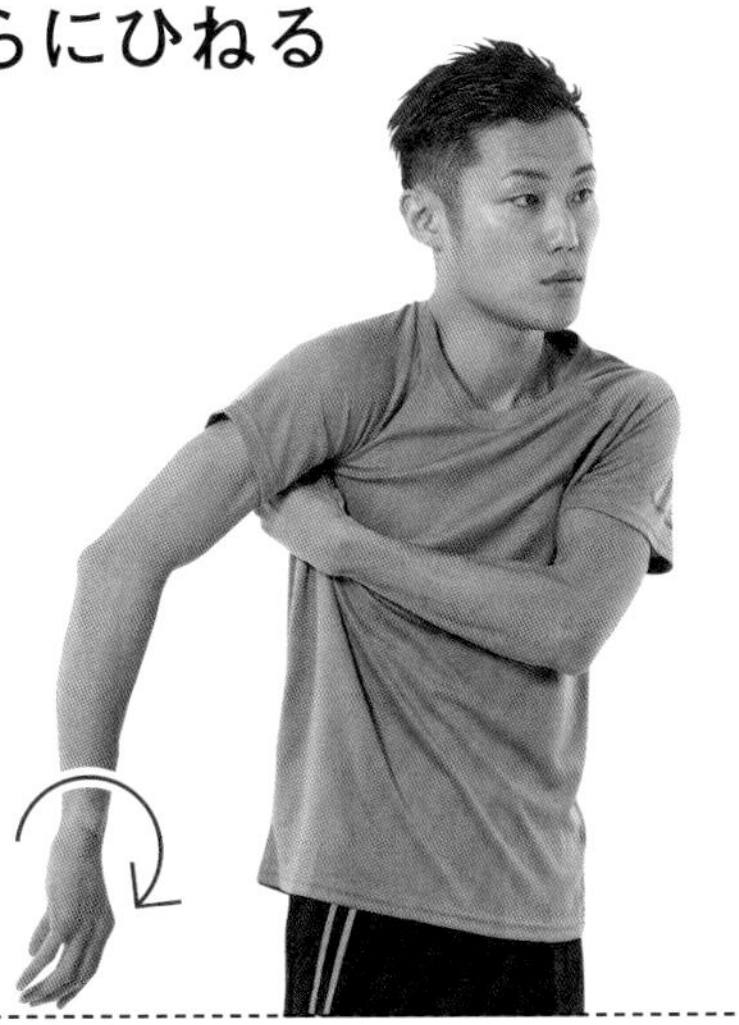

広背筋を押しながら、さらにひじを軽く曲げて手を内側にひねる。元に戻す。

胸腰筋膜はここを押す!

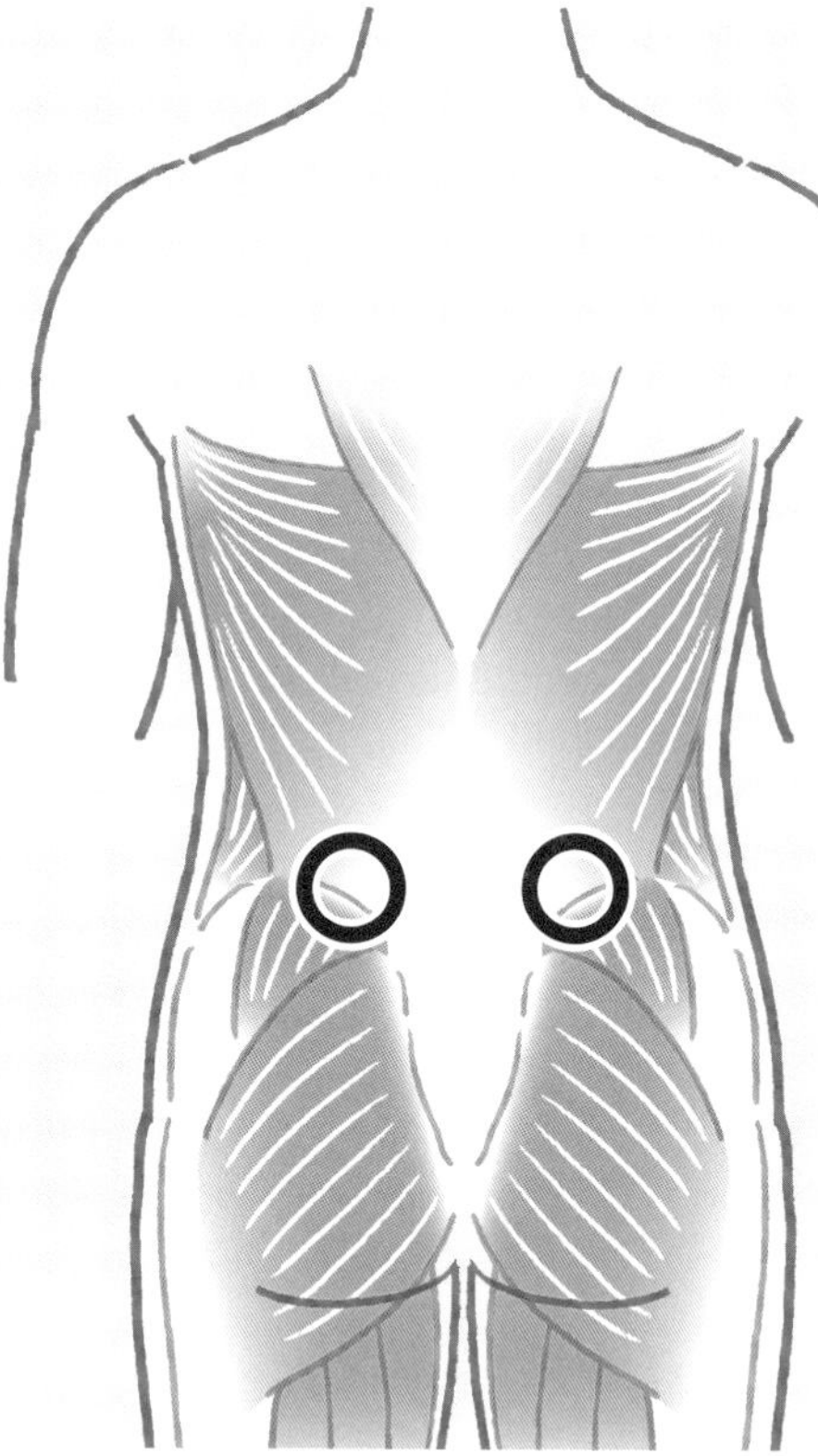

背面

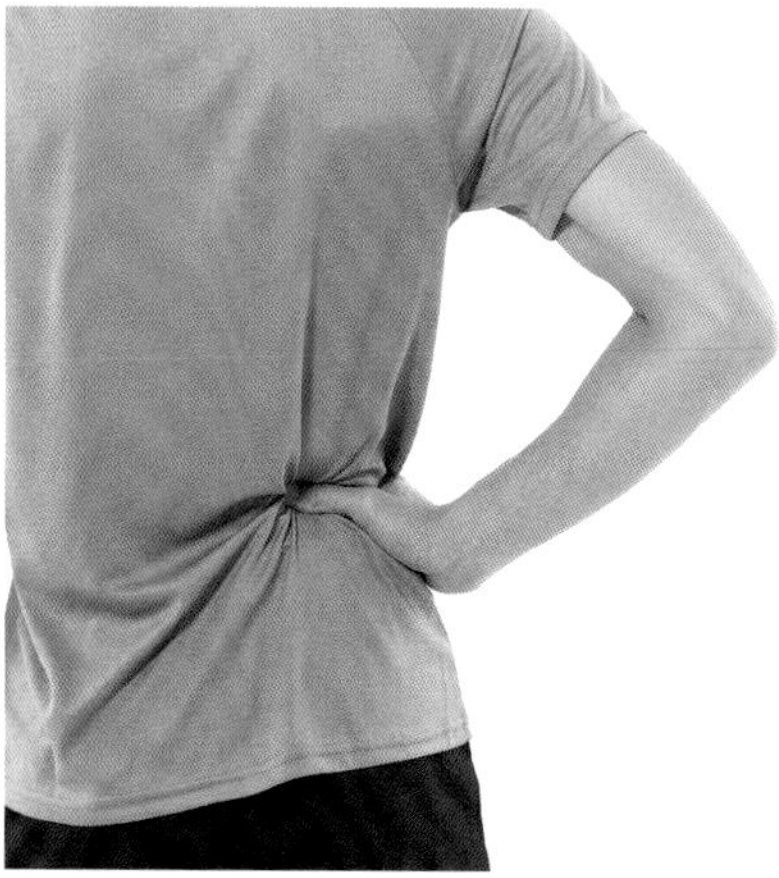

見つけ方 POINT

腰のくびれに手を置き、背中の中央（背骨）に向かって親指を置くと、ぶつかるところ。腰のゴリゴリしている部分。

動画でチェック
腰

親指で押しながら、上体をひねる

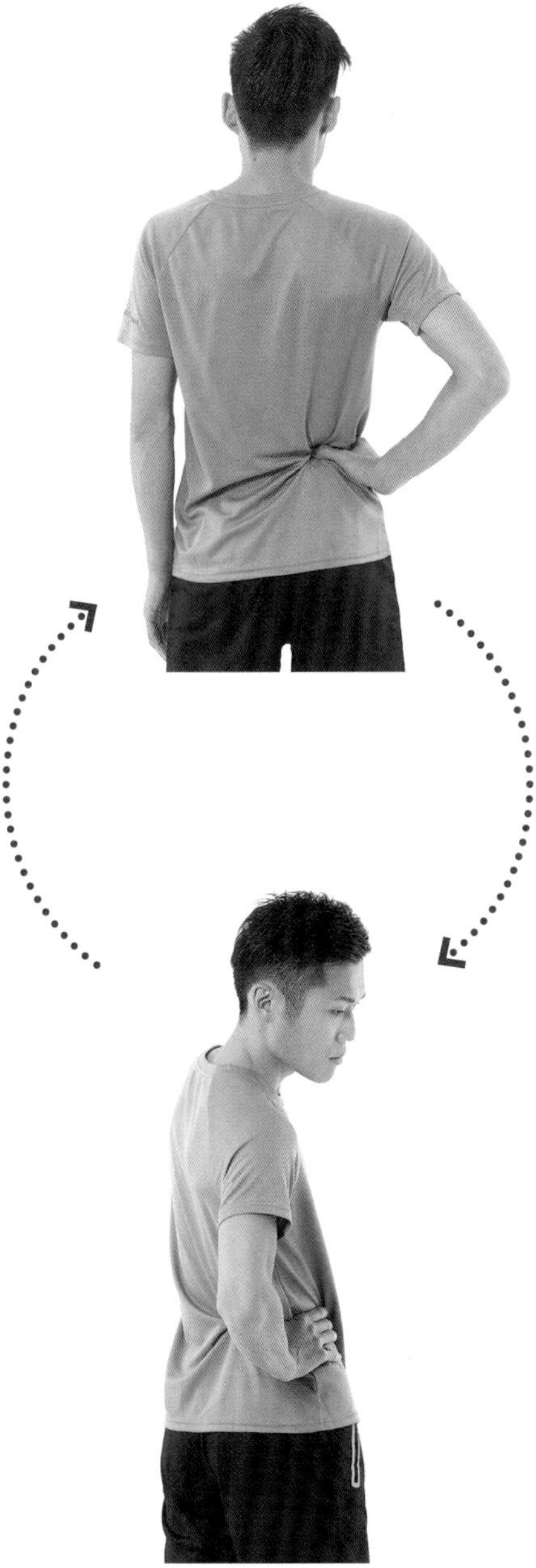

胸腰筋膜（きょうようきんまく）に親指を置いて、押す。

ひねる・戻すを

5回

押しながら、上体を押している側にひねる。元に戻す。

STEP

3 正しい姿勢をつくる

STEP1～2では痛い側の筋肉をゆるめてきましたが、反対側の筋肉も同じようにゆるめ、体の左右のバランスを整えてから行ないます。

骨盤が前や後ろに傾いていると、本来動くべき股関節が動かず、動いてはいけない腰椎が過度に動くことになって痛みが生じます。

まずは、骨盤をまっすぐ立たせた正しい姿勢をマスターし、その状態で体を動かす習慣を身につけましょう。

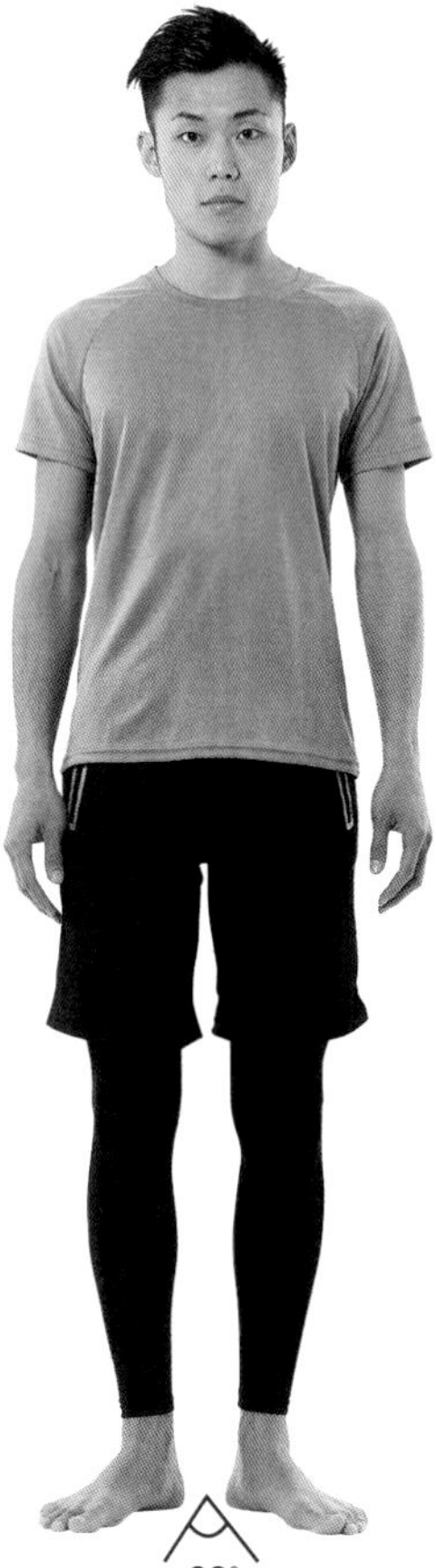

両足の爪先を60度くらい外側に向けて、まっすぐ立つ。

動画でチェック

腰

骨盤がまっすぐ立って股関節の上にのる！

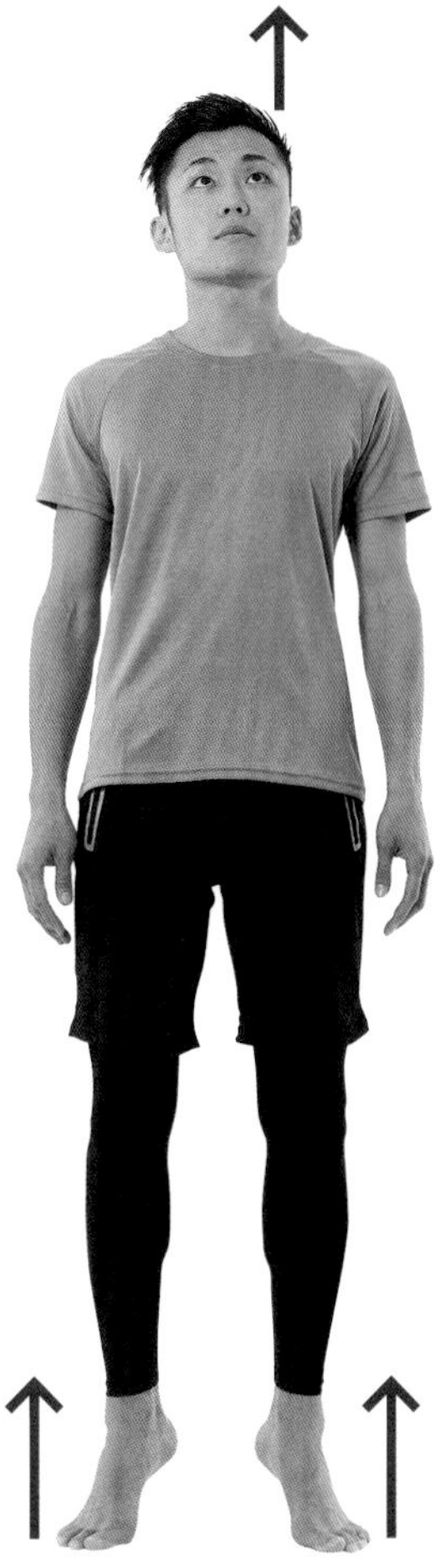
ふらふら
するようなら
お尻を締めて！

斜め上を見ながら上に伸びるように爪先立ちし、ピタッと止まるところを探す。

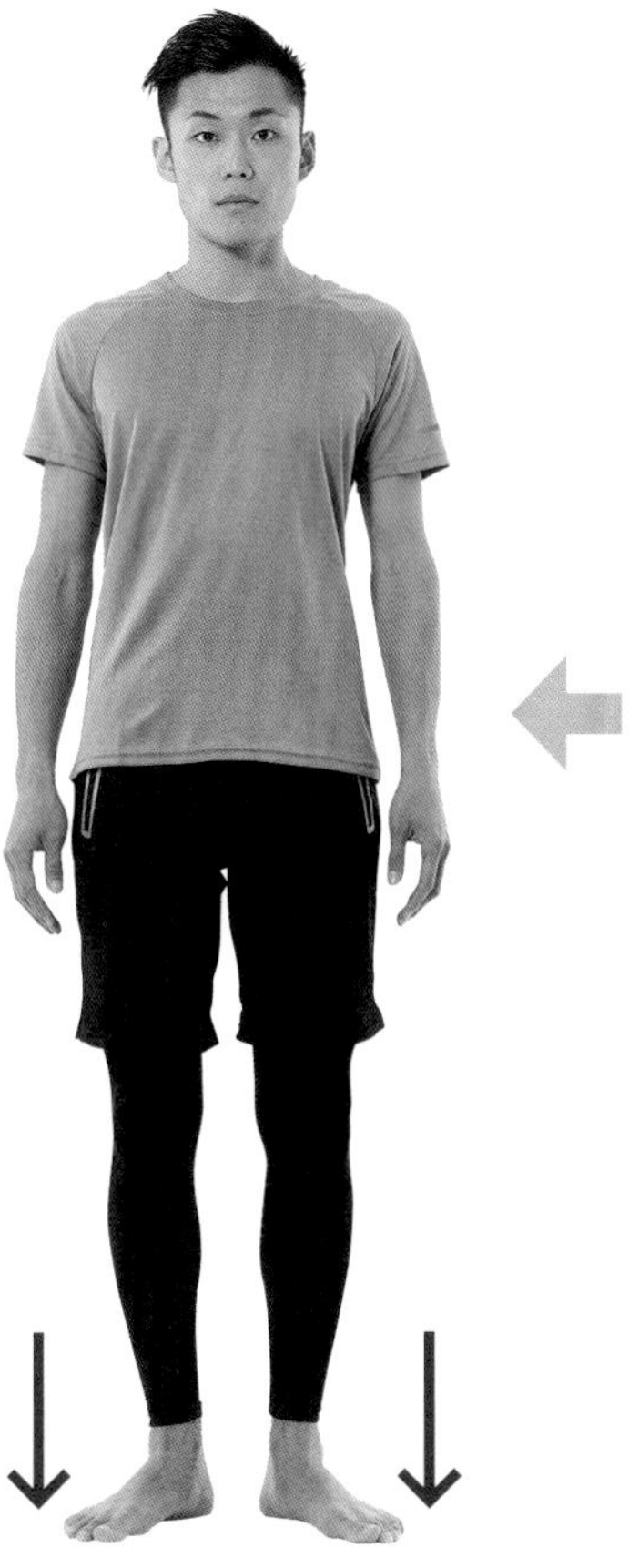
おなかとお尻に
軽く力が入って
いる状態が◎

その状態でかかとをゆっくり下ろし（足全体に体重がかかるように）、顔を前に向ける。

正しい
骨盤の位置 ○

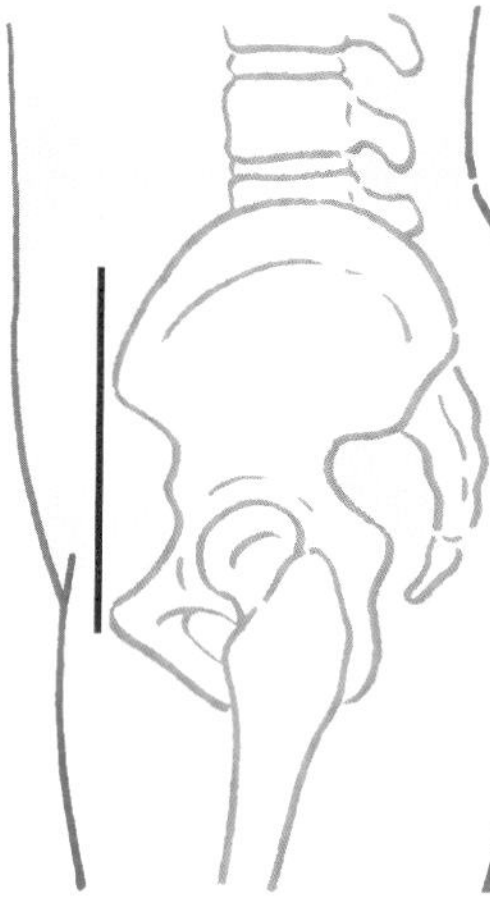

正しくない
骨盤の位置 ×

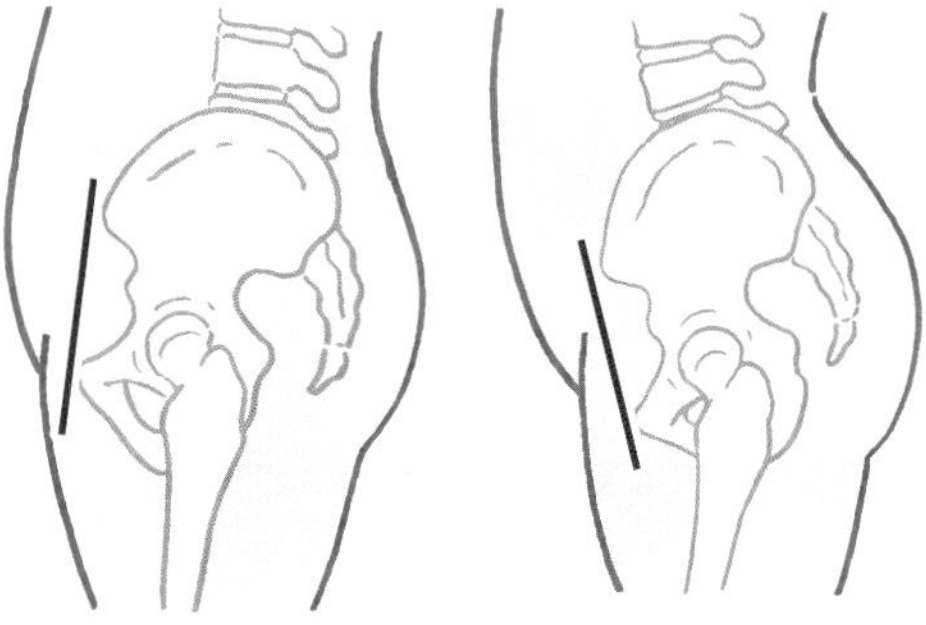

腰を動かすときは、骨盤をまっすぐ立てた状態で！

骨盤がまっすぐ立っていると、股関節が動くようになり、腰椎が動きすぎることはなくなります。

前にかがむときはお尻を後ろに突き出しながら、後ろに反るときはおなかを前に出しながら、骨盤が前や後ろに傾かないよう意識して。

腰をひねったり、左右に倒すときも、お尻を締めた状態を意識しましょう。

正しい腰の動かし方

後ろに反るとき

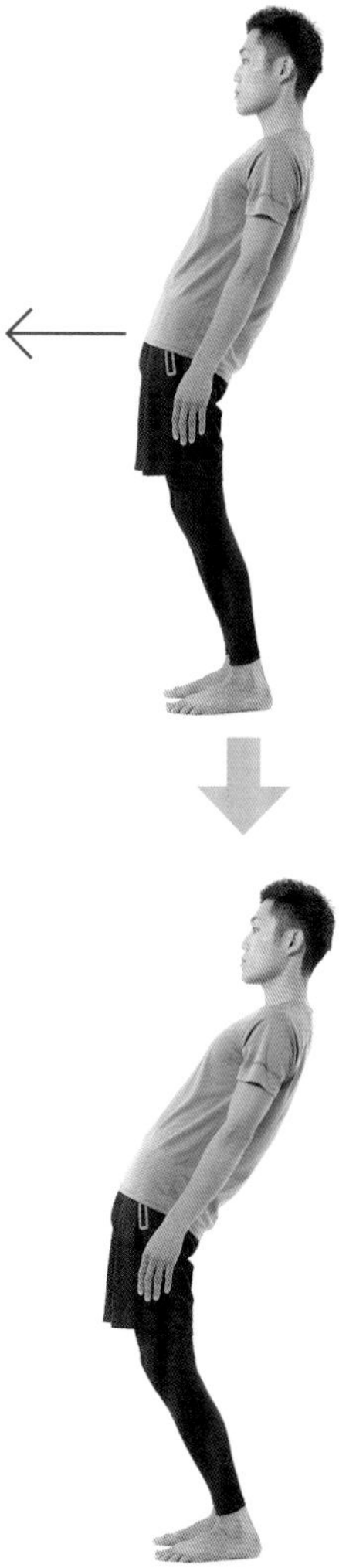

骨盤を立てたまま、
おなかを前に出しながら反る。

前にかがむとき

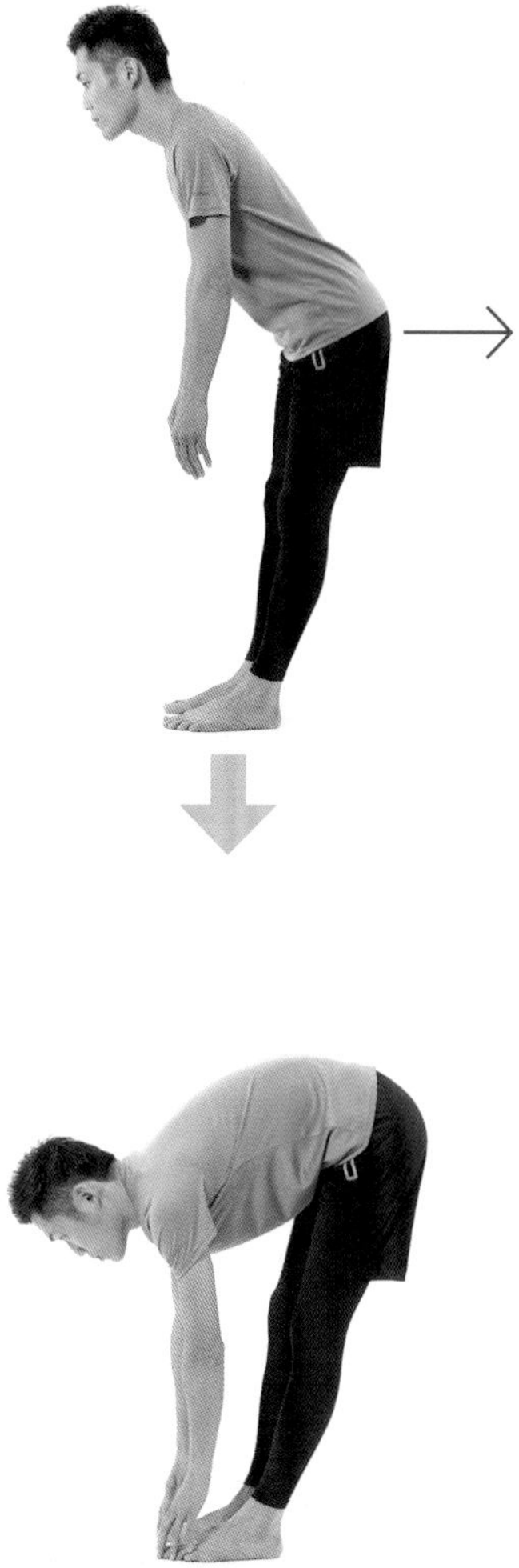

骨盤を立てたまま、
お尻を後ろに突き出しながらかがむ。

COLUMN

【ぎっくり腰】はなぜ起こる？

ぎっくり腰は腰のねんざ

ぎっくり腰になるケースで多いのは、前かがみになって腰をひねったとき。

体を前にかがめるとお尻が後ろに出るので、**股関節がロックされて動きません。**

その状態で腰を無理にひねろうとすると、ほとんど回旋しない腰椎を動かすことになってギクッ！　腰椎の**関節を痛めたり、**周りの**腱や筋肉を傷つけてしまう**のです。

股関節や胸椎の動きをよくしてやれば、腰が動く必要はなくなり、ぎっくり腰にもなりません。

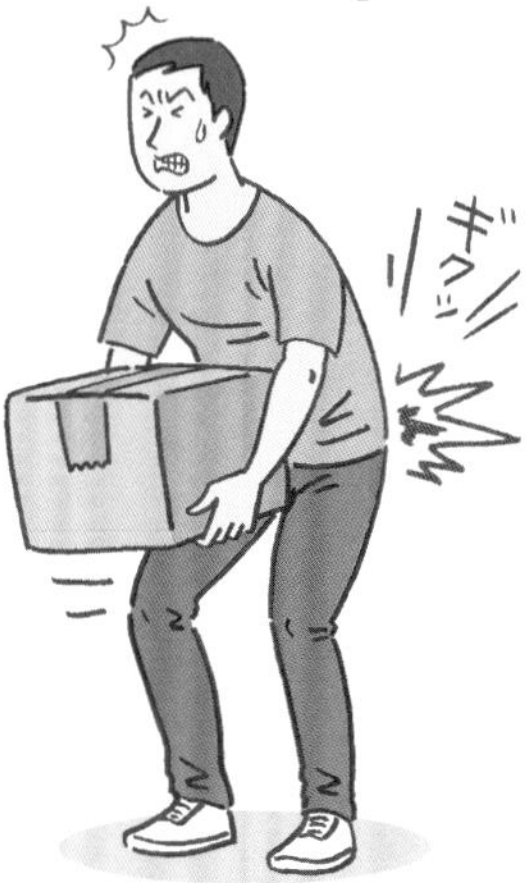
ギクッ

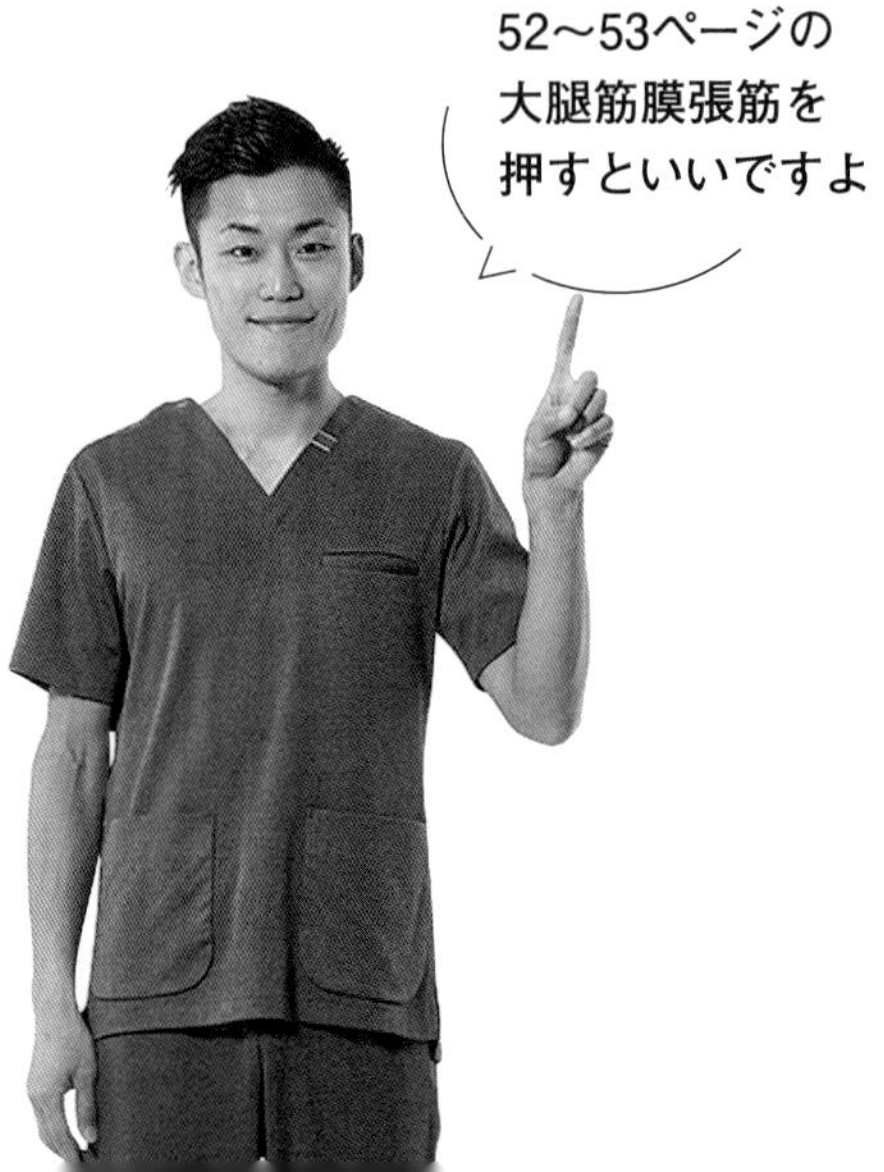
52～53ページの
大腿筋膜張筋を
押すといいですよ

PART 3

ひざが痛い

関節由来の痛み。中高年だけでなく、10 代のアスリートなどにも多い悩みです。腰痛を併発している人も多いことでしょう。こうしたストレッチではアプローチできない関節由来の痛みこそ、トリガーポイントリリースが威力を発揮します。

痛みの原因は、ひざ関節のねじれ

ひざは蝶番《ちょうつがい》の関節なので、上下にまっすぐ曲がる動きしかしません。

ひねったり、ねじったりできる関節ではないのです。

ところが、ひざの上下にある〝ねじれるべき〟関節の股関節と足の関節がちゃんと動いていないと、ひざがねじれてしまって痛みが出ます。

ひざが痛い人というのはほとんど、ひざが爪先の位置より内側に入ってしまっています。これを、ニーイン（knee in）トゥーアウト（toe out）といいます。まさしく、ひざがねじれている状態です。

痛みを解消するには、ひざの上下にある関節の動きをよくしていくことが大切。

そのためには、縮んでかたくなり、足の関節や股関節の動きを妨げている筋肉をゆるめていきましょう。

「ニーイントゥーアウト」とは

ひざが内側に入っている ×

ひざはまっすぐ ○

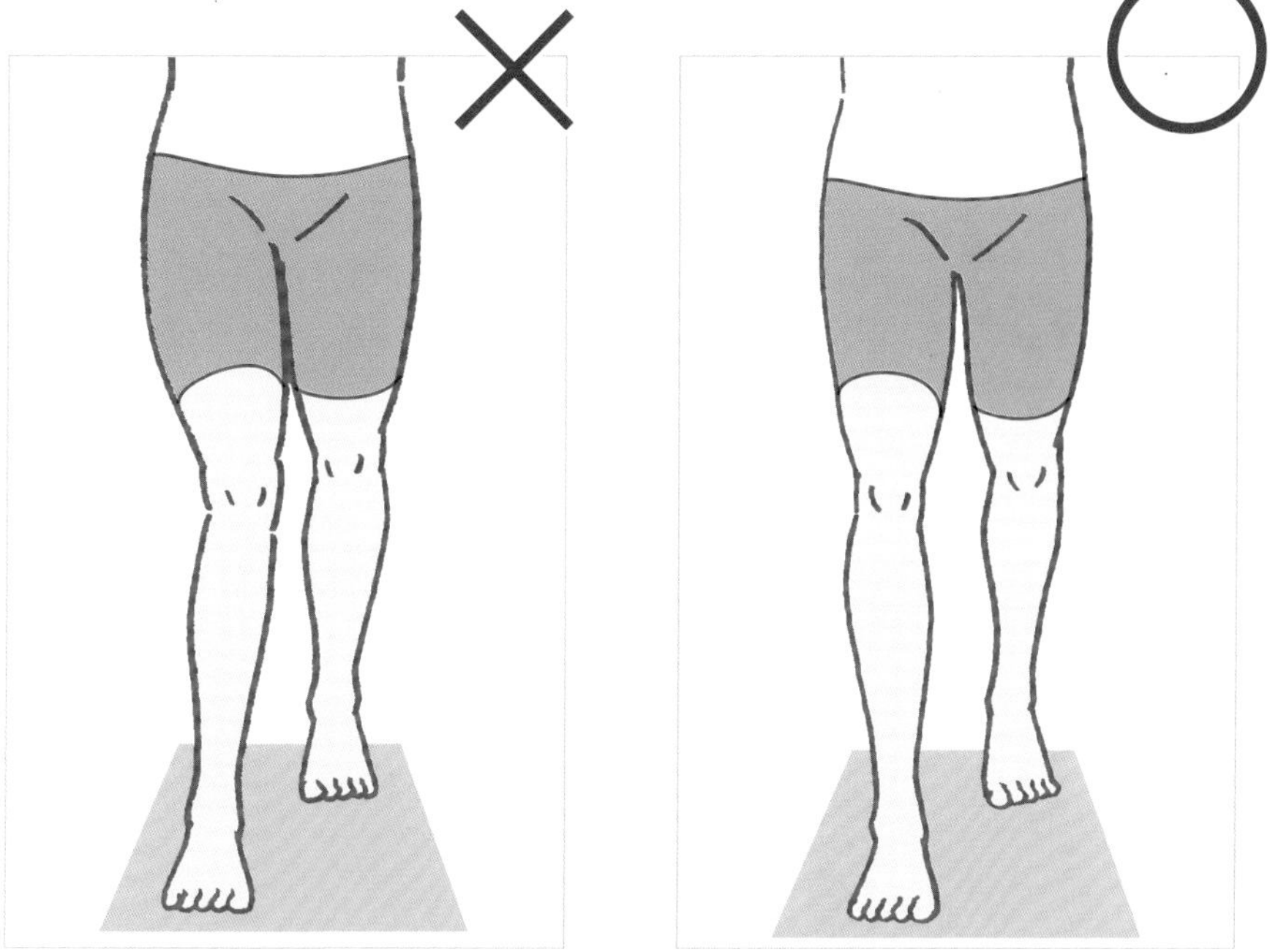

痛みが出る

痛みはない

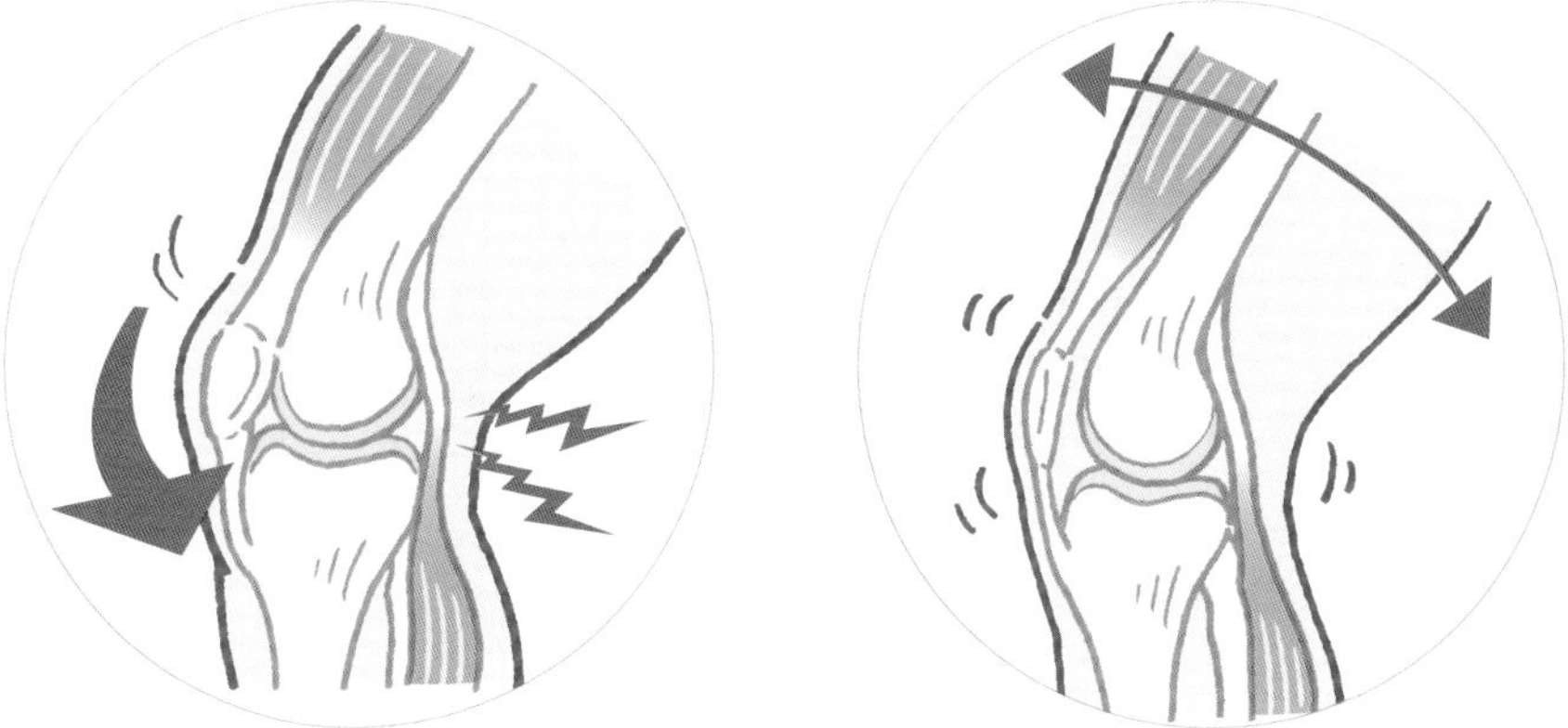

STEP 1

トリガーポイントを押す

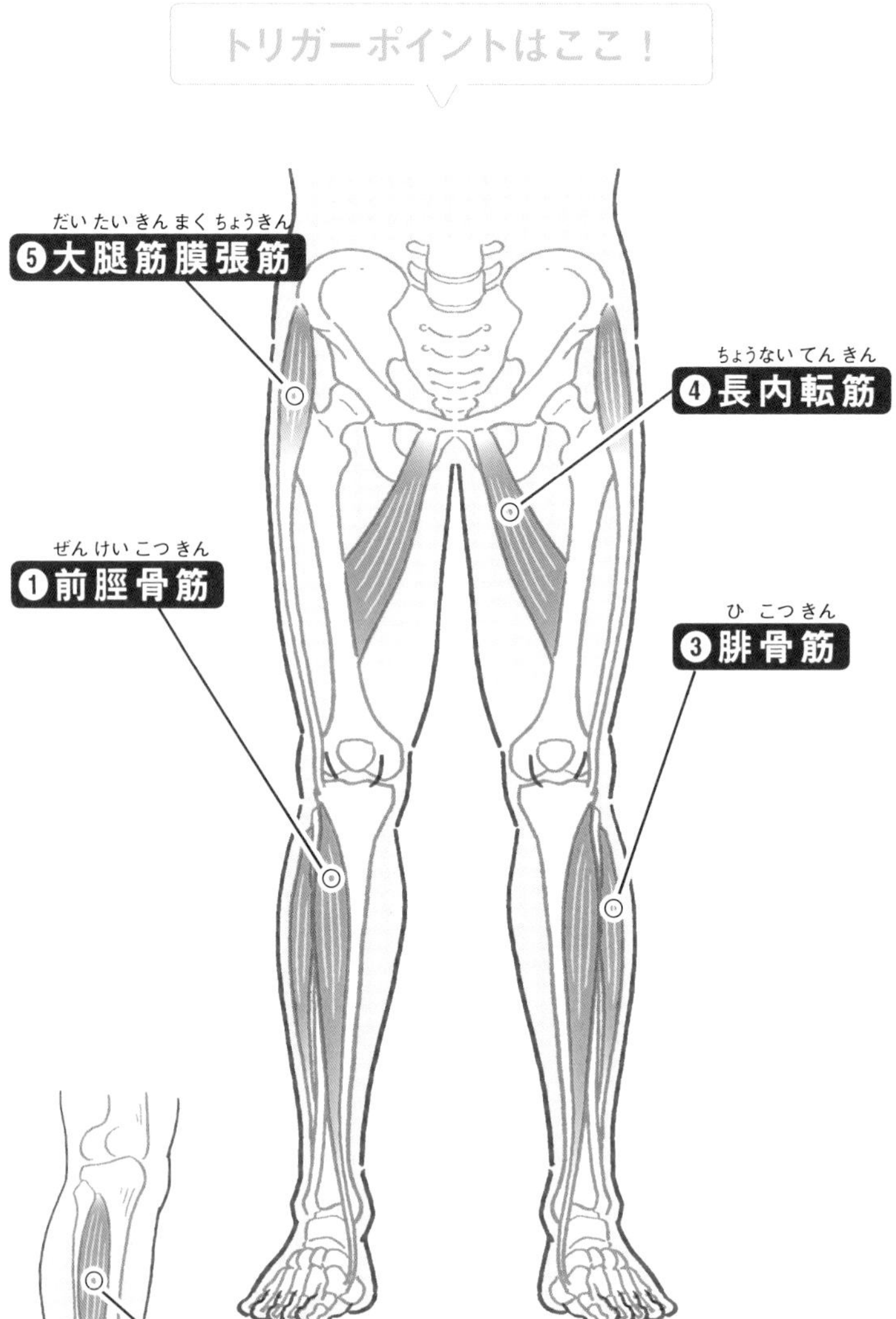

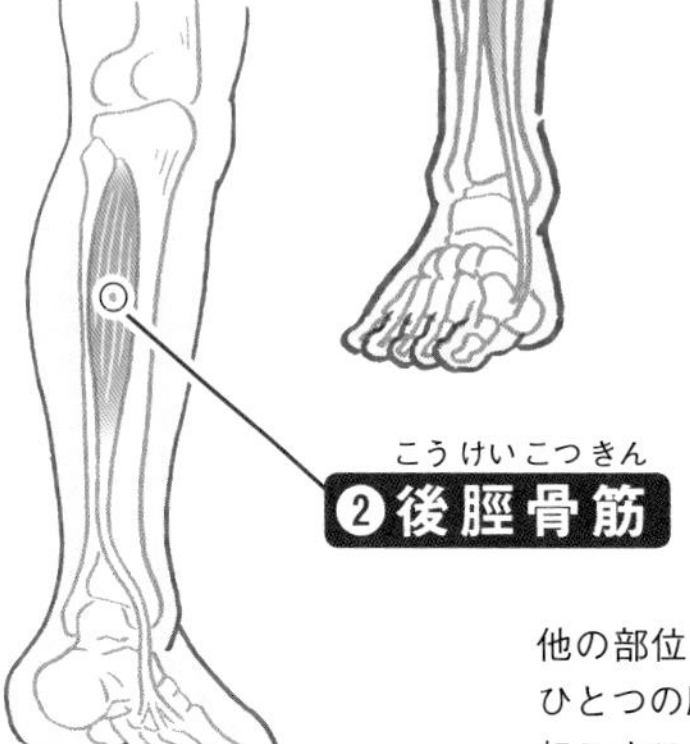

他の部位と同じトリガーポイントがあるのは、ひとつの原因がいろいろなところの痛みを引き起こすことがあるからです。

5つあるトリガーポイントを効果の高い番号順にゆるめていこう

動画でチェック
ひざ

セルフチェック

体重をかけると、どれくらい痛いかをチェック。
各トリガーポイントリリース後の痛みの確認の目安にします。

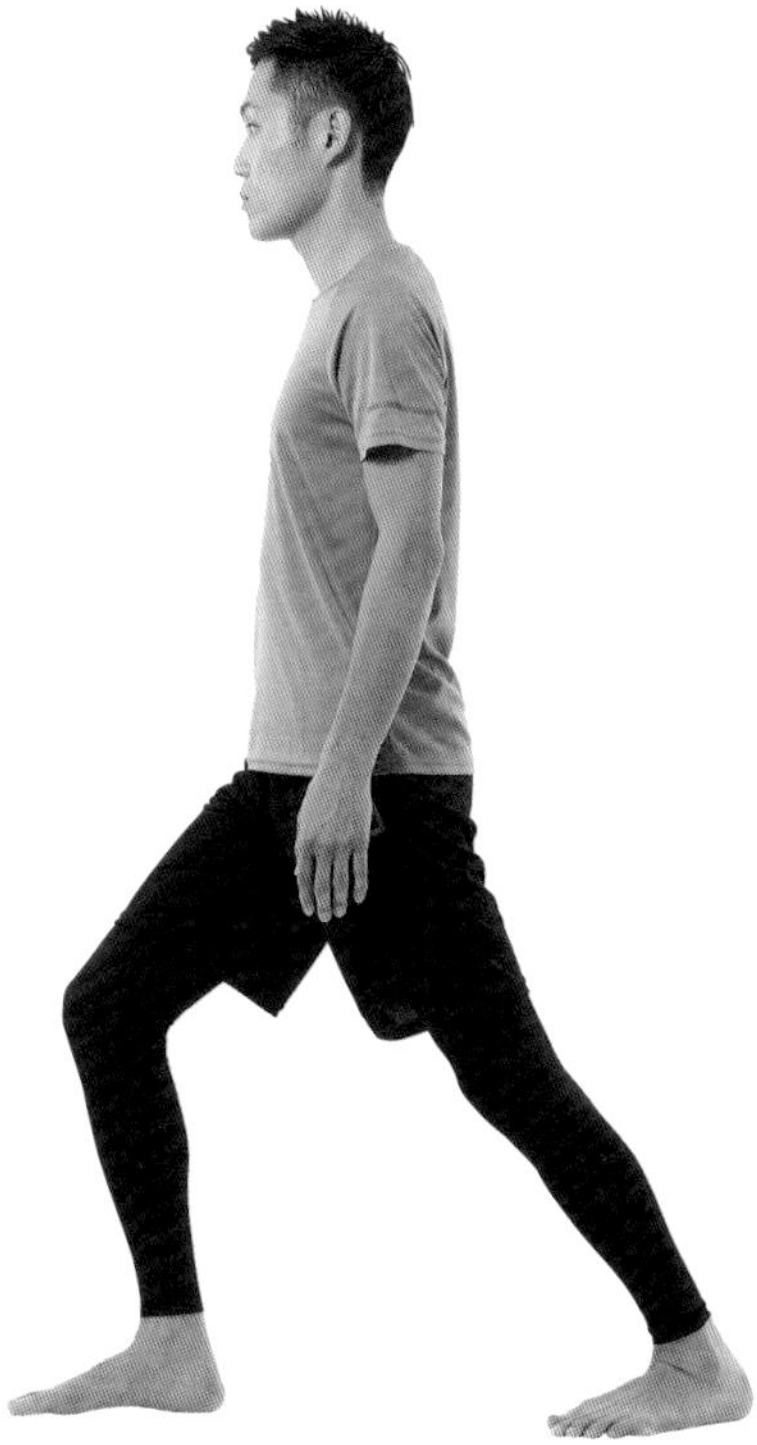

痛いほうの足を
前に踏み出して
体重をかける。

自覚症状としては、こんな痛み

- 歩くと痛い
- 屈伸すると痛い
- 階段の上り下りをすると痛い
- 正座すると痛い、正座できない
- 椅子から立ち上がるとき痛い

TRIGGER POINT 1

トリガーポイント

動画でチェック

ひざ

前脛骨筋はここを押す!

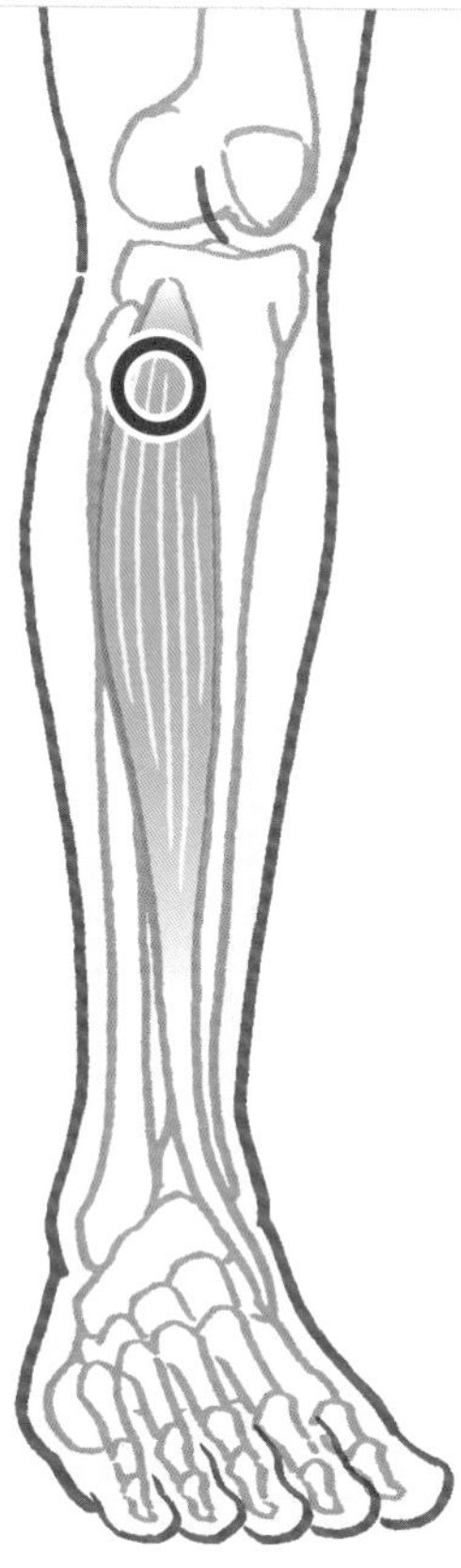

見つけ方 POINT

ひざを曲げるとお皿の下に出っ張っている部分があります。そこから指２本分斜め下外側の部分。

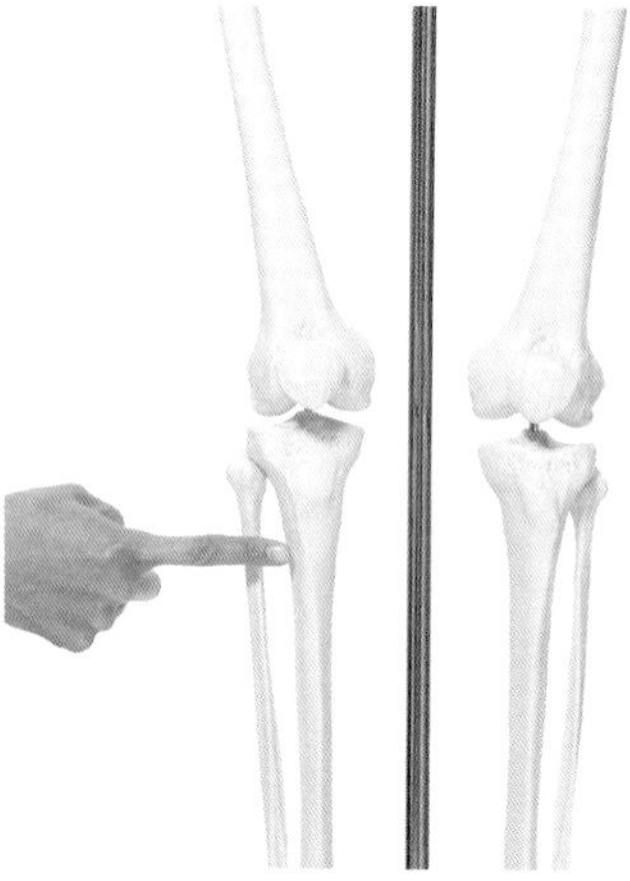

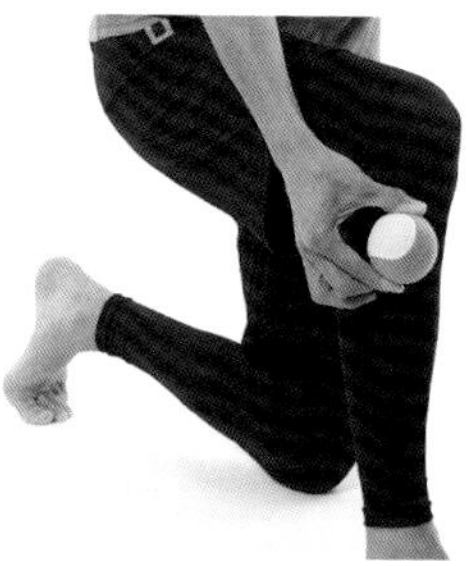

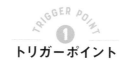

床に座って、ボールを当てる

10秒

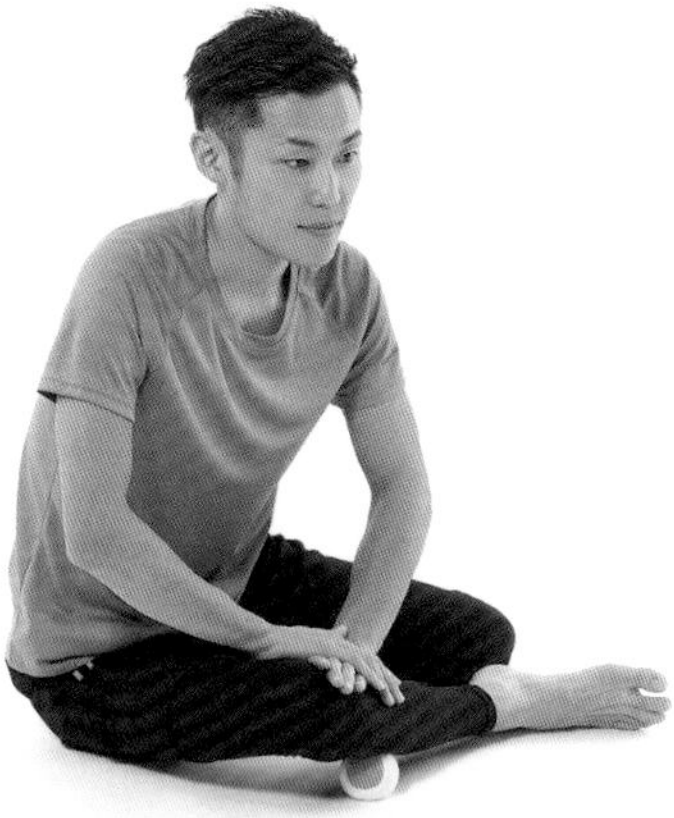

床に座り、ひざを曲げて外側に倒し、前脛骨筋にボールを当てる。両手を足に当て（ボールの真上の位置）、体重をかけて10秒間押し続ける。

体をひねりながら、前に倒す

頭を下げないこと！

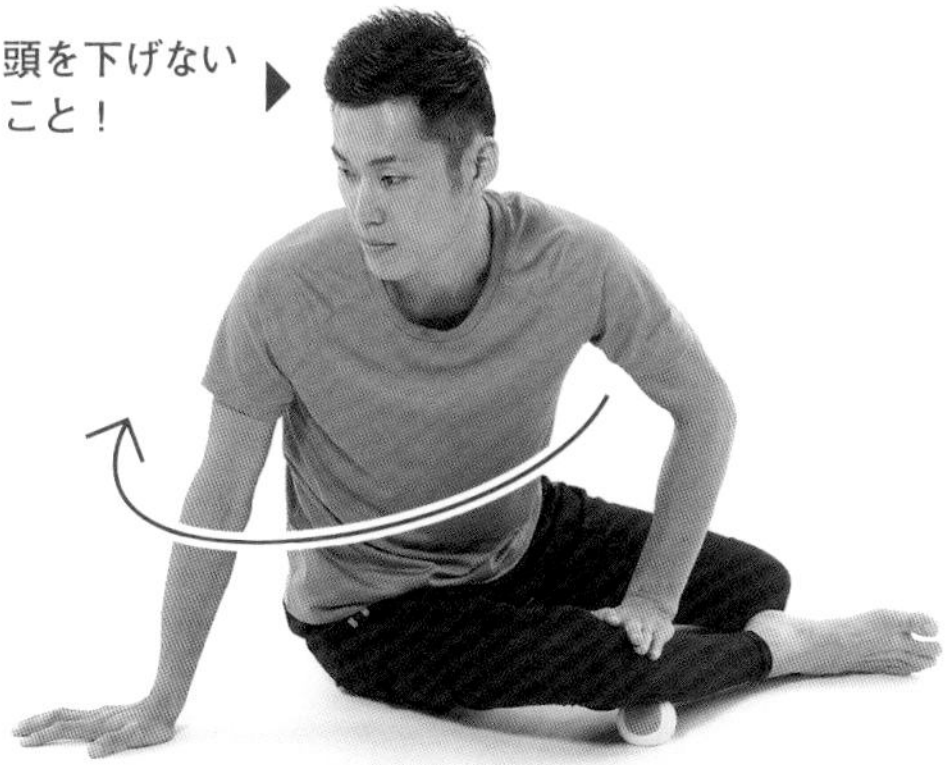

ひねる・戻すを

5回

ボールを当てている側の手を外側に置き、上体を外側にひねりながら前に倒して体重をかける。元に戻す。

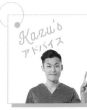

Kazu's アドバイス

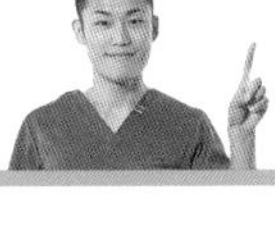

1か所やるごとに、セルフチェックした動きで痛みの程度を確認しよう。軽くなっていたら、トリガーポイントが正しく押せている証拠。変わらないようなら、動画を参考に再度トリガーポイントを確認して。

動画でチェック
ひざ

後脛骨筋はここを押す！

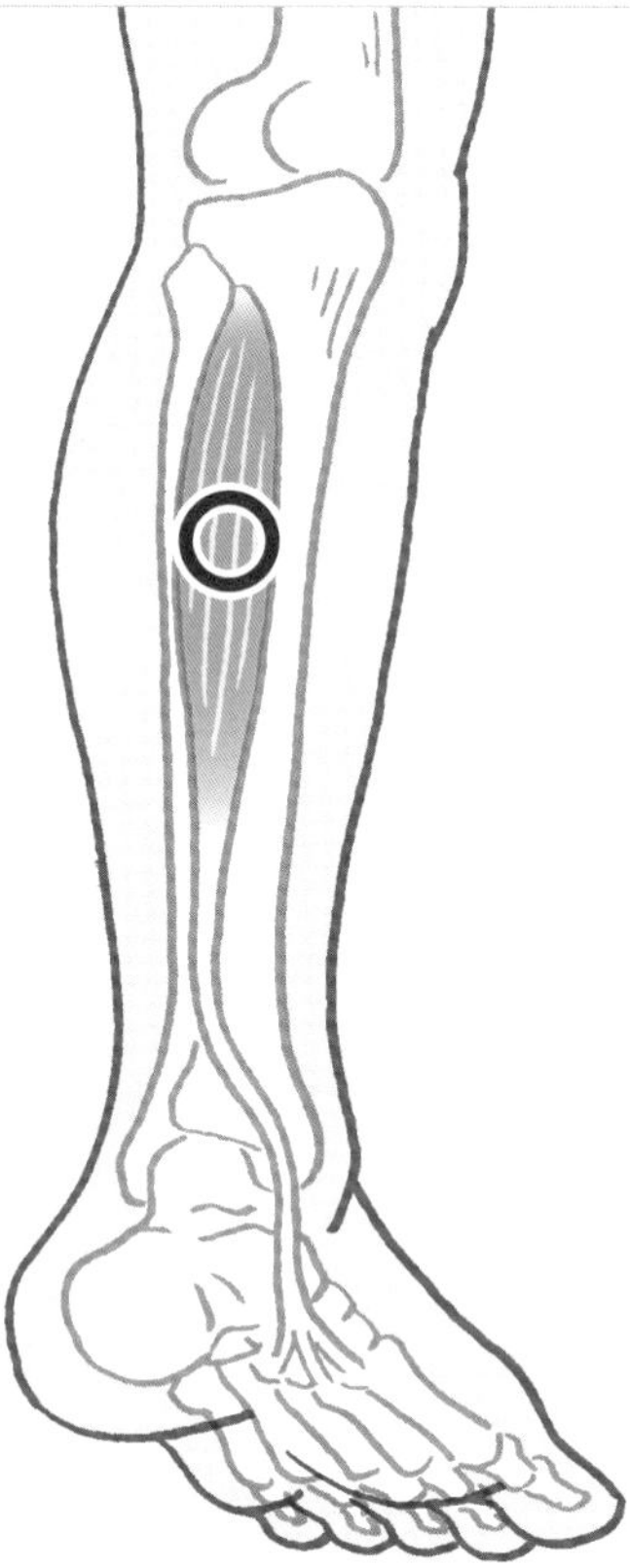

見つけ方 POINT

ふくらはぎの内側。内くるぶしとひざの内側の出っ張りの真ん中で、脛骨のきわの後ろ。

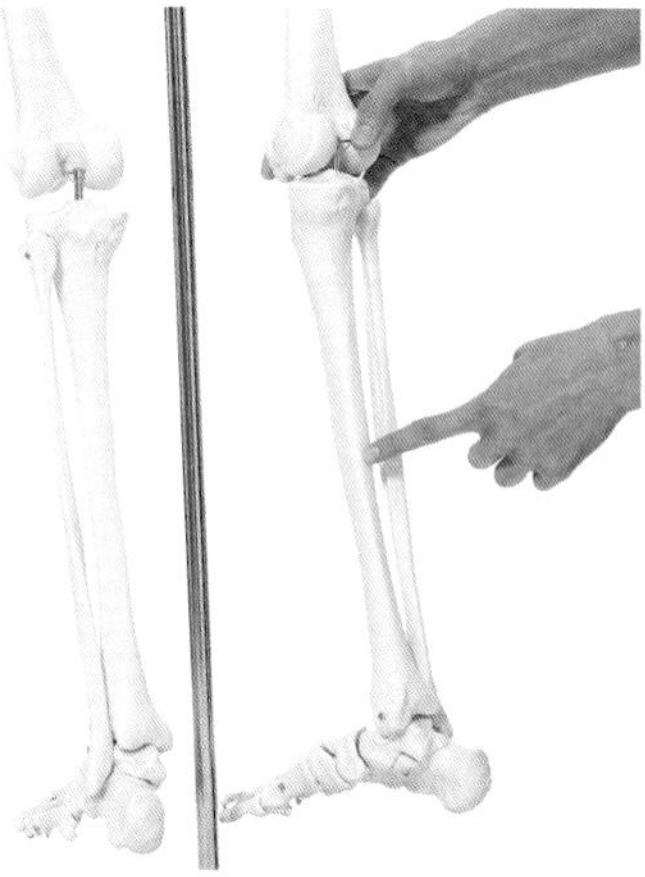

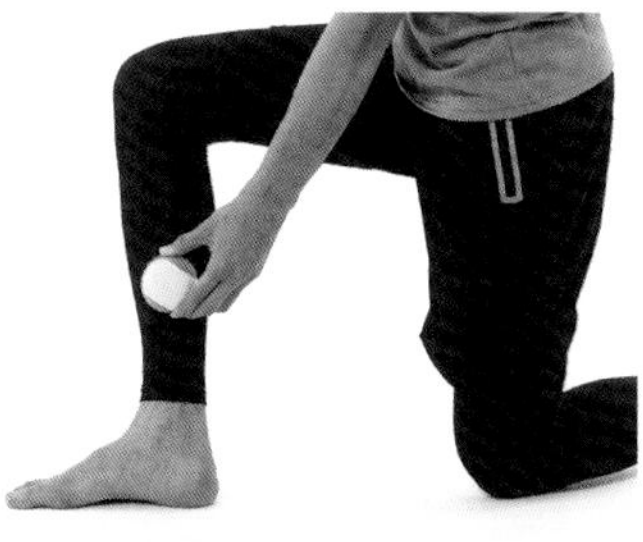

ボールを当てて、両手で押す

10秒

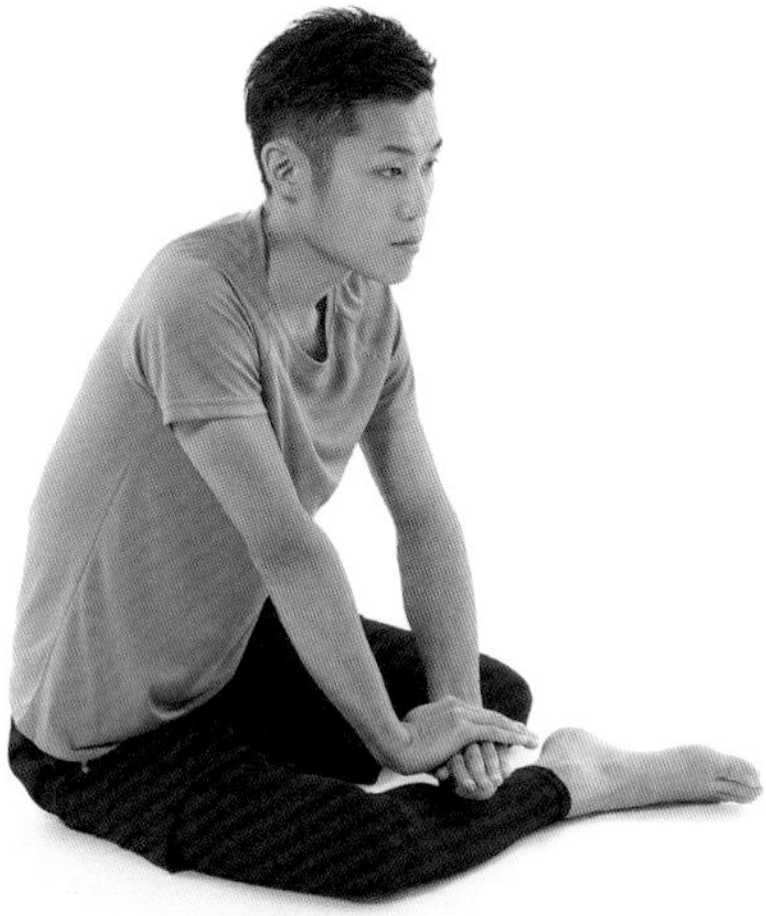

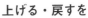

床に座り、ひざを曲げて外側に倒し、後脛骨筋にボールを当てる。ボールに両手を重ねて体重をかけて10秒間押し続ける。

押しながら、爪先を上げる

上げる・戻すを
5回

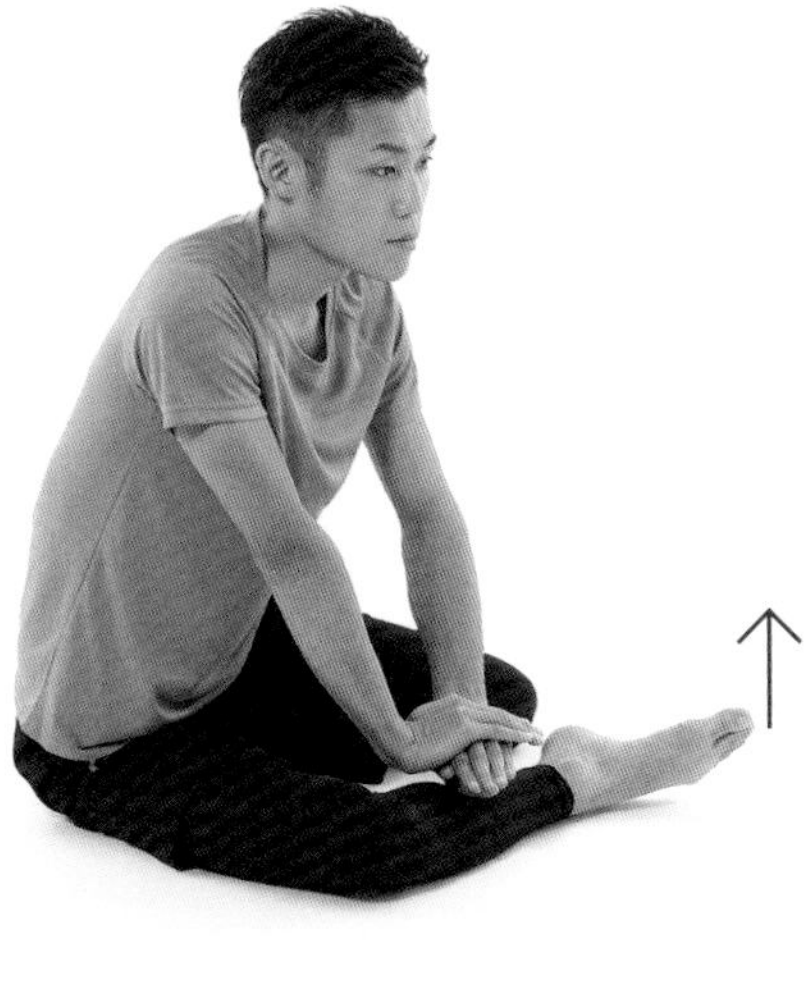

ボールを押しながら、爪先をグッと上に上げる。元に戻す。

TRIGGER POINT 3

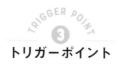

トリガーポイント

動画でチェック

ひざ

腓骨筋はここを押す！

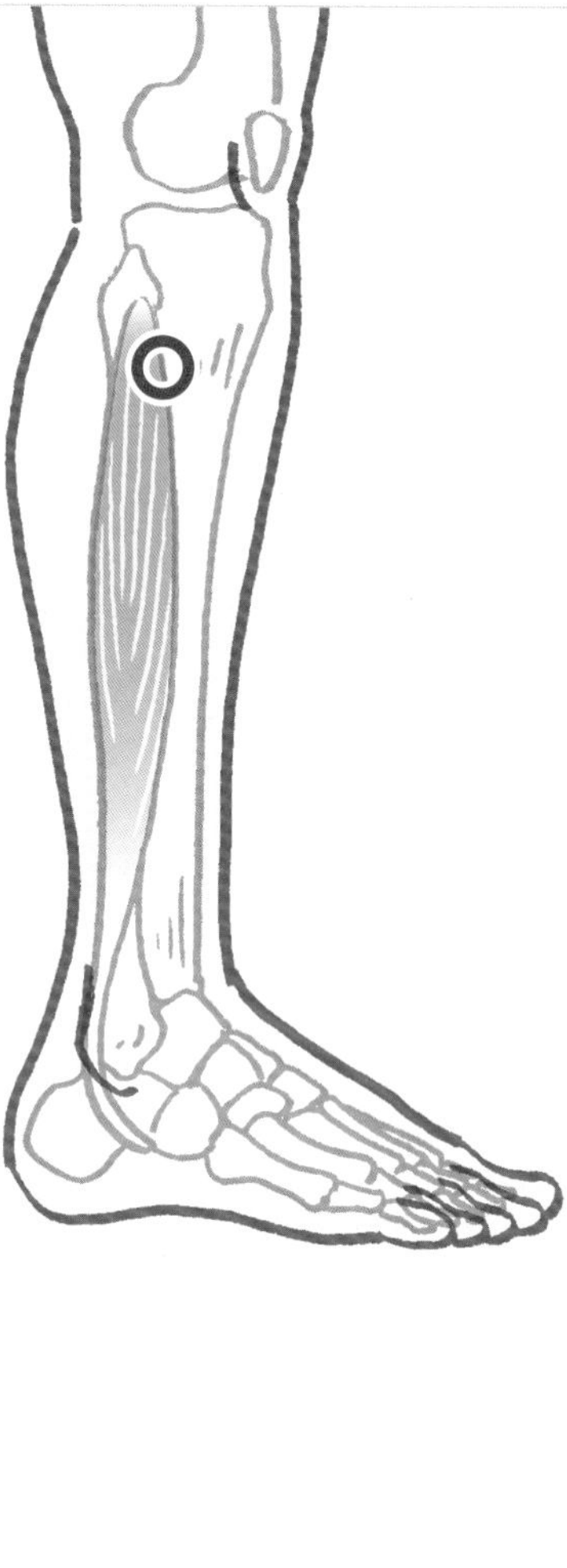

見つけ方 POINT

72 ページの前脛骨筋の少し外側のところ。ひざの外側の出っ張りの下、前の部分。

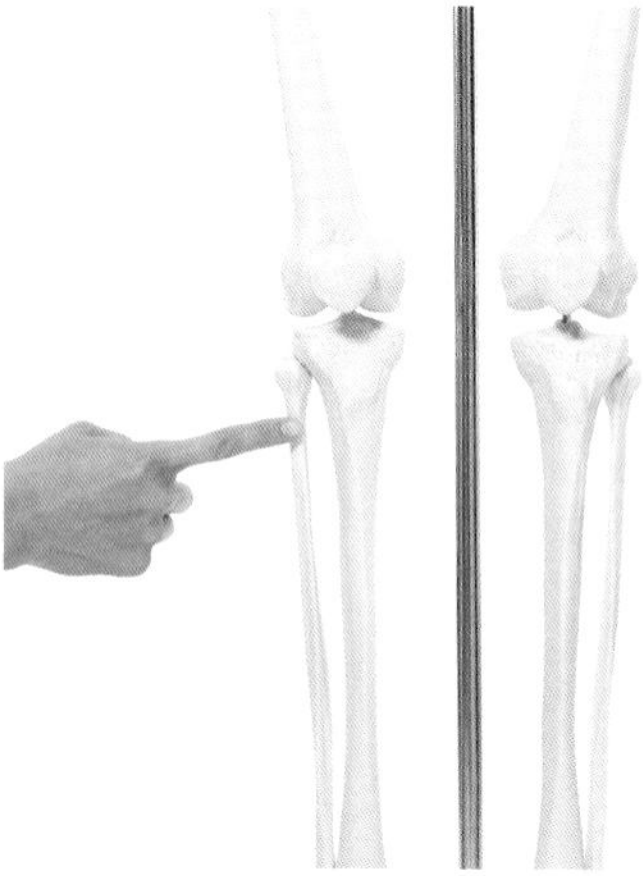

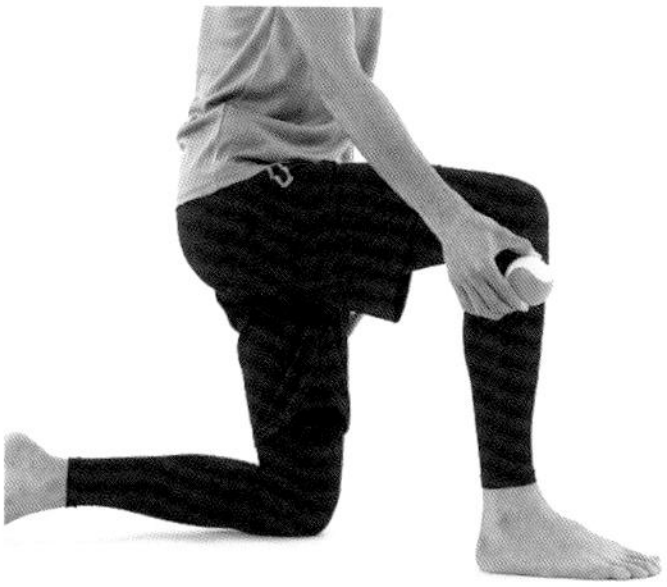

床に座って、ボールを当てる

10秒

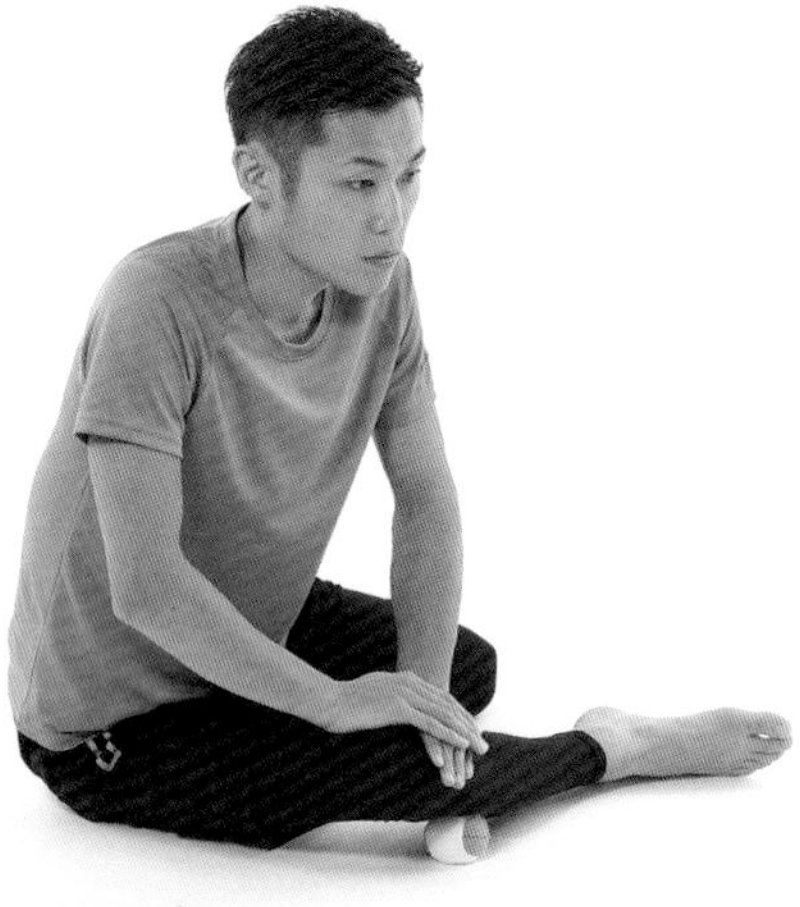

床に座り、ひざを曲げて外側に倒し、腓骨筋にボールを当てる。両手を足に当て（ボールの真上の位置）、体重をかけて10秒間押し続ける。

体をひねりながら、前に倒す

ひねる・戻すを

5回

頭を下げないこと！

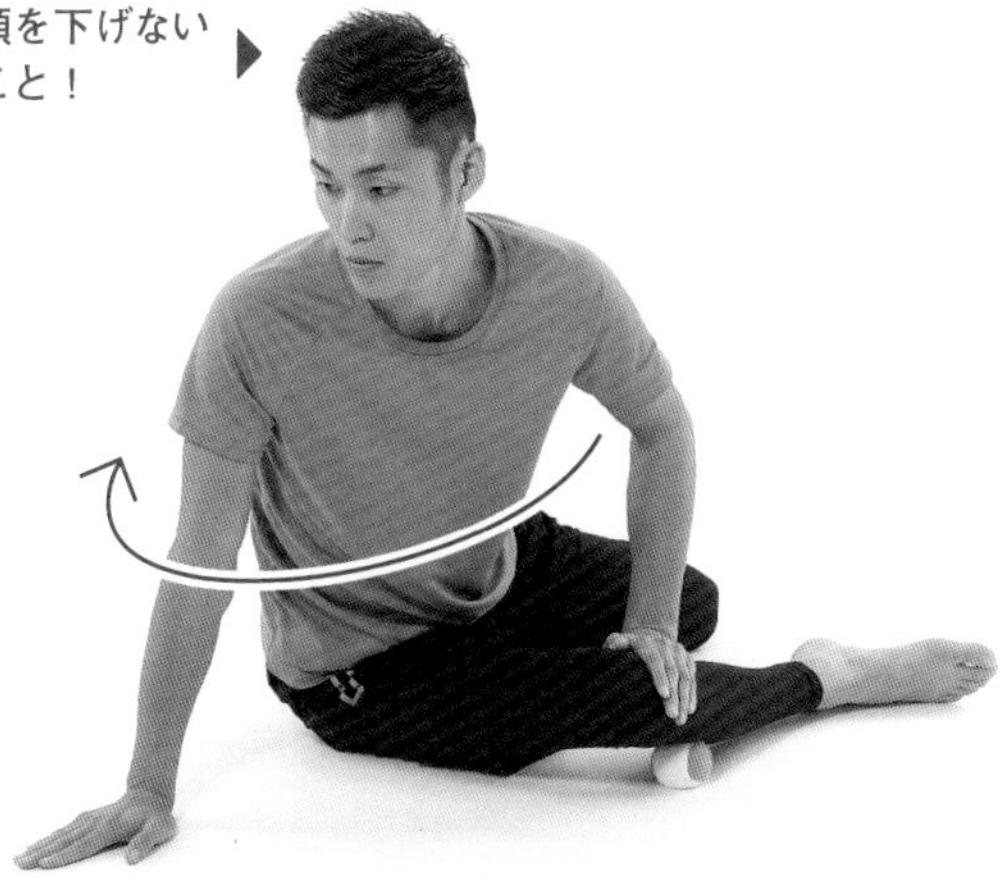

ボールを当てている側の手を外側に置き、上体を外側にひねりながら前に倒して体重をかける。元に戻す。

TRIGGER POINT 4

トリガーポイント

動画でチェック

ひざ

長内転筋はここを押す！

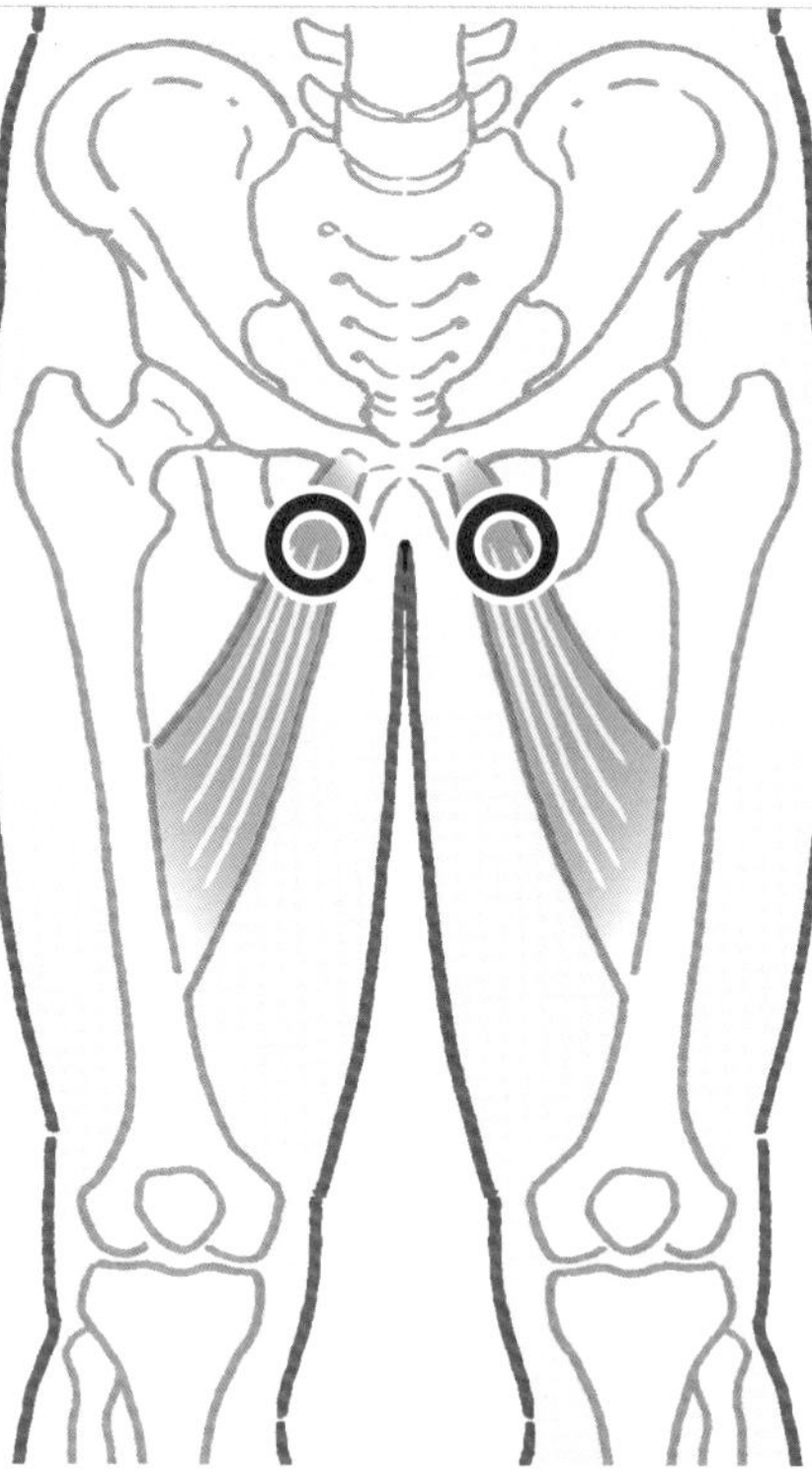

正面

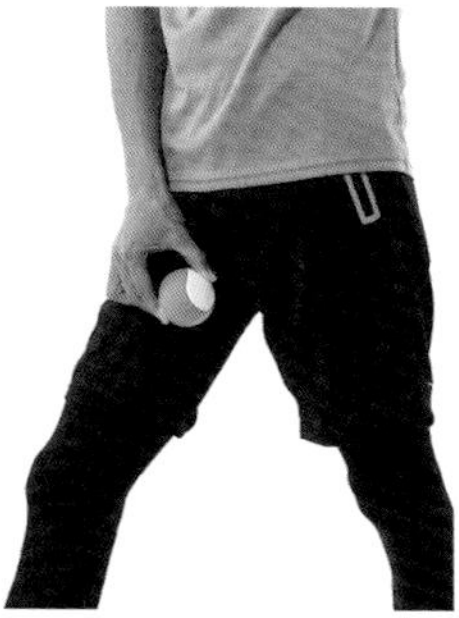

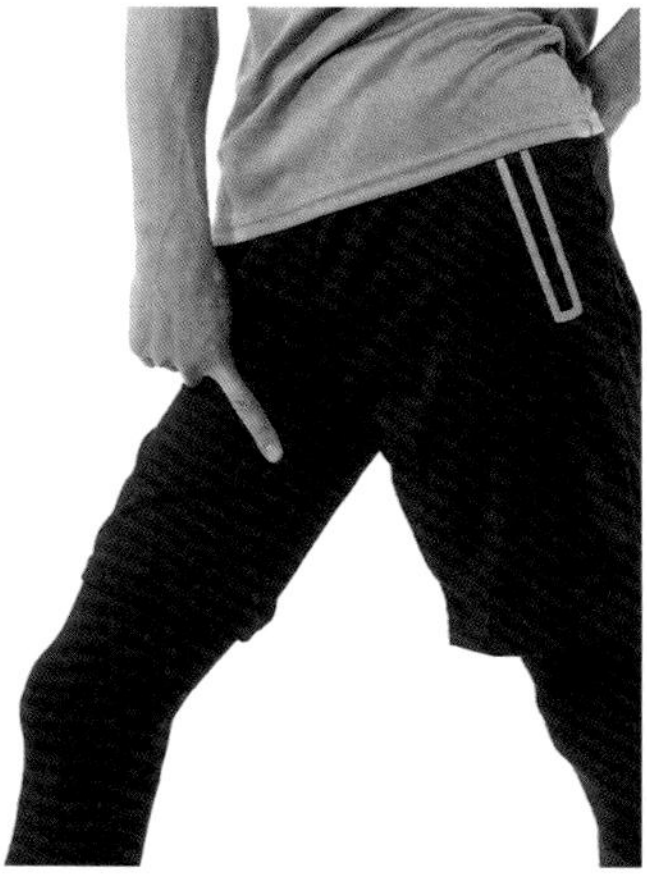

見つけ方 POINT

太ももの内側、股関節寄りの真ん中にある筋肉。筋張っていて、触るとゴリゴリしているところ。

股関節のトリガーポイントでもあるので、ここを押すことで股関節の不調にも効きます。

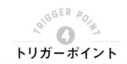

ボールを当てて、両手で押す

10秒

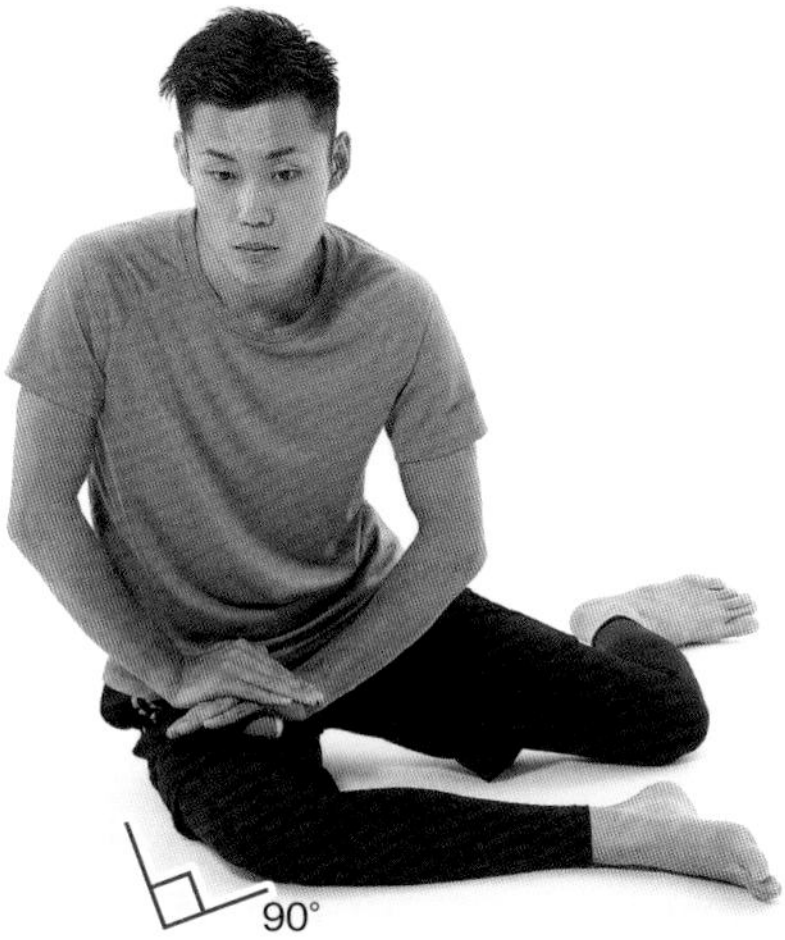

床に座り、ひざを90度に曲げて外側に倒し、長内転筋にボールを当てる。ボールに両手を重ねて体重をかけて10秒間押し続ける。

体をひねりながら、前に倒す

ひねる・戻すを

5回

頭を下げないこと！

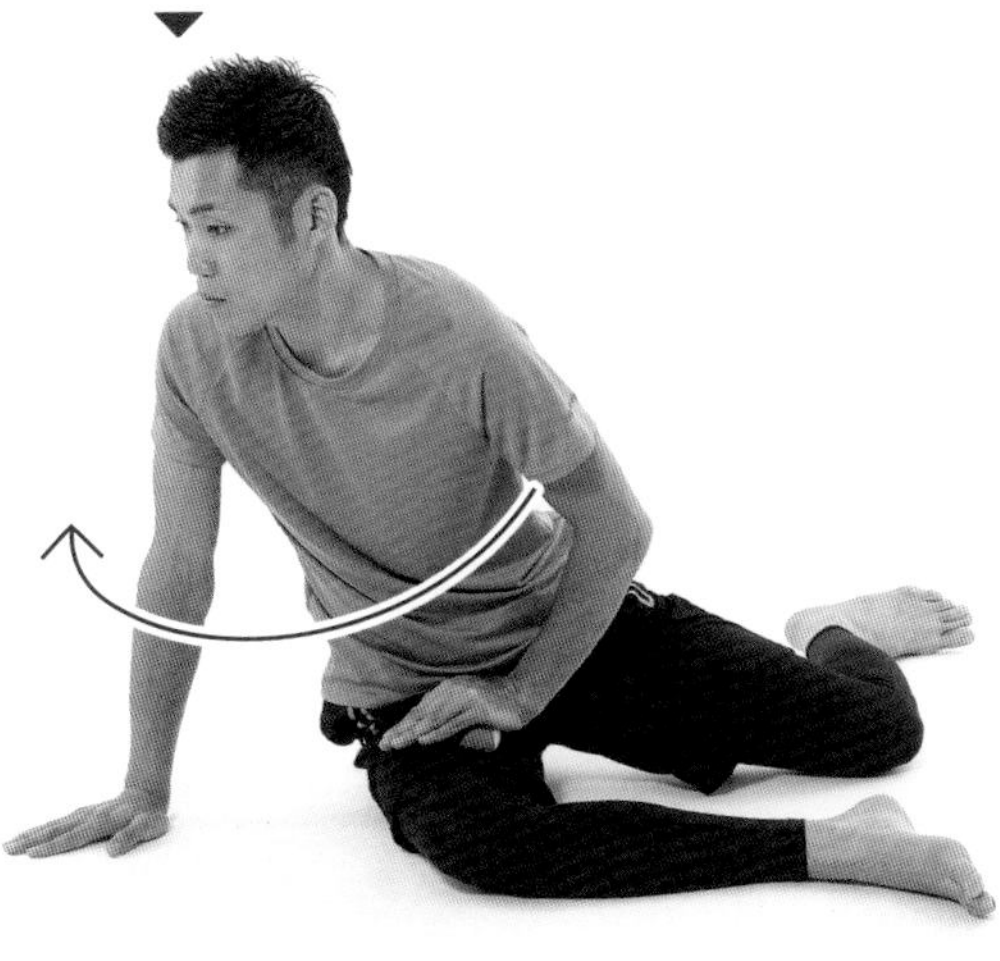

ボールを当てている側の手を外側に置き、上体を外側にひねりながら前に倒して体重をかける。元に戻す。

TRIGGER POINT 5
トリガーポイント

動画でチェック
ひざ

大腿筋膜張筋はここを押す！

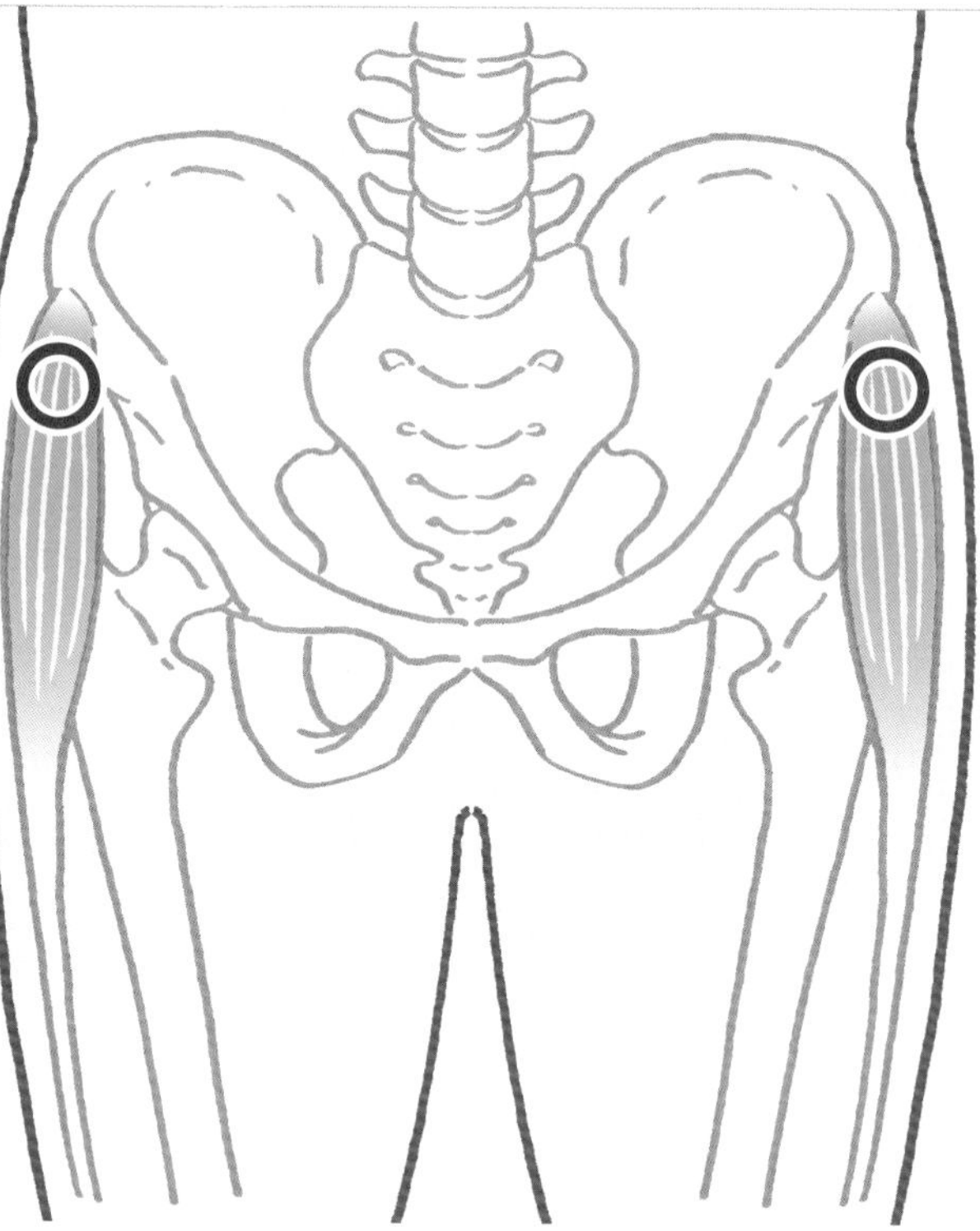

正面

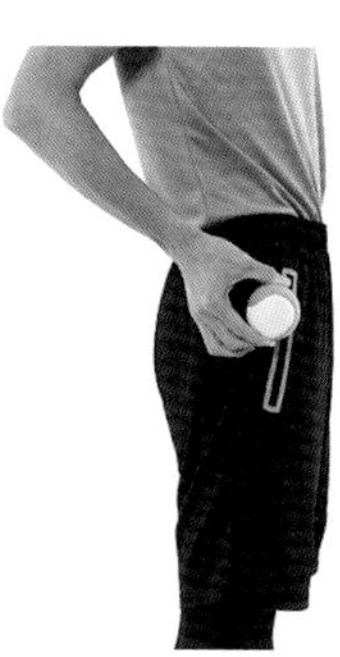

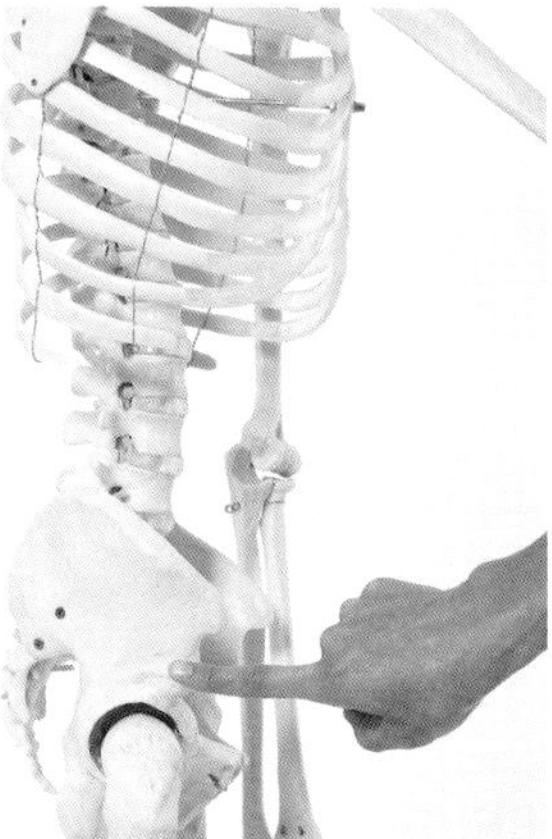

見つけ方 POINT

腰に手を当てたときに触れる骨盤の前の出っ張り（上前腸骨棘）と、足の付け根の出っ張り（大転子）の間にある筋肉。

腰や股関節のトリガーポイントでもあるので、ここを押すことで腰や股関節の不調にも効きます。

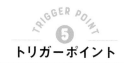

床に横になって、ボールを当てる

10秒

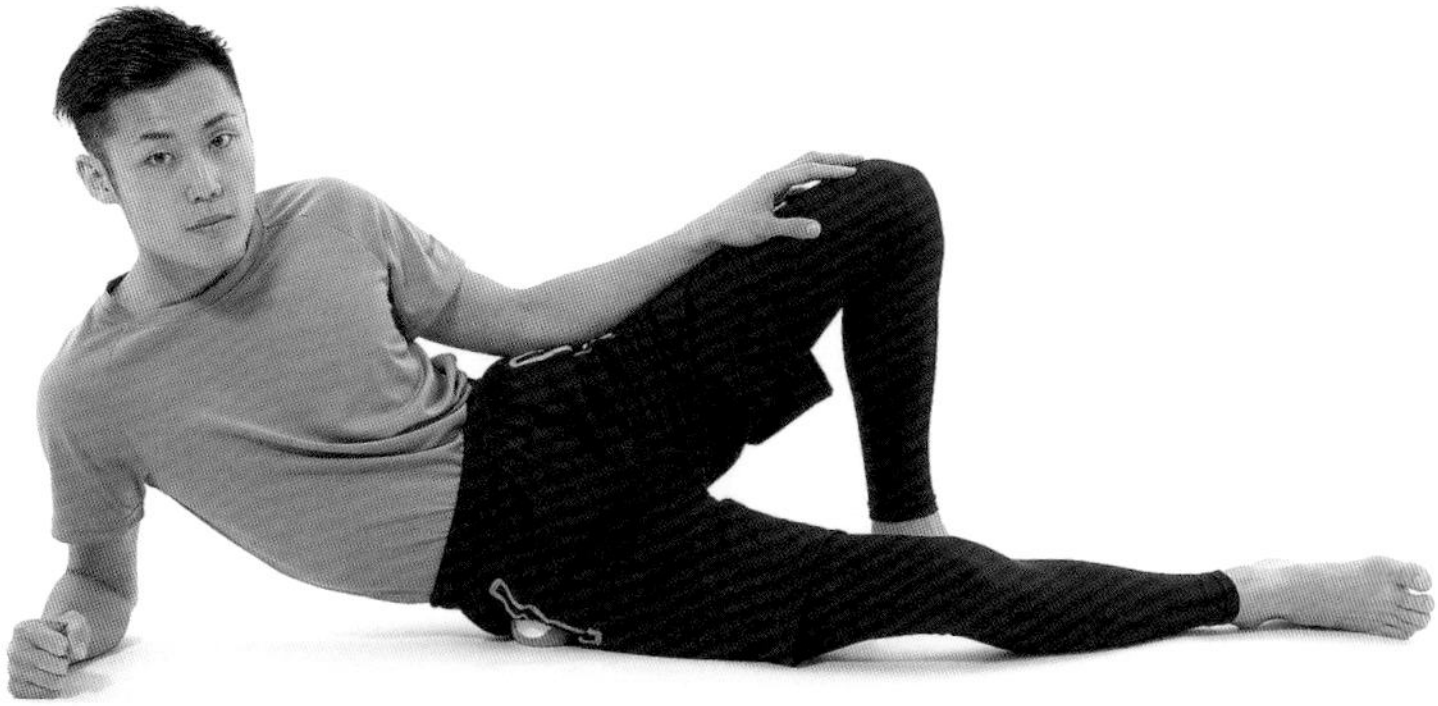

床にひじをついて横になり、大腿筋膜張筋にボールを当てる。ボールに体重をかけて10秒間押し続ける。

体をひねりながら、おへそを前に出す

ひねる・戻すを

5回

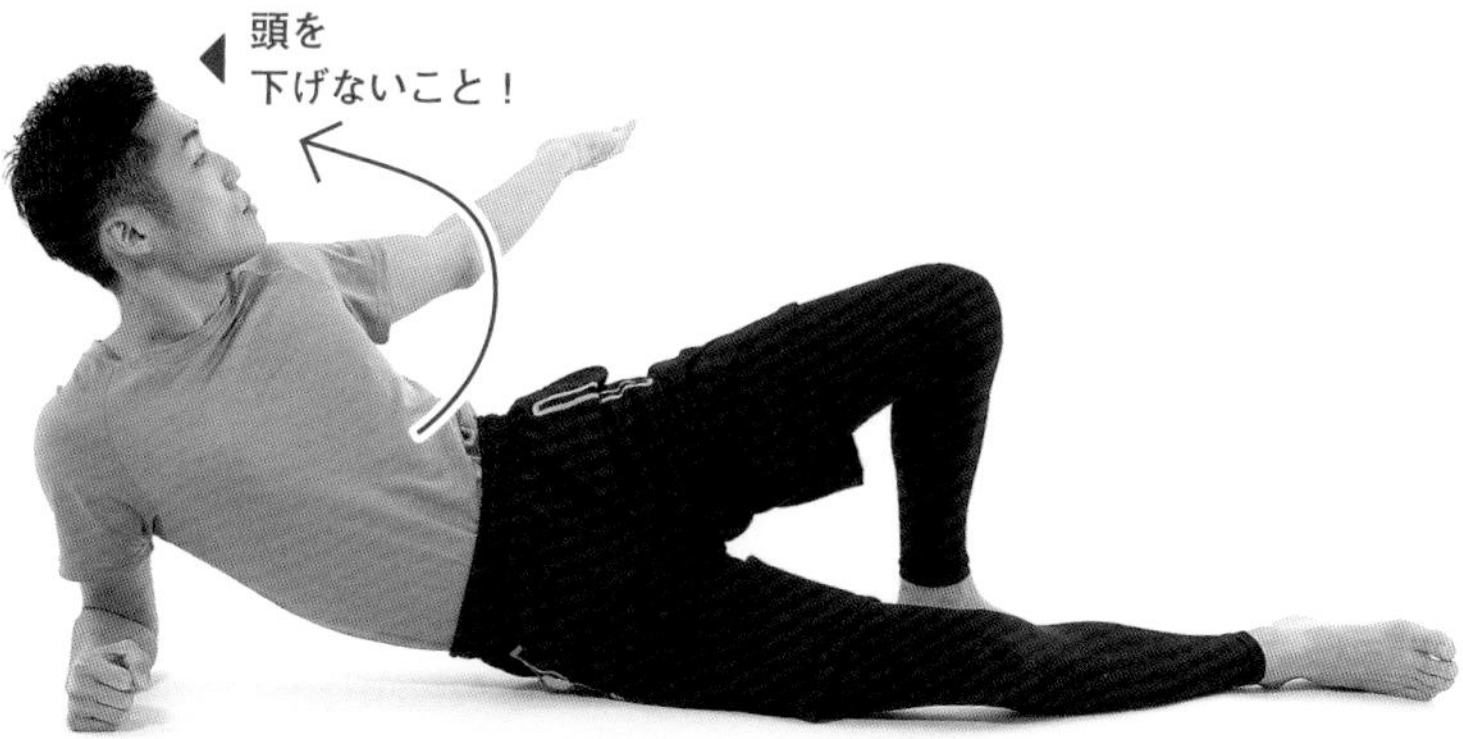

体重をかけたまま、体の上にある腕の手のひらを上に向け、上体を反対側にひねりながらおへそを前に出す。元に戻す。

内側広筋はここを押す！

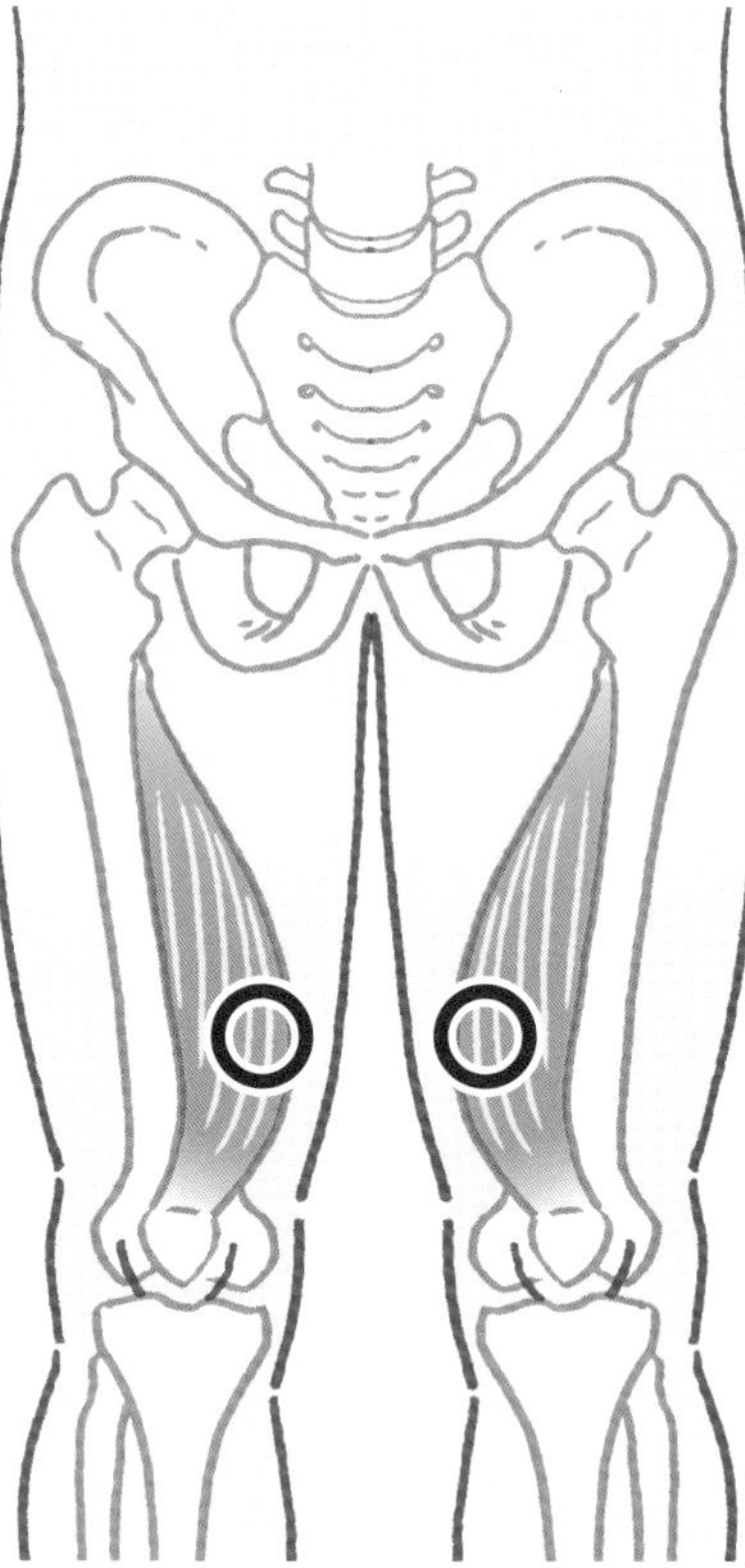

正面

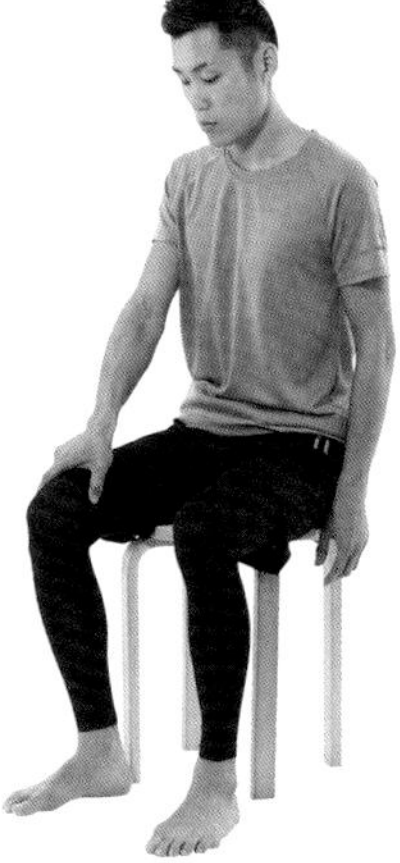

見つけ方 POINT

座って探すと◎。ひざに手を置き、親指で太ももの内側を探ると当たるかたいところ。ひざを伸ばすとかたくなります。

動画でチェック

ひざ

親指で押しながら、ひざを前に伸ばす

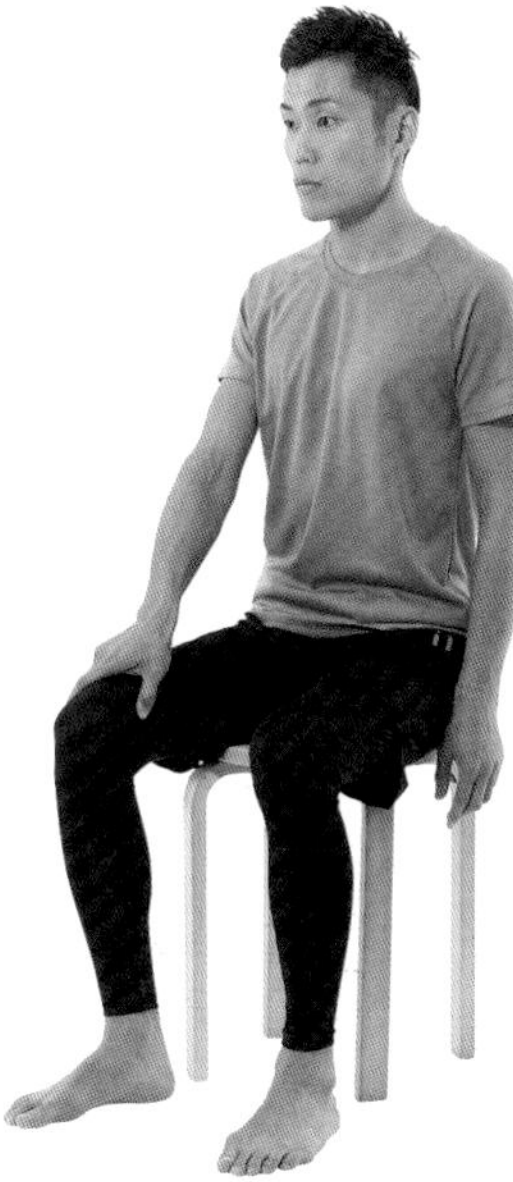

椅子に座って、内側広筋（ないそくこうきん）を親指でグッと押す。

伸ばす・戻すを

5回

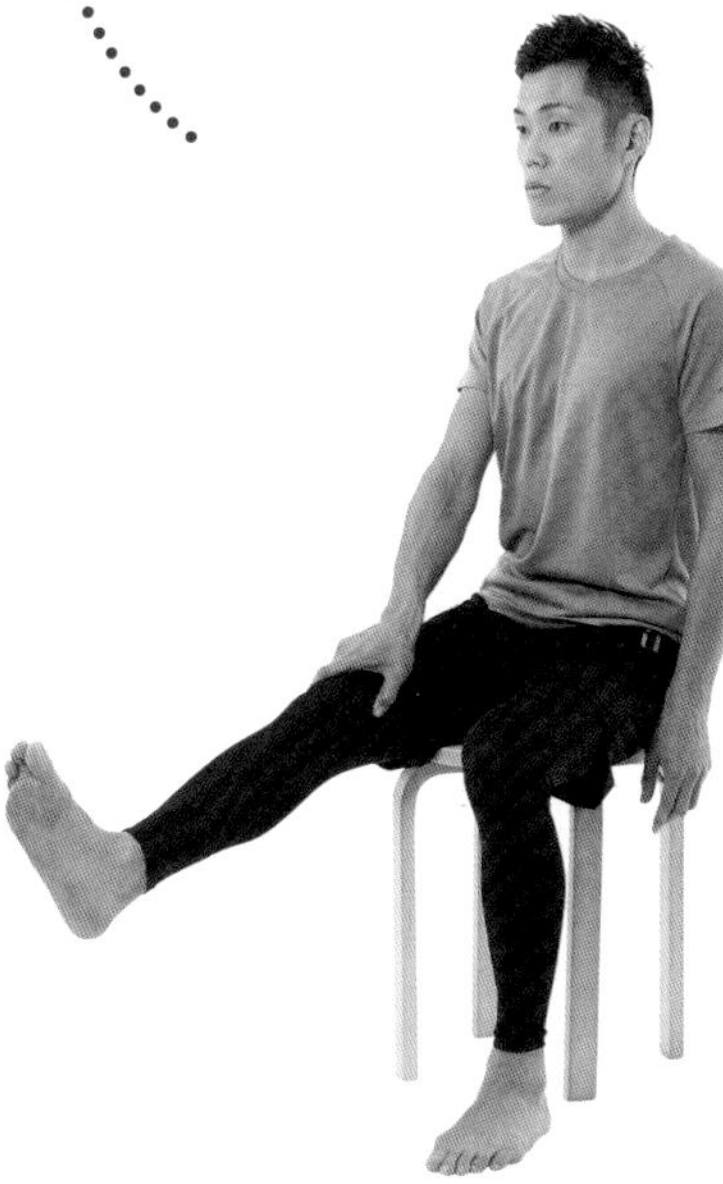

押しながら、ひざを前にグーッと伸ばす。元に戻す。

（ COLUMN ）

僕も腰痛で長い間悩んだ一人です

僕は高校時代、柔道部の合宿中に腰を痛めました。病院に行っても「骨には異常がない」と、湿布と痛み止めを出されるだけ。一時的に痛みはなくなっても、またすぐに痛み出します。

高名な整骨院に通ったり、いろいろな治療を試しましたが、腰痛は治りませんでした。

そのときに「腰痛をこの世からなくしたい」、そう本気で思ったのです。

痛みで悩む患者さんは、かつての自分自身。その痛みからなんとか解放してあげたい！

それが、僕が整体師になったきっかけです。

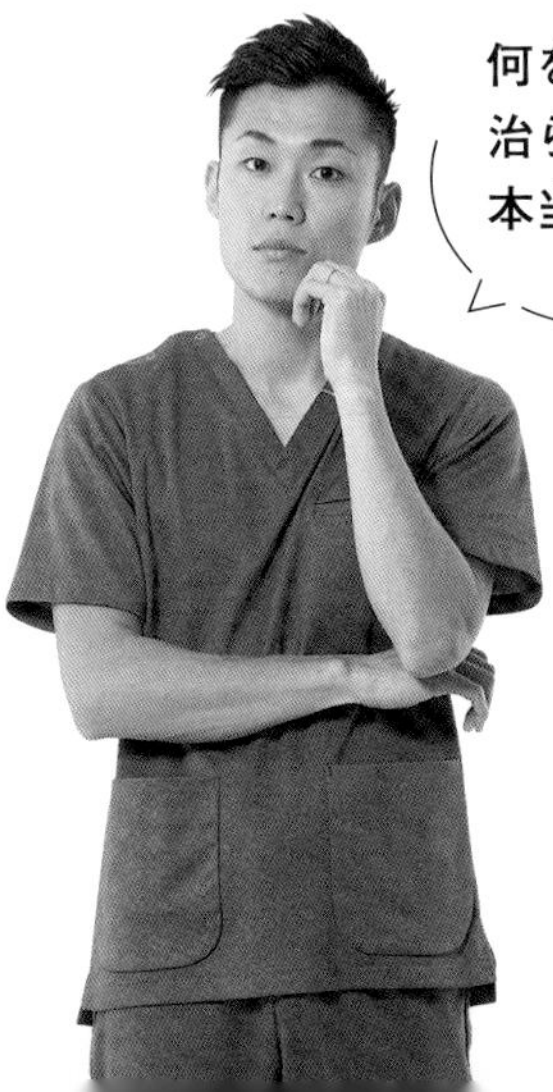
何をやっても
治らない腰痛は
本当にツラかった

PART 4

肩が痛い

（四十肩・五十肩）

関節由来の痛み。腕を上げようとすると、肩が痛い。いわゆる、四十肩や五十肩と呼ばれる痛みです。

肩こりをそのままにしておいても発症するので、ひどくなる前に、トリガーポイントリリースで原因を取り除きましょう。

痛みの原因は、動かない肩甲骨

肩は肩関節が独立して動くのではなく、つながっている肩甲骨と連動して動きます。

肩と腕がつながっている関節（肩甲上腕関節）の可動域は１２０度。でも、腕は１８０度上がります。なぜかというと、肩甲骨が動くことで、残り３分の１の60度の動きを助けているからです。

肩甲骨が動かないのに、無理に腕を上げようとすると、肩関節が動きすぎてしまって痛みが生じます。

では、なぜ肩甲骨が動かないかというと、腕が内側にねじれてかたまっているからです。内側にねじれた状態では肩甲骨は動かず、腕は上がりません。

これを解消するには、肩甲骨と腕を内側にねじって固定している筋肉をゆるめていくことが大切です。

肩関節が上がるのは120度まで

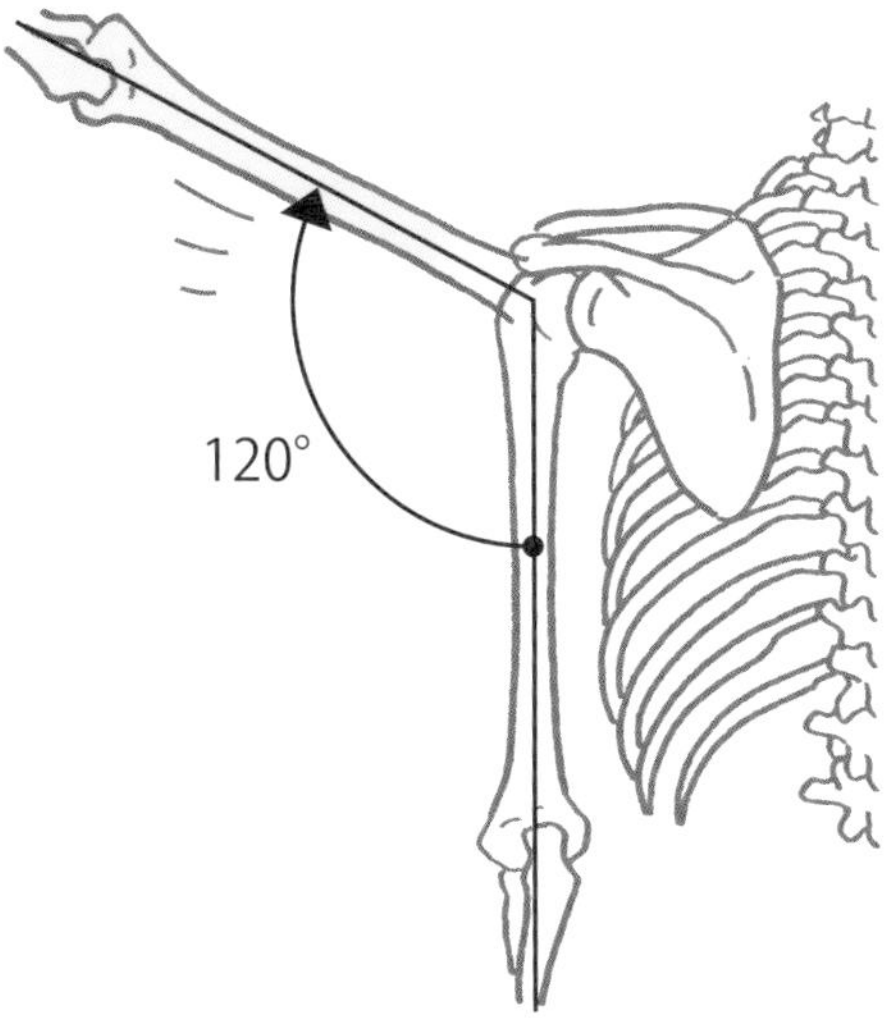

＋

肩甲骨が動いて60度増える

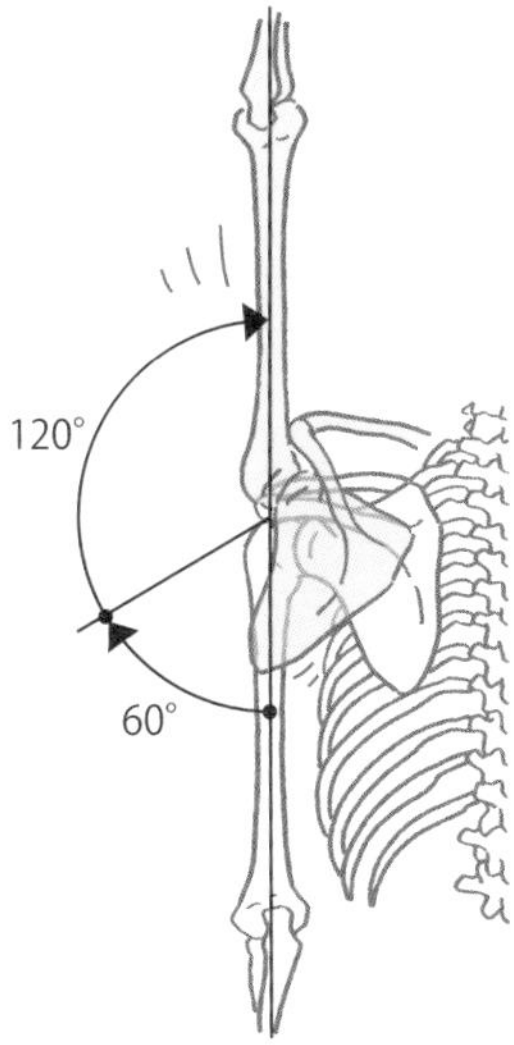

＝

180度上がる！

STEP 1 トリガーポイントを押す

トリガーポイントはここ！

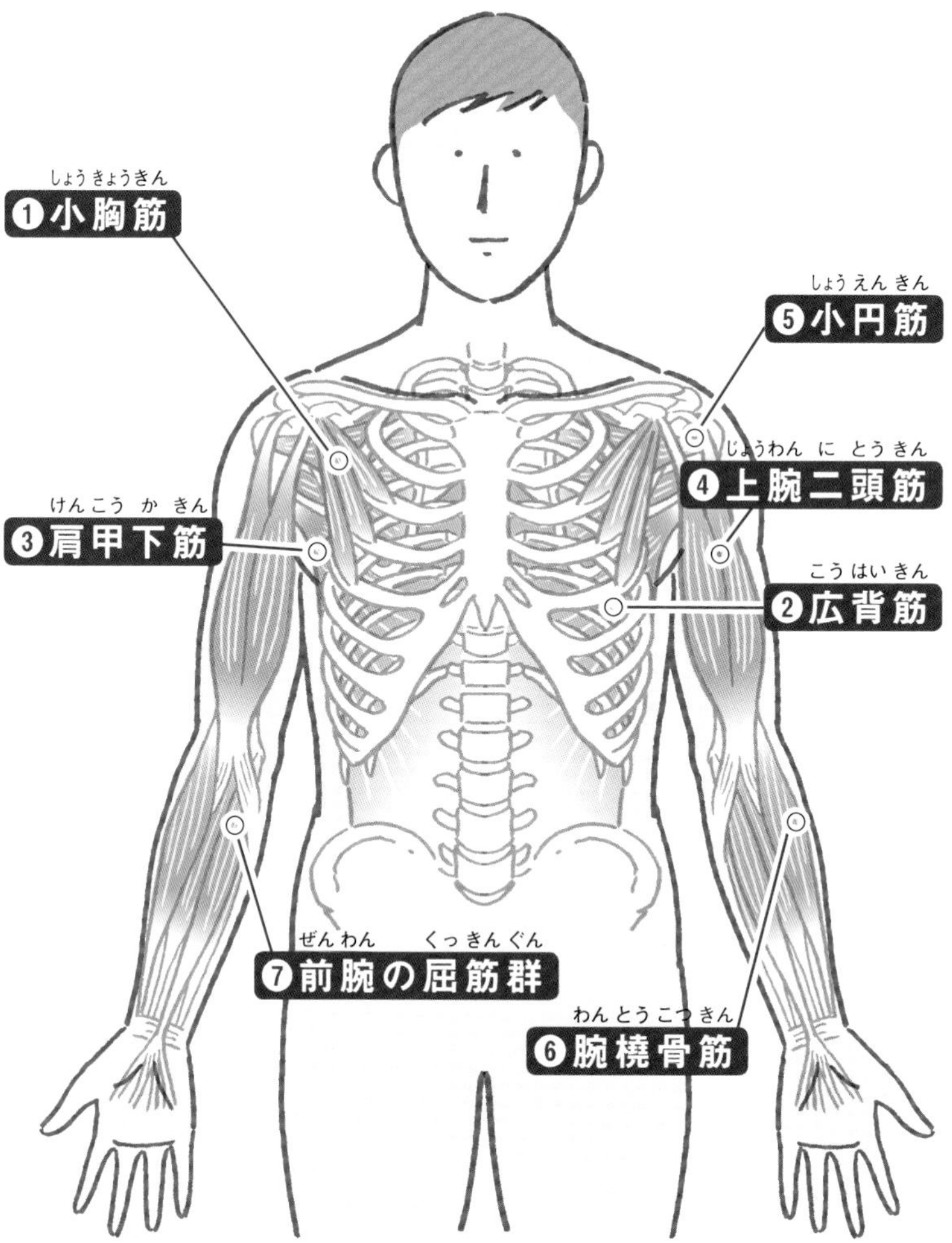

他の部位と同じトリガーポイントがあるのは、ひとつの原因がいろいろなところの痛みを引き起こすことがあるからです。

7つあるトリガーポイントを効果の高い番号順にゆるめていこう

動画でチェック

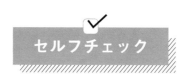

肩

セルフチェック

腕は 180 度上がるという人も、
こんな痛みはありませんか？

背中に手を回すと、
肩が痛い

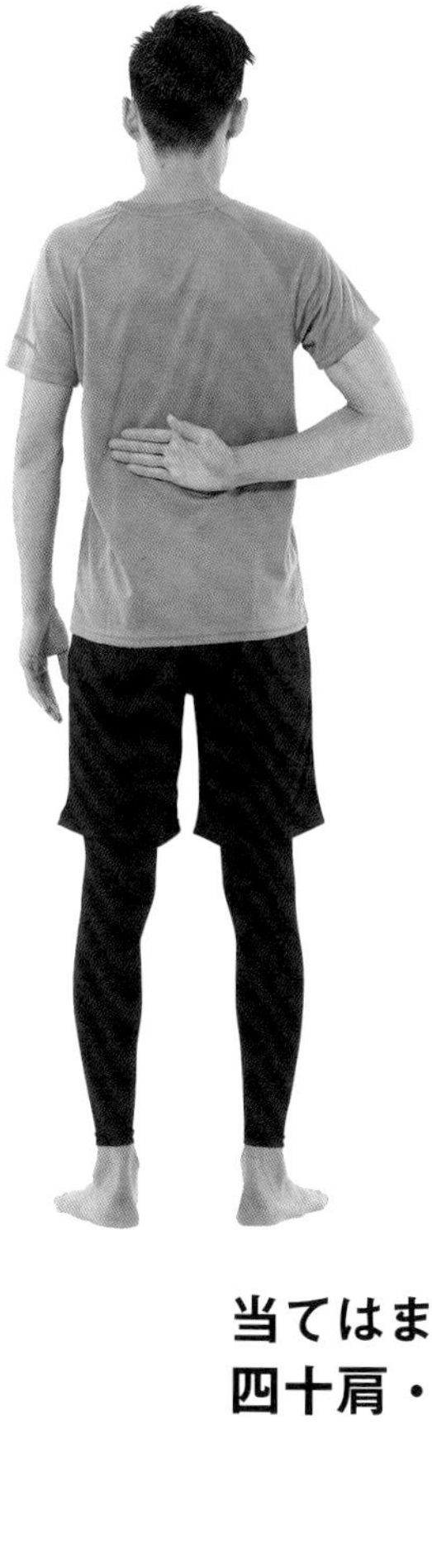

後頭部に手を当てると、
肩が痛い

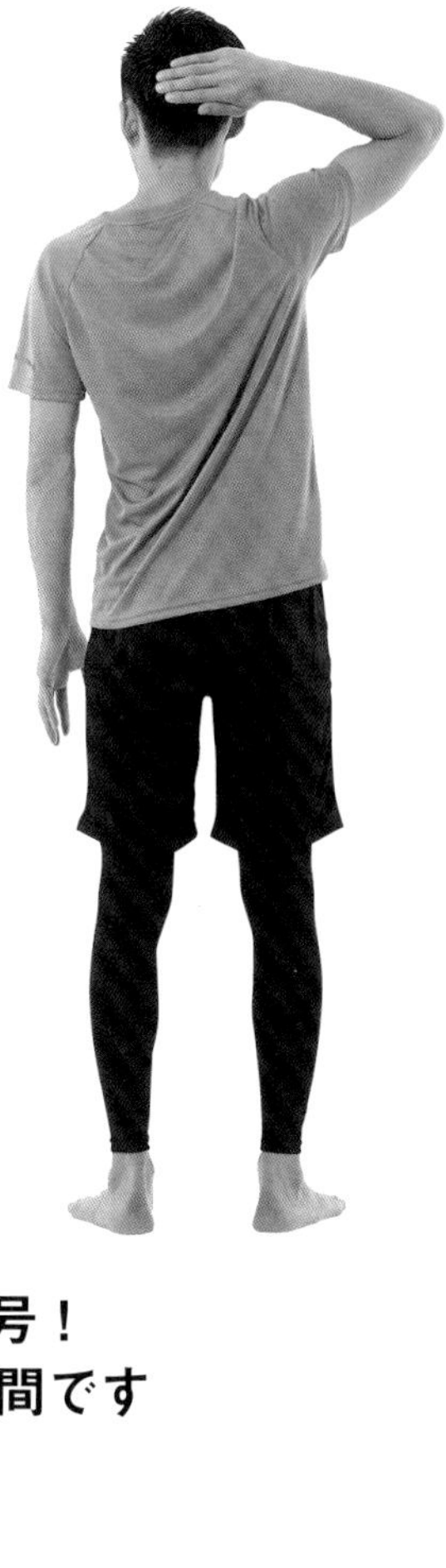

**当てはまる人は赤信号！
四十肩・五十肩の仲間です**

TRIGGER POINT 1

トリガーポイント

動画でチェック

肩

小胸筋はここを押す!

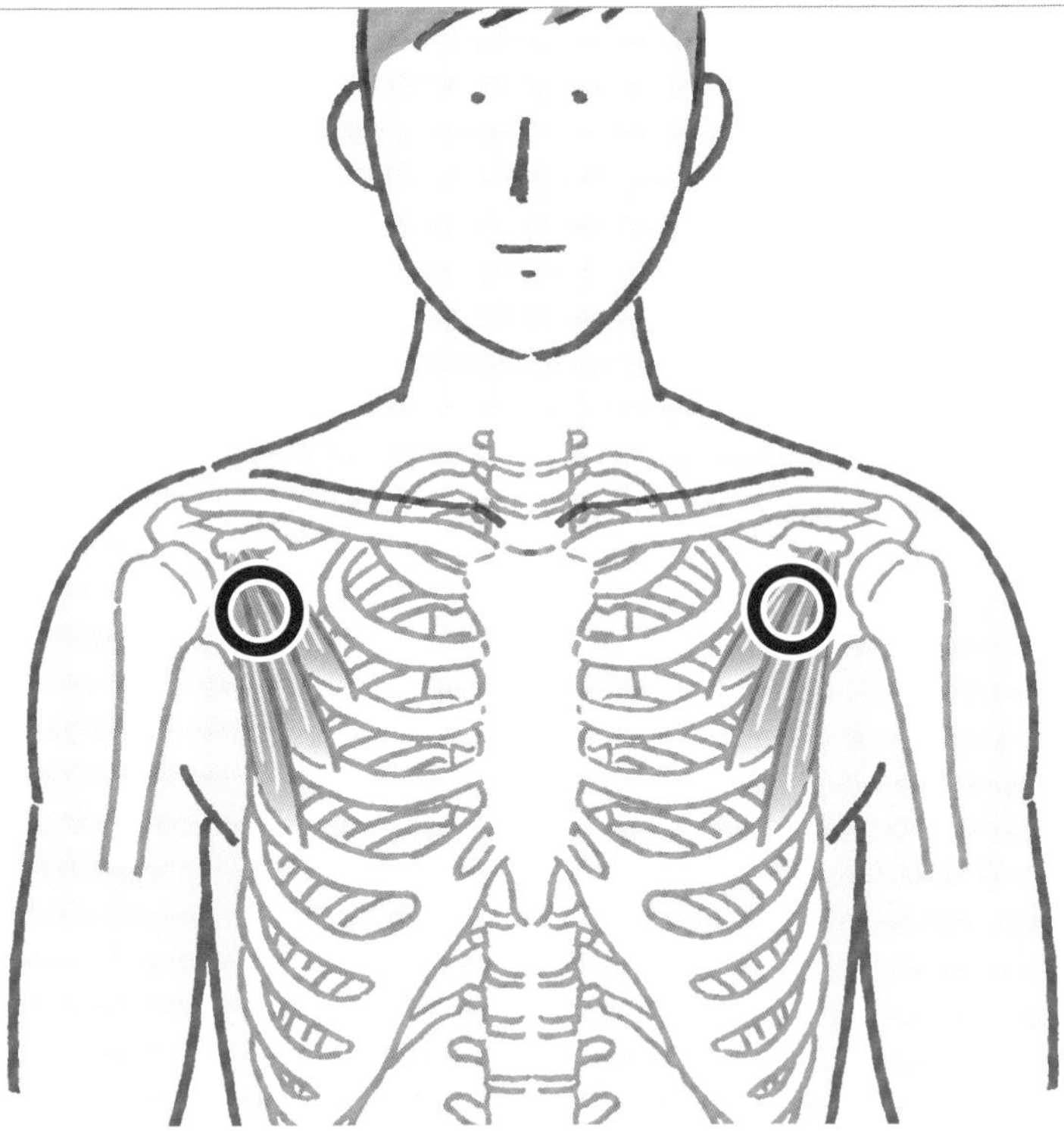

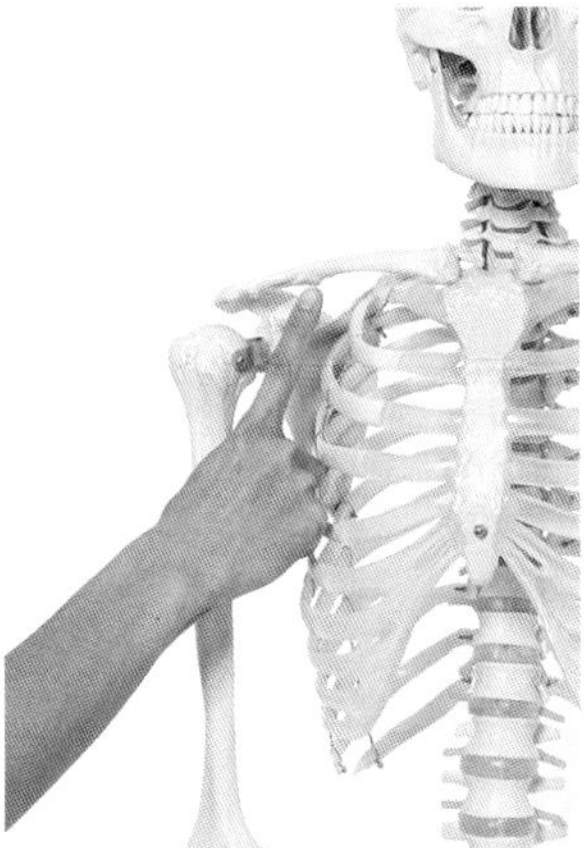

見つけ方 POINT

鎖骨の下の肩寄り。少しくぼんでいて、触るとコリコリするところ。

指３本で押す

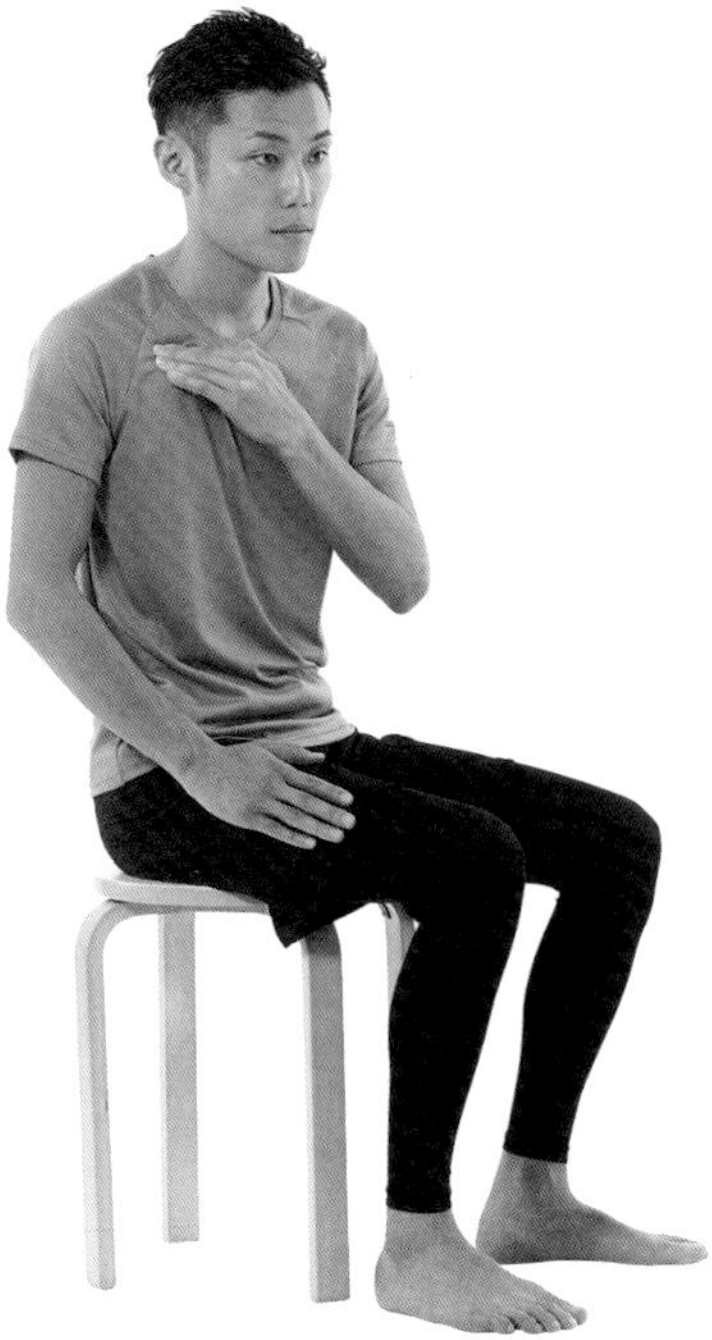

10秒

肩を軽く前に出した状態で、小胸筋を３本の指でグーッと10秒間押し続ける。

押しながら、ひねる

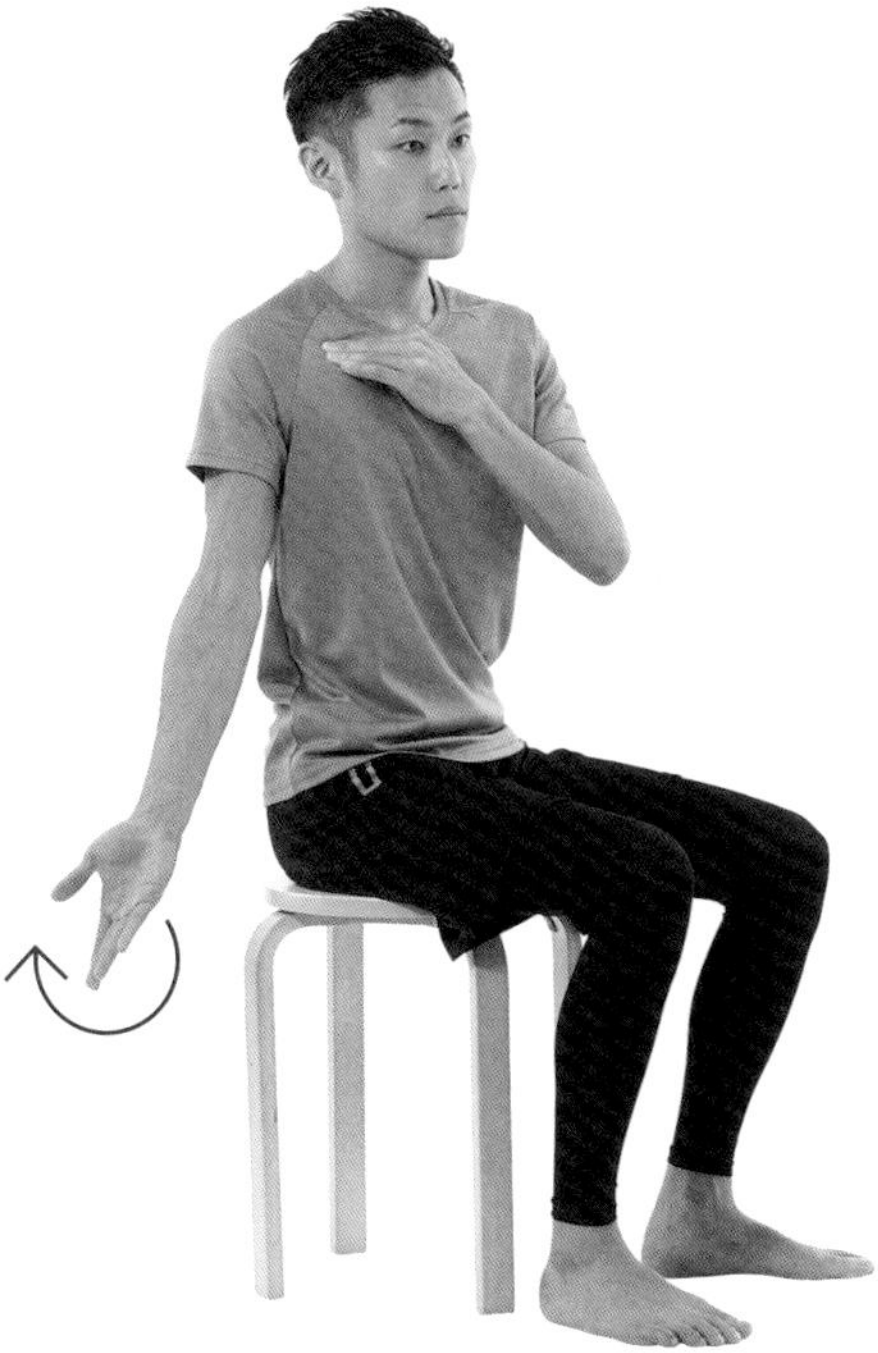

ひねる・戻すを

5回

押しながら、手を外側にひねる。元に戻す。

Kazu's アドバイス

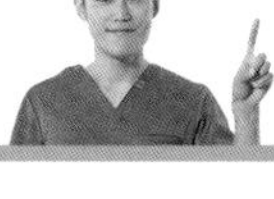

1か所やるごとに、セルフチェックした動きで痛みの程度を確認しよう。軽くなっていたら、トリガーポイントが正しく押せている証拠。変わらないようなら、動画を参考に再度トリガーポイントを確認して。

TRIGGER POINT 2
トリガーポイント

動画でチェック
肩

広背筋はここを押す！

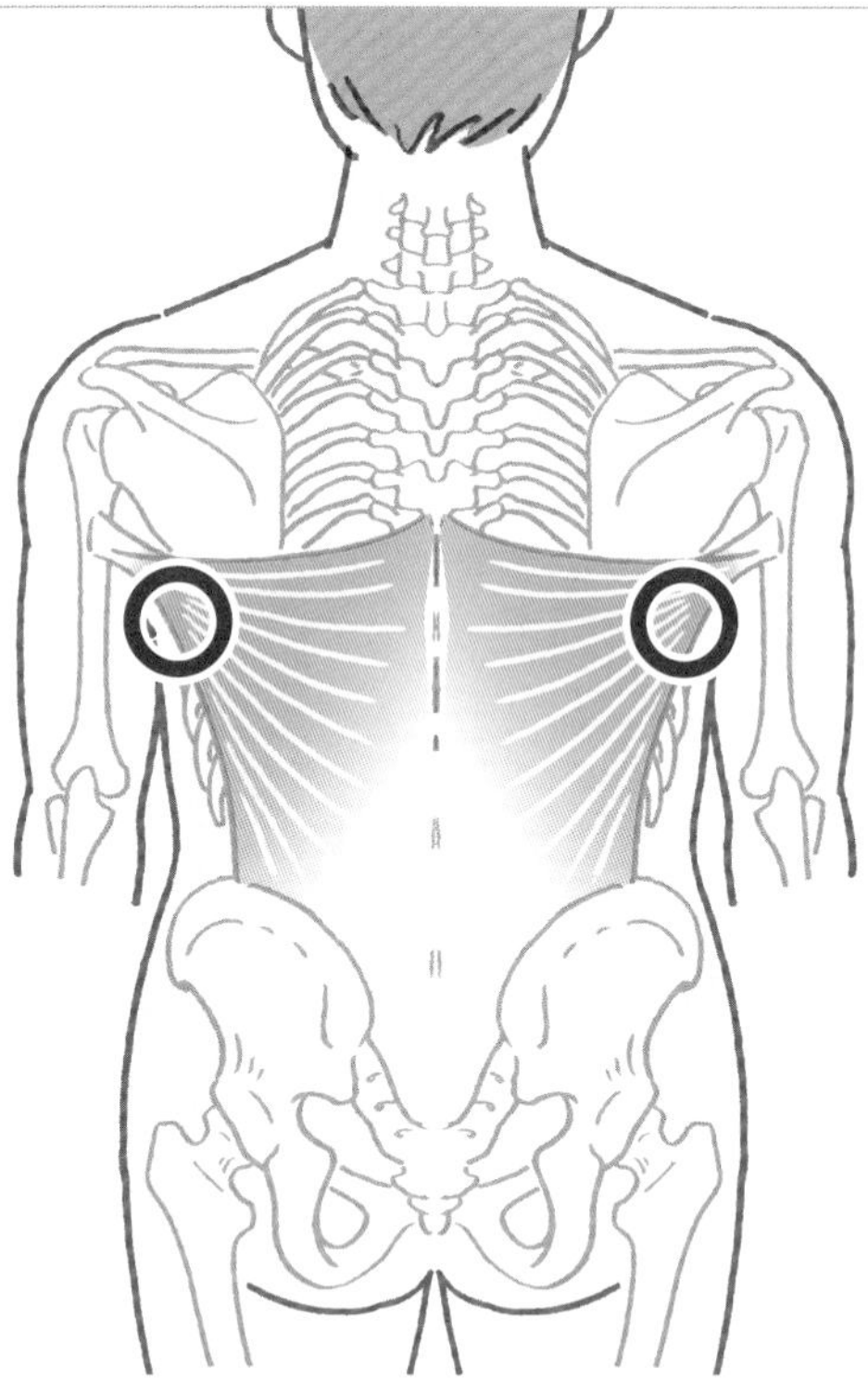

見つけ方 POINT

わきの下の筋肉。腕を横に上げ、少し内側にひねるとかたくなります。できるだけわきの奥（肩甲骨寄り）に近いところ。

首や腰のトリガーポイントでもあるので、ここを押すことで首や腰の不調にも効きます。

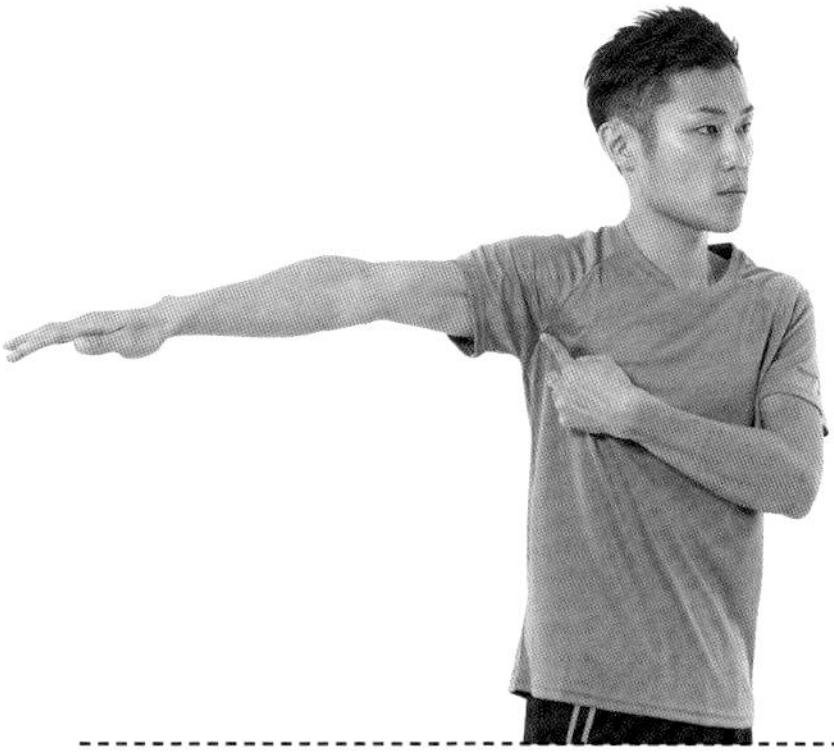

腕をひねったまま押す

10秒

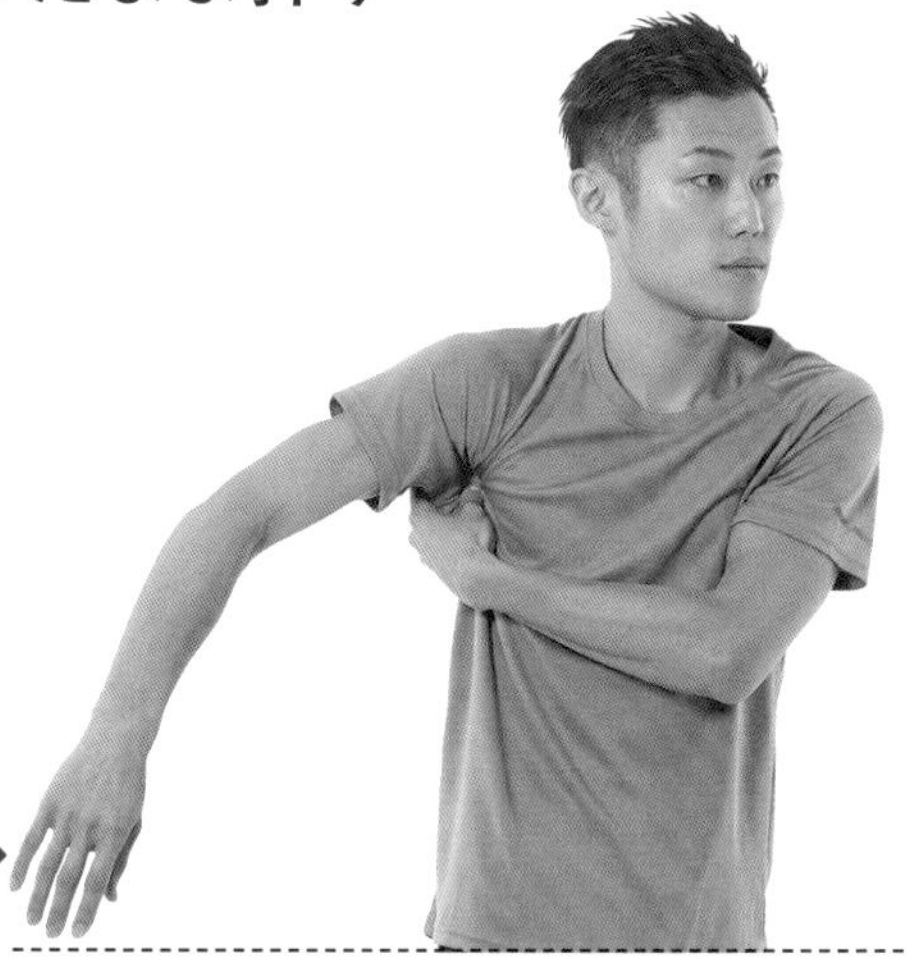

手がジーンと
しびれる感じ

腕を内側にひねったまま、広背筋を親指と人差し指でつかみ、押しつぶすイメージで10秒間押し続ける。

ひねる・戻すを

5回

押しながら、さらにひねる

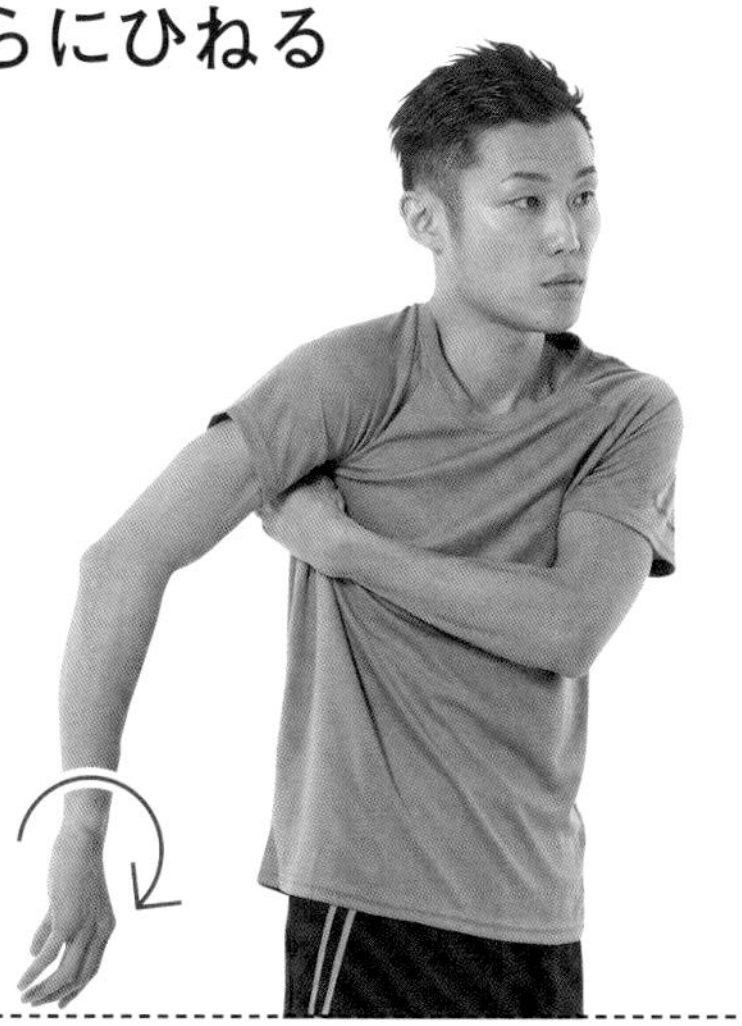

広背筋を押しながら、さらにひじを軽く曲げて手を内側にひねる。元に戻す。

TRIGGER POINT 3

トリガーポイント

動画でチェック

肩

肩甲下筋はここを押す!

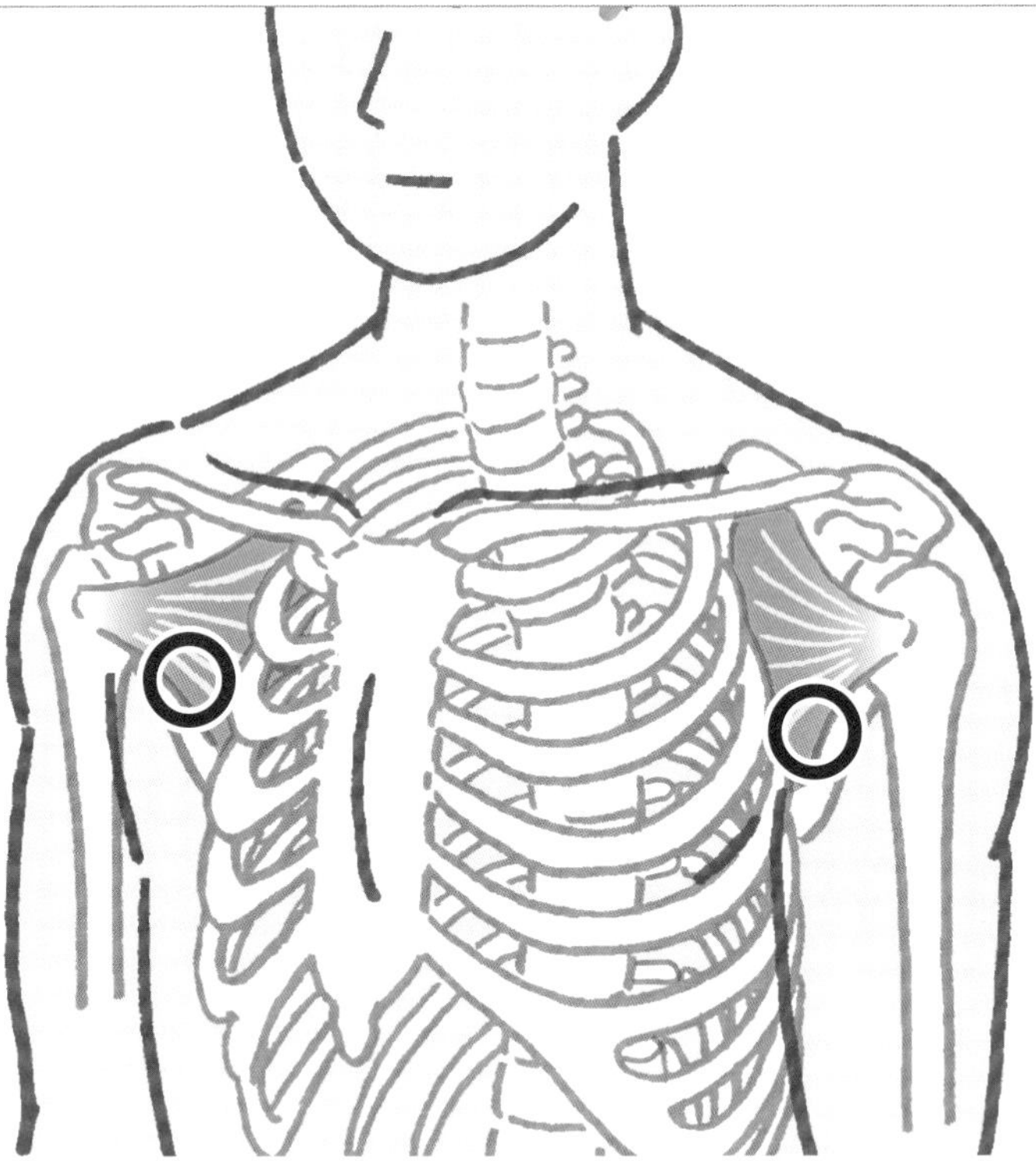

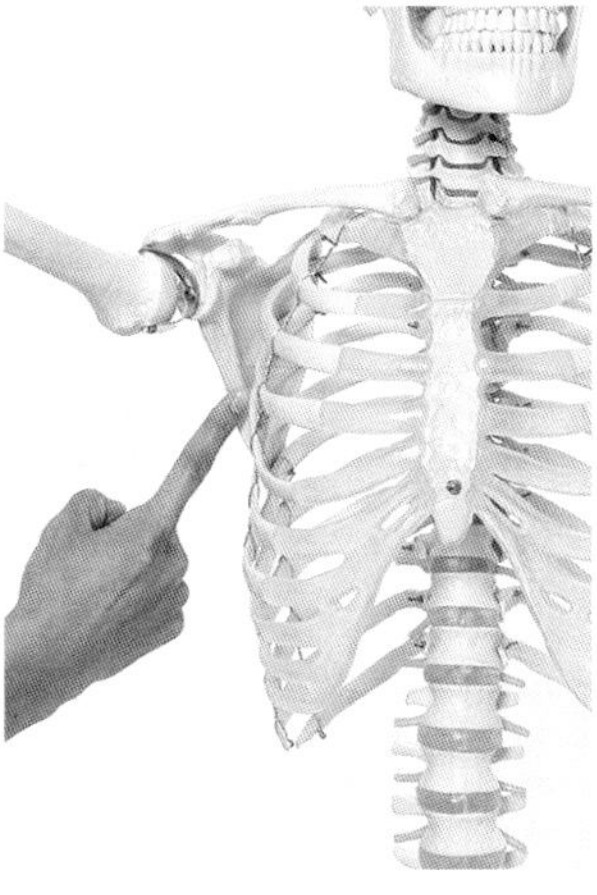

見つけ方 POINT

肩甲骨の内側についている筋肉。腕を横に上げて内側に少しひねると出てくる縁の部分。

首のトリガーポイントでもあるので、ここを押すことで首の不調にも効きます。

親指で押す

10秒

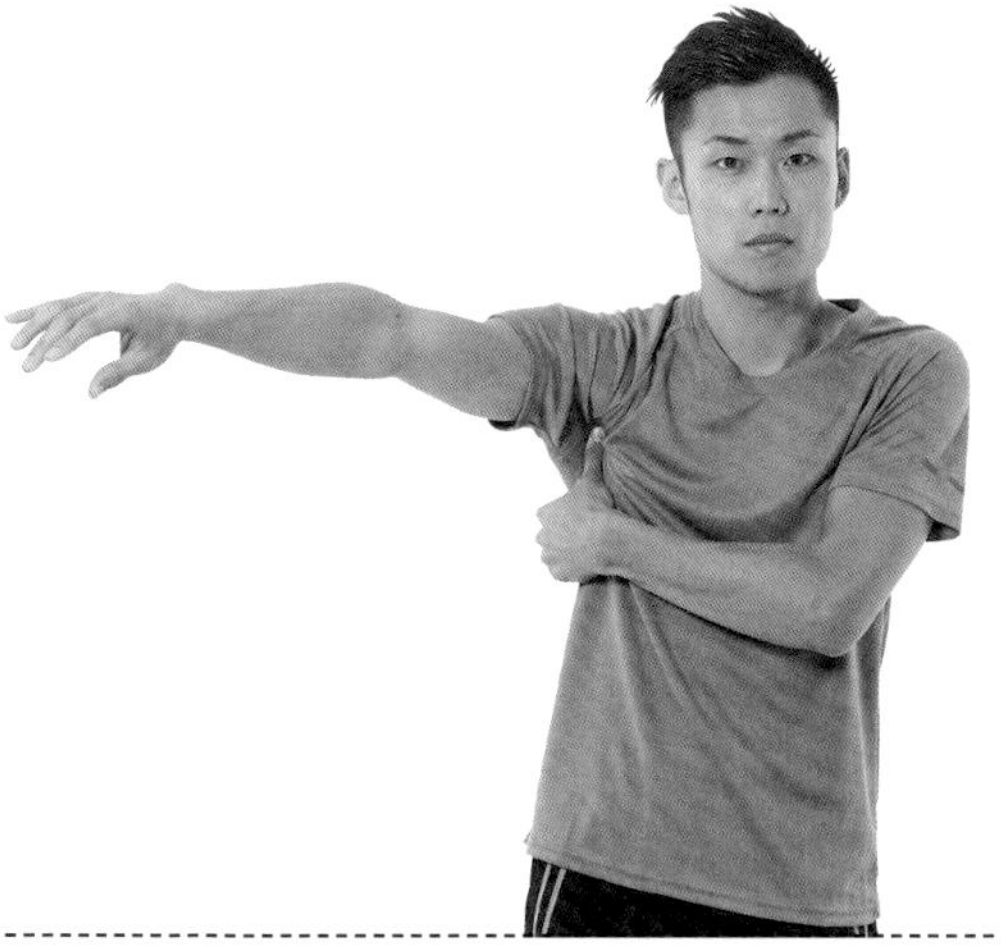

腕を横に上げて内側に少しひねったまま、肩甲下筋を親指でグッと10秒間押し続ける。

ひねる・戻すを

5回

押しながら、ひねる

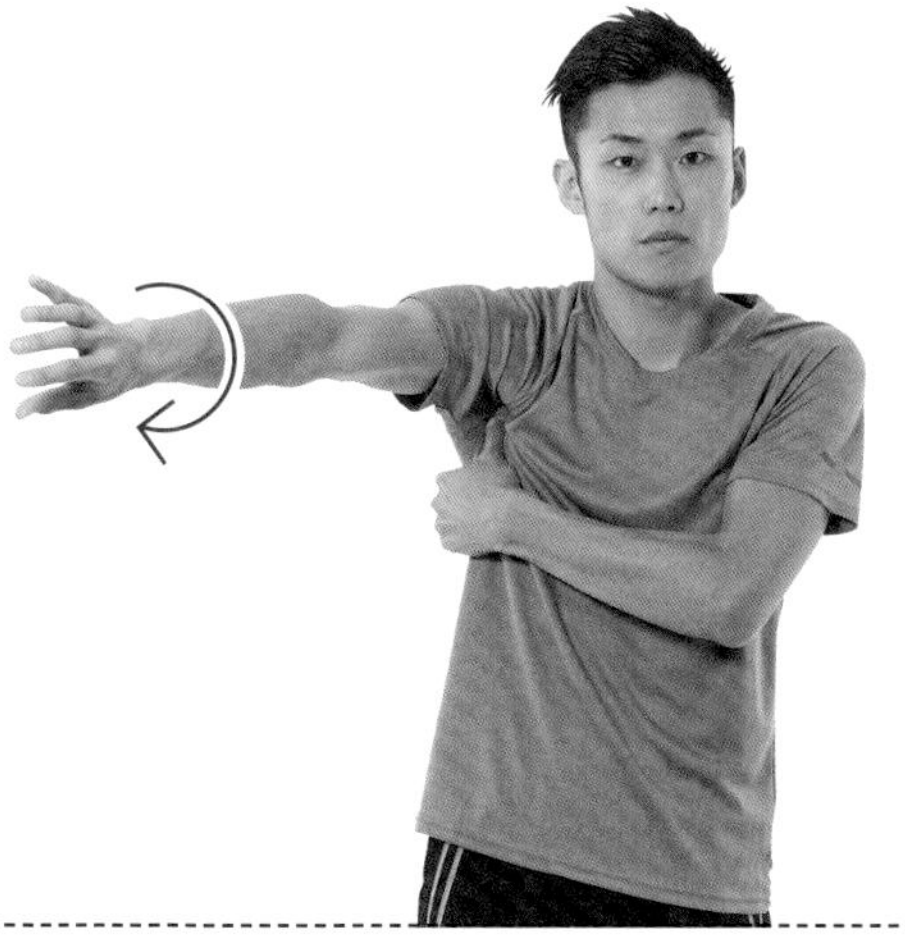

肩甲下筋を押しながら、さらに腕をグーッと内側にひねる。元に戻す。

TRIGGER POINT
4
トリガーポイント

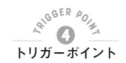

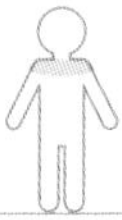

動画でチェック
肩

上腕二頭筋はここを押す！

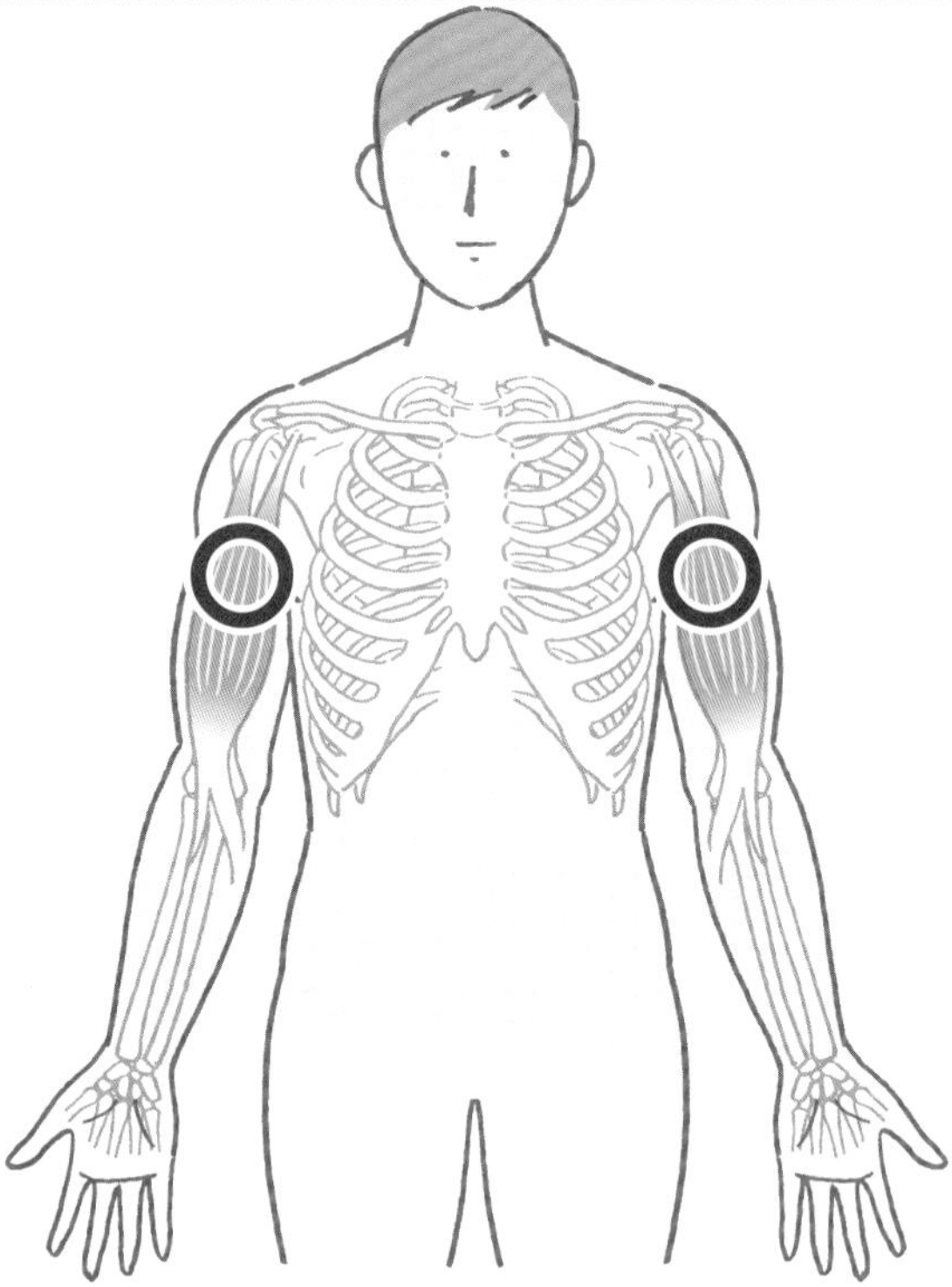

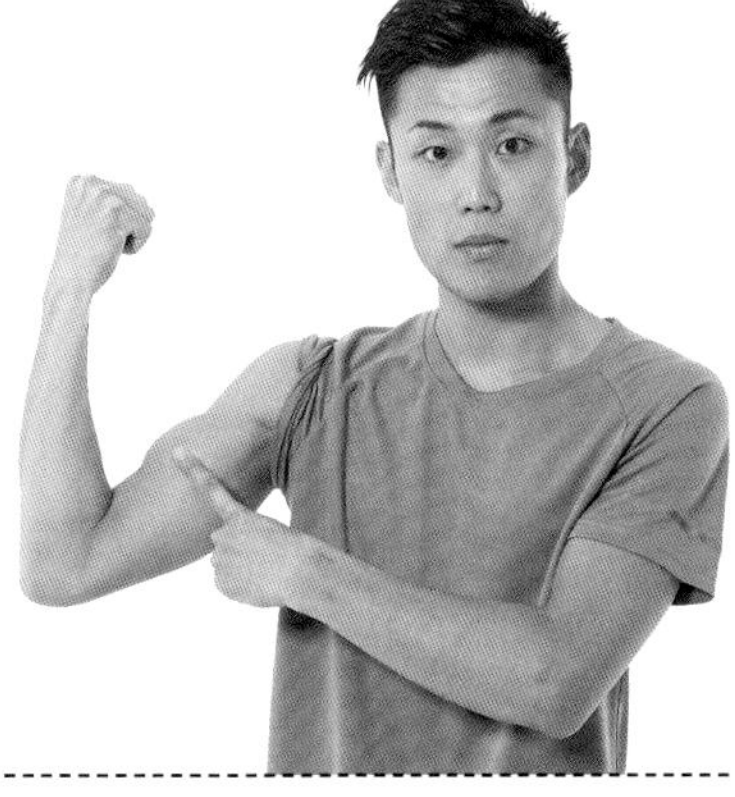

見つけ方 POINT

肩から腕についている、力こぶの筋肉。ひじを曲げて腕に力を入れたときに盛り上がるところ。

つまみながら押す

10秒

ひじを伸ばした状態で、上腕二頭筋を親指と４本の指でつねるようなイメージで10秒間押し続ける。

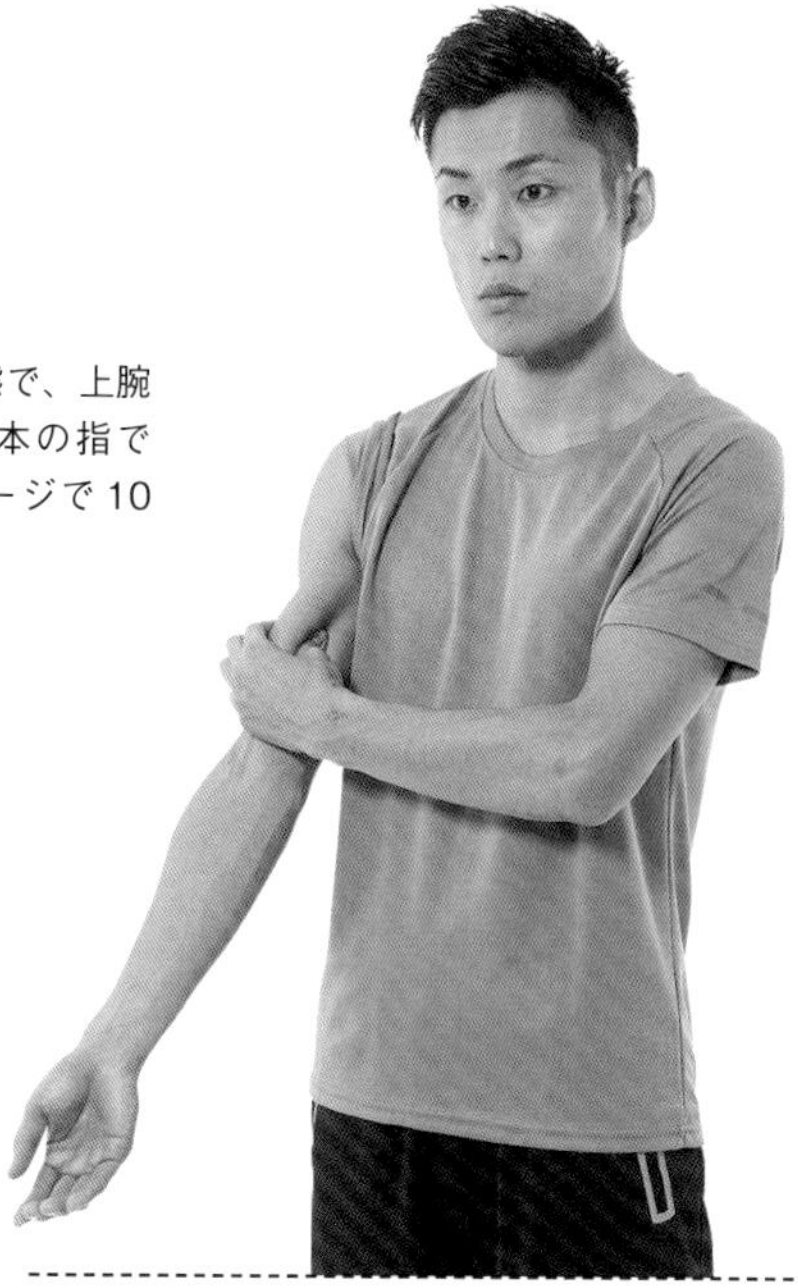

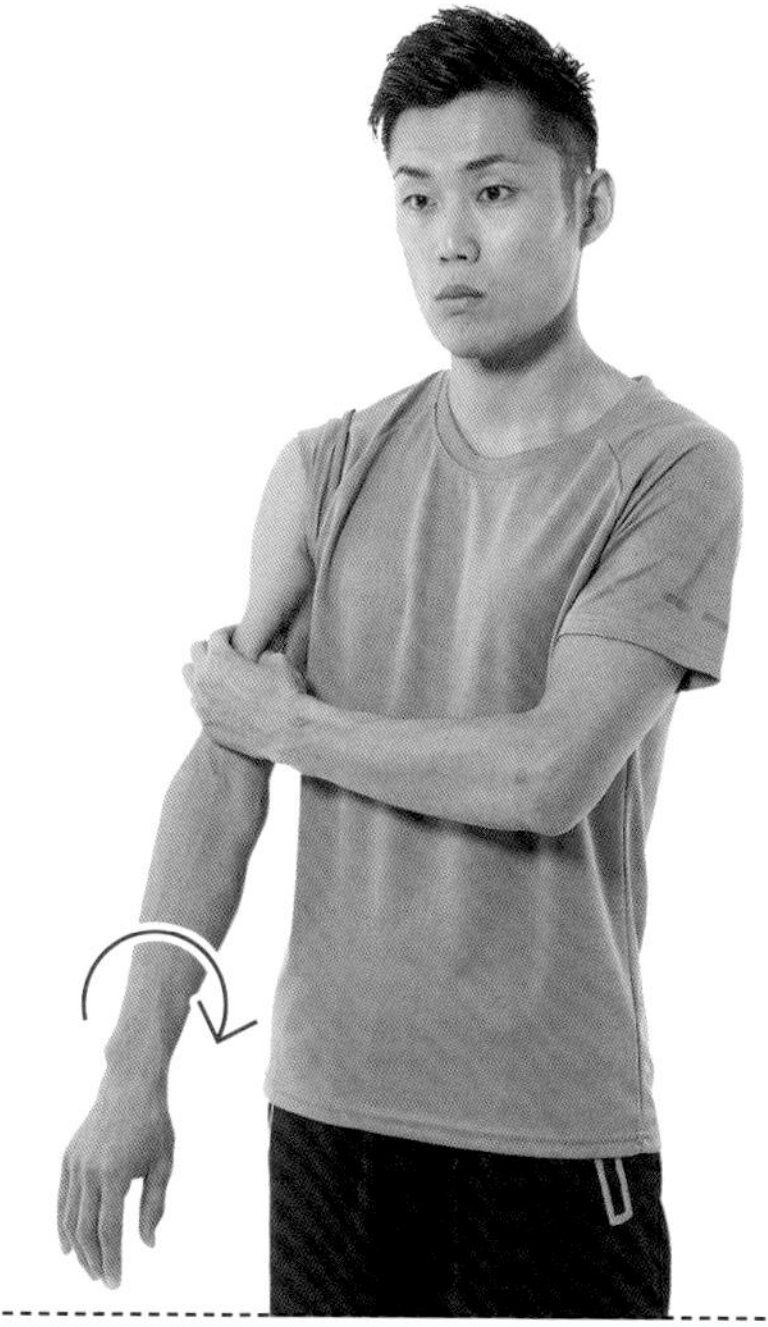

押しながら、手をひねる

ひねる・戻すを

5回

押しながら、さらに手を内側にひねる。元に戻す。

TRIGGER POINT 5
トリガーポイント

動画でチェック
肩

小円筋はここを押す！

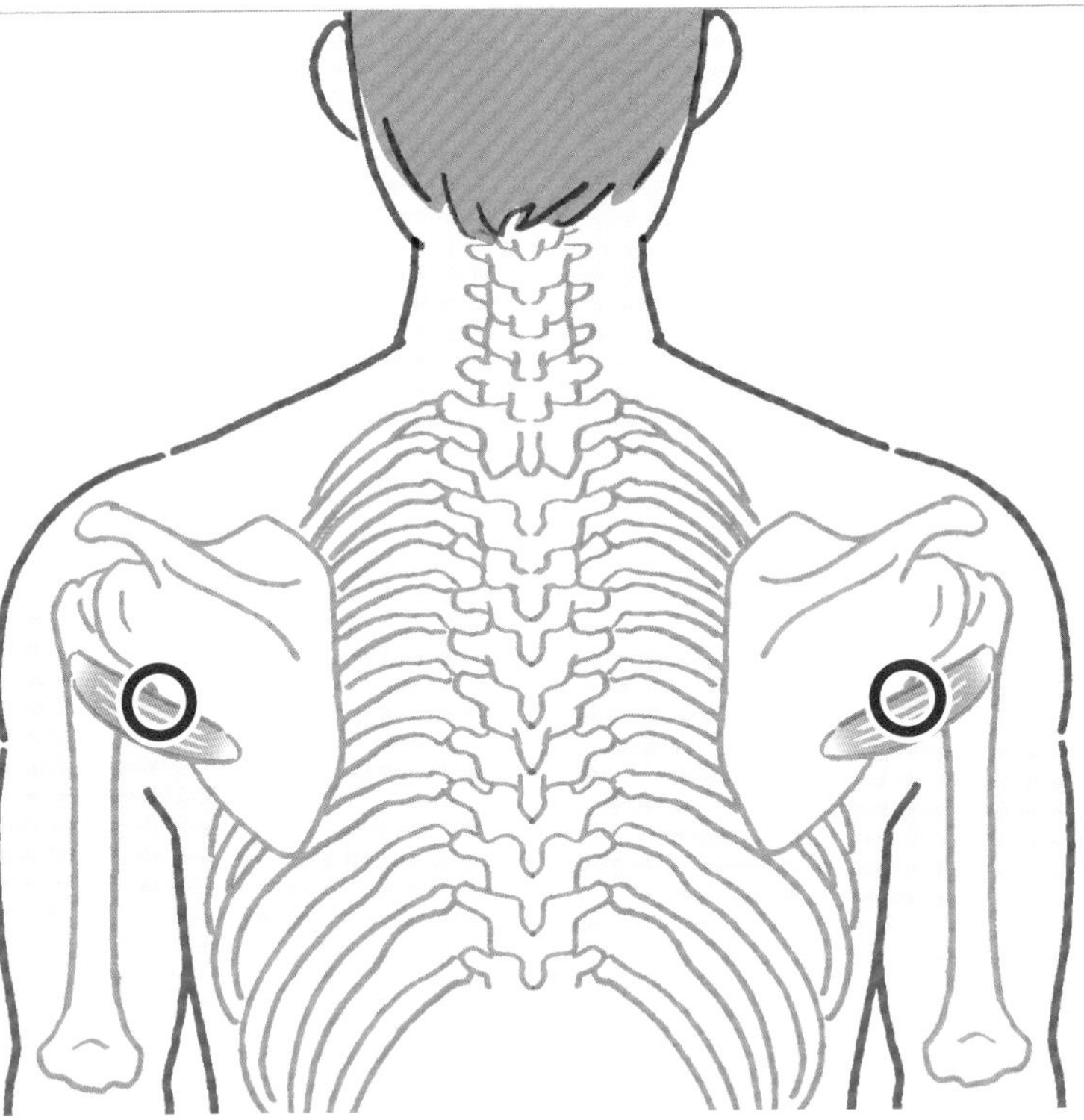

指の代わりに
テニスボールを使う。
ストッキングに
入れるとやりやすい

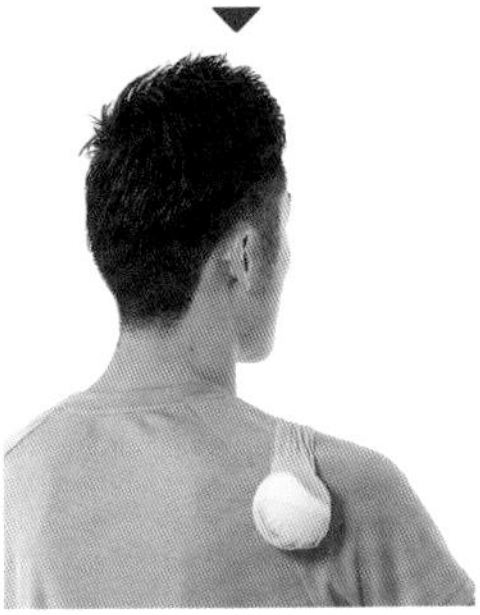

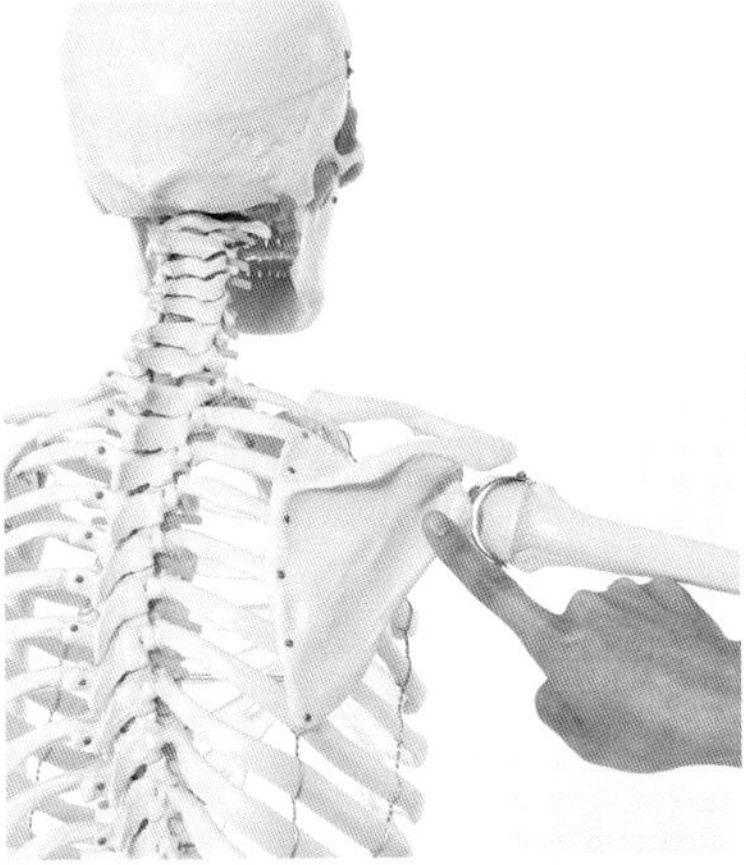

見つけ方 POINT

肩甲骨の外側。腕を上げたとき、腕のラインと背中のラインを結ぶ角の下にある、くぼみ部分。

首のトリガーポイントでもあるので、ここを押すことで首の不調にも効きます。

ボールを当て、
壁に寄りかかって押す

10秒

小円筋にボールを当て、そのまま壁に寄りかかって10秒間押し続ける。

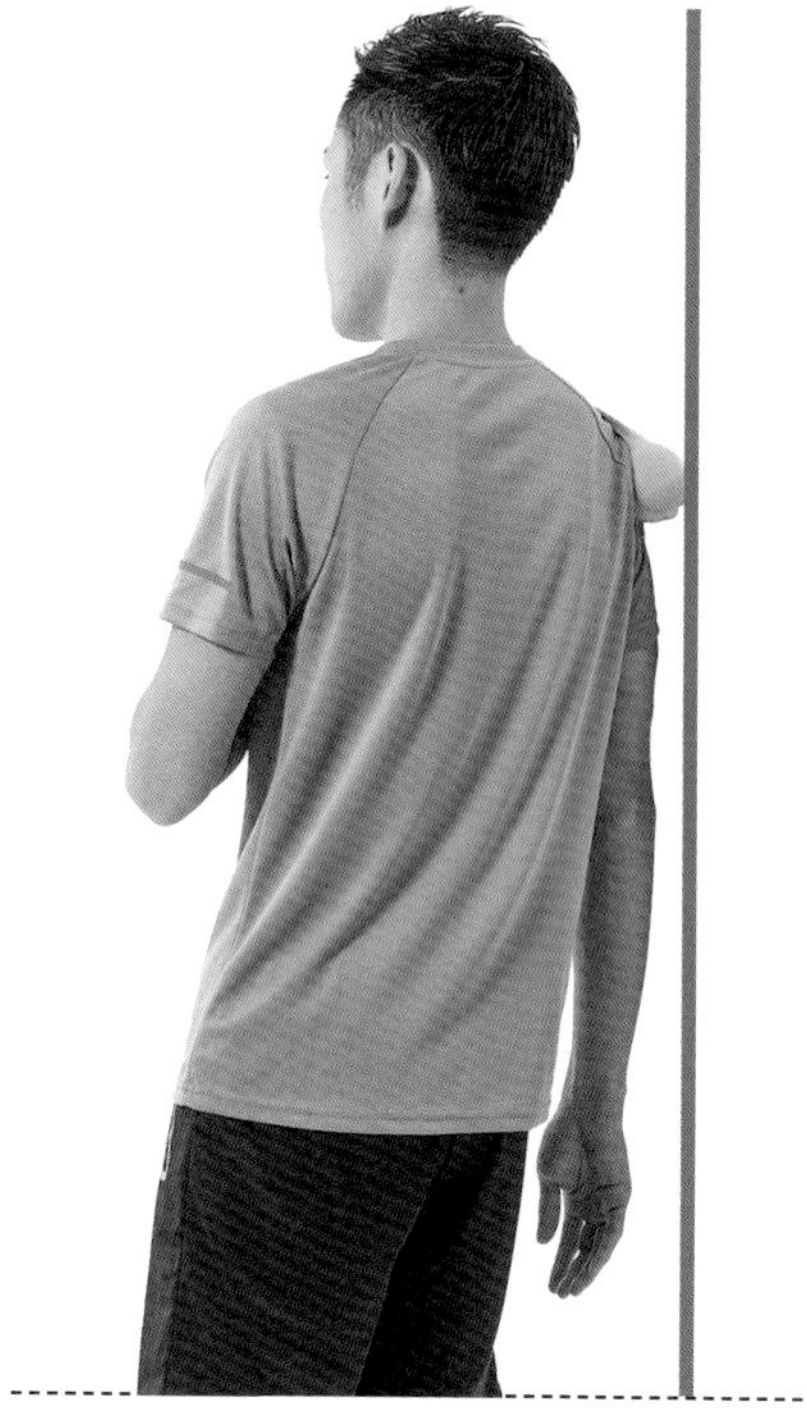

さらに手をひねる

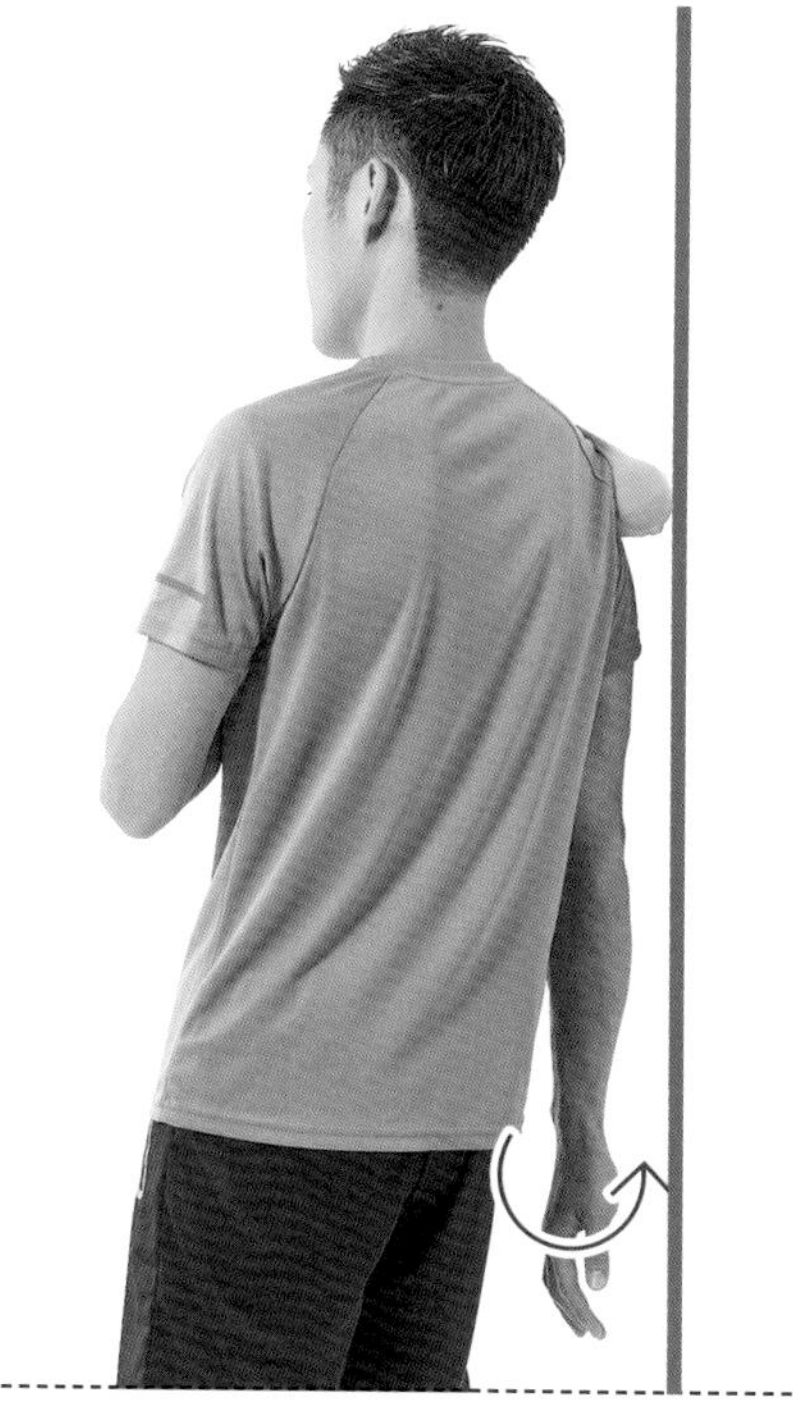

ひねる・戻すを

5回

ボールを押したまま、さらに壁に寄りかかっているほうの手を内側にひねる。元に戻す。

TRIGGER POINT 6

トリガーポイント

動画でチェック

肩

腕橈骨筋はここを押す！

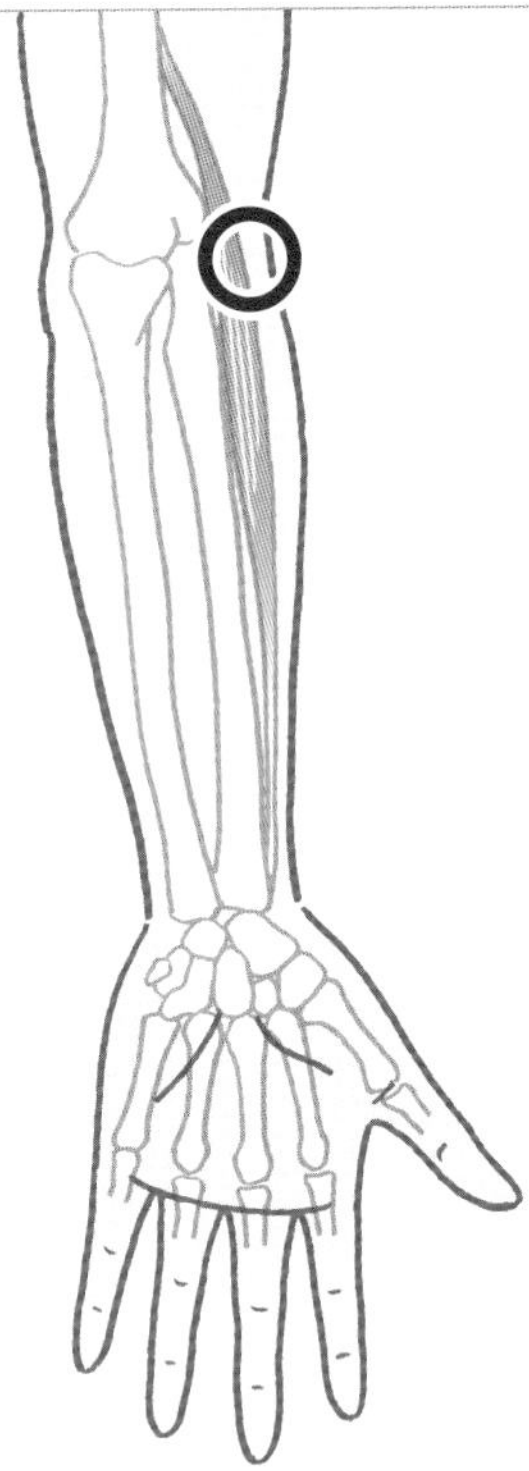

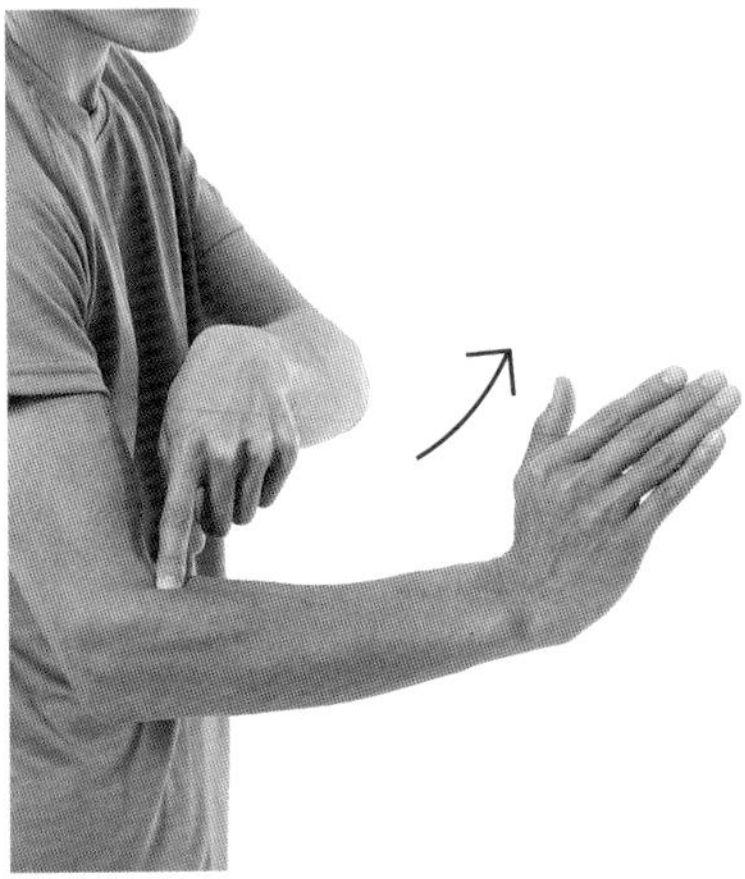

見つけ方 POINT

ひじから手首にかけての筋肉。ひじを曲げたときの親指側で、親指を上げるとかたくなる、ひじ近くの部分。

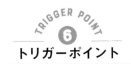

10秒

ひじを曲げた状態で、親指で押す

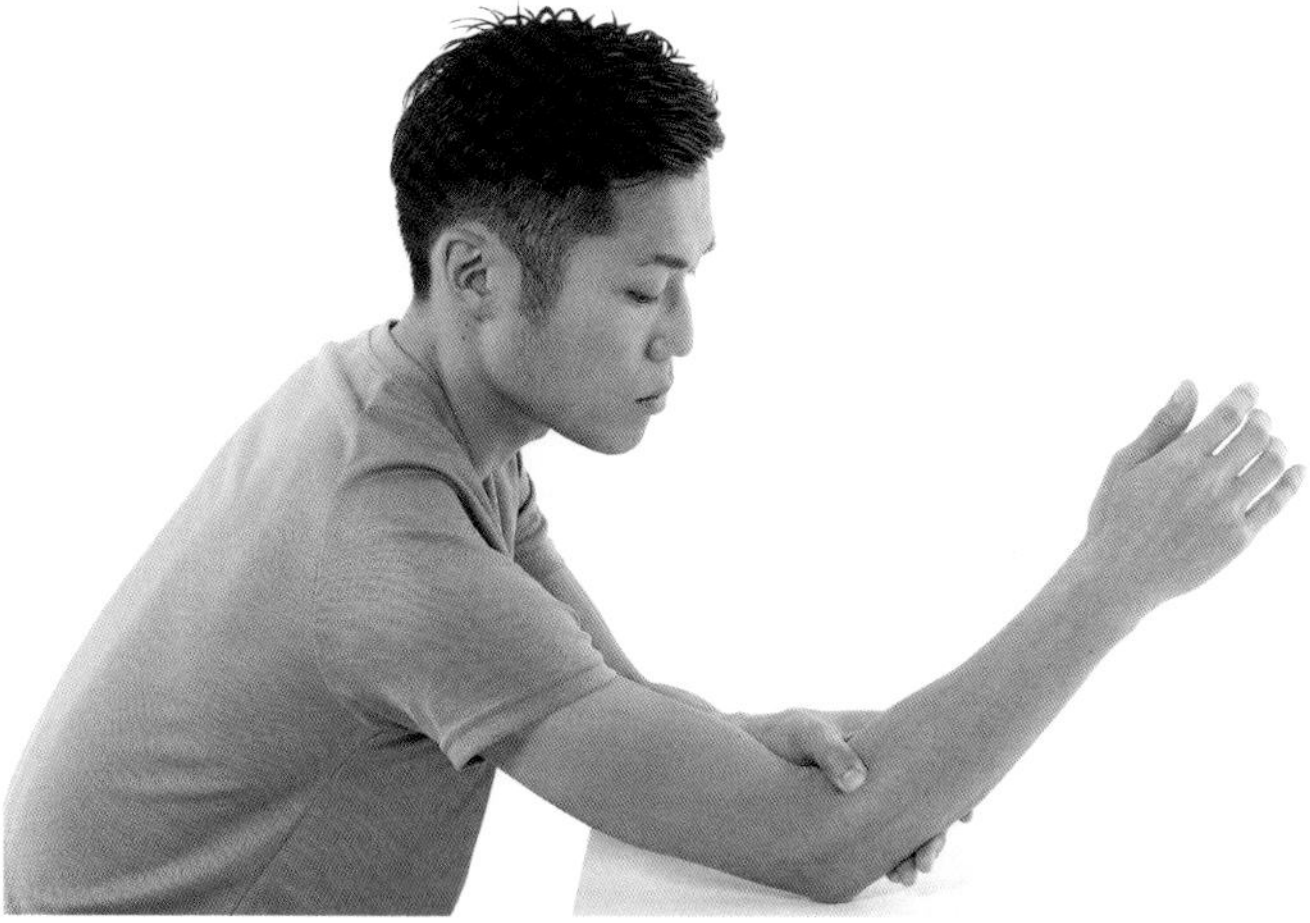

ひじを台の上に置いて曲げ、腕橈骨筋に親指をグッと入れて10秒間押し続ける。

ひねる・戻すを
5回

押しながら、ひねる

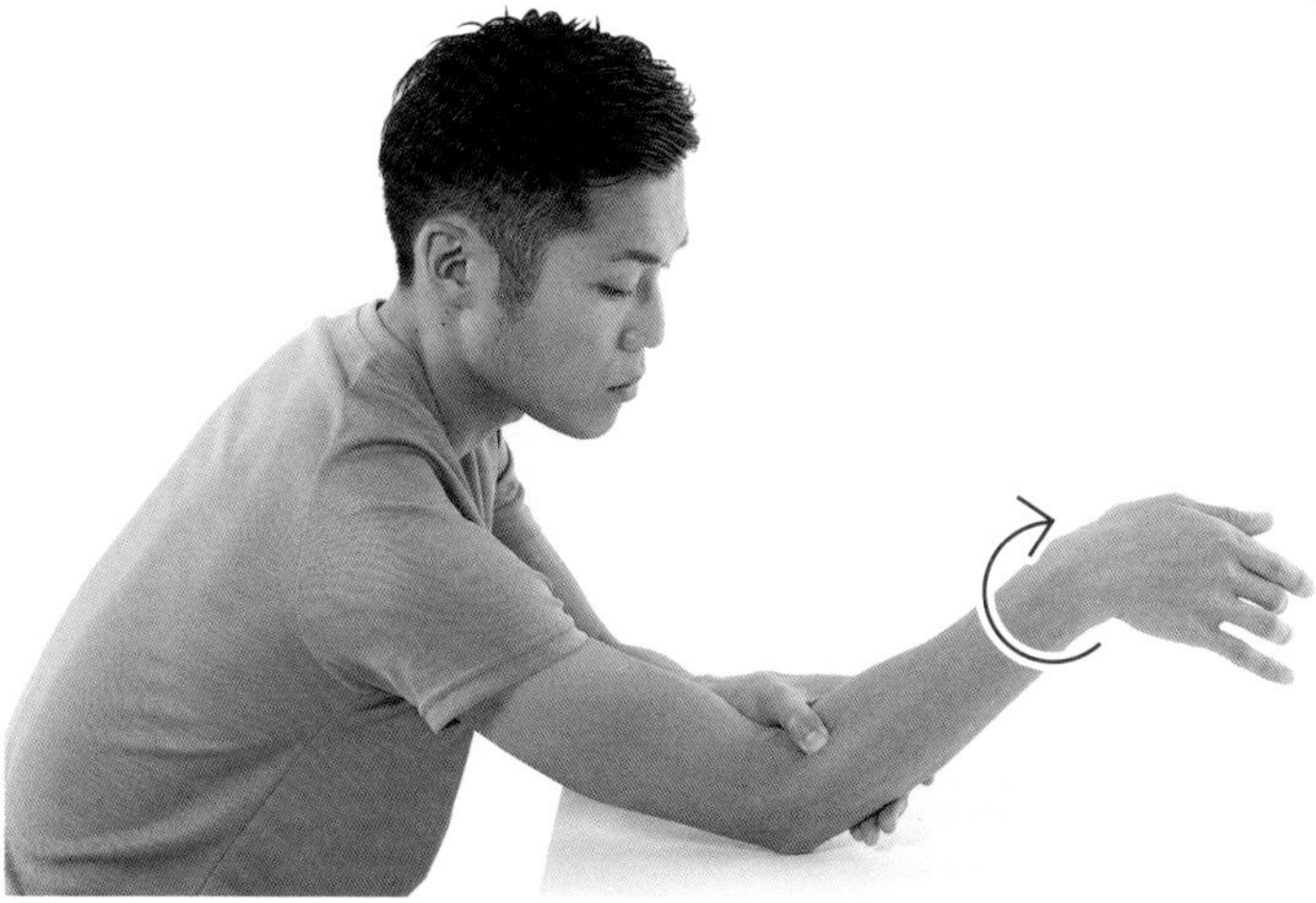

押しながら、手のひらを下に向ける。元に戻す。

TRIGGER POINT 7

トリガーポイント

動画でチェック

肩

前腕の屈筋群はここを押す！

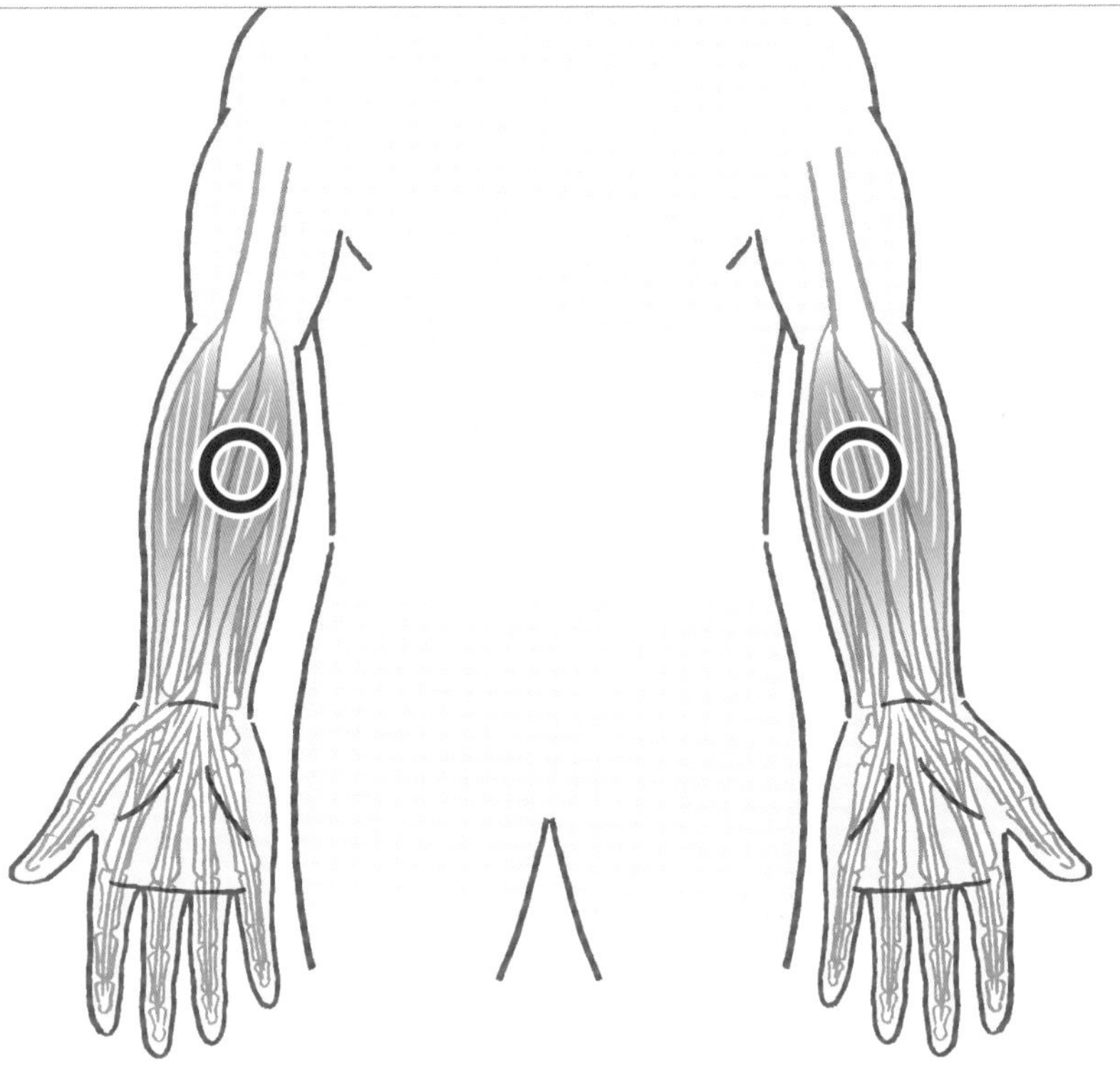

見つけ方 POINT

手とひじの間。手を握って上に上げるとかたくなるところ。手を内側にひねるとかたくなります。

首のトリガーポイントでもあるので、ここを押すことで首の不調にも効きます。

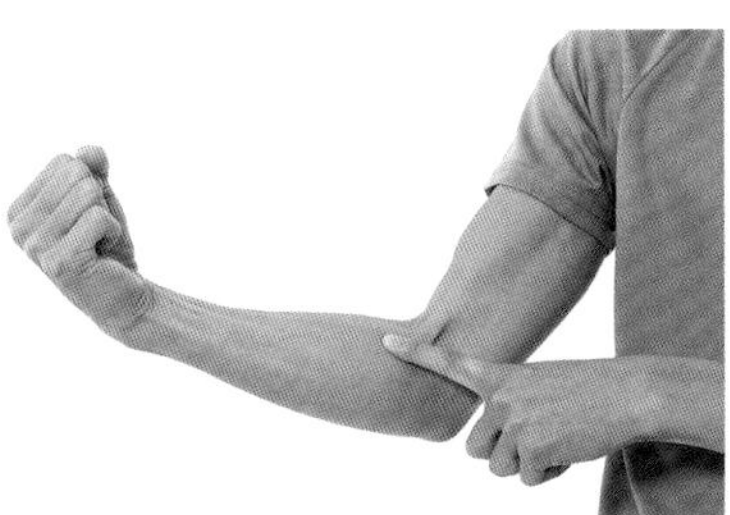

10秒

親指で押す

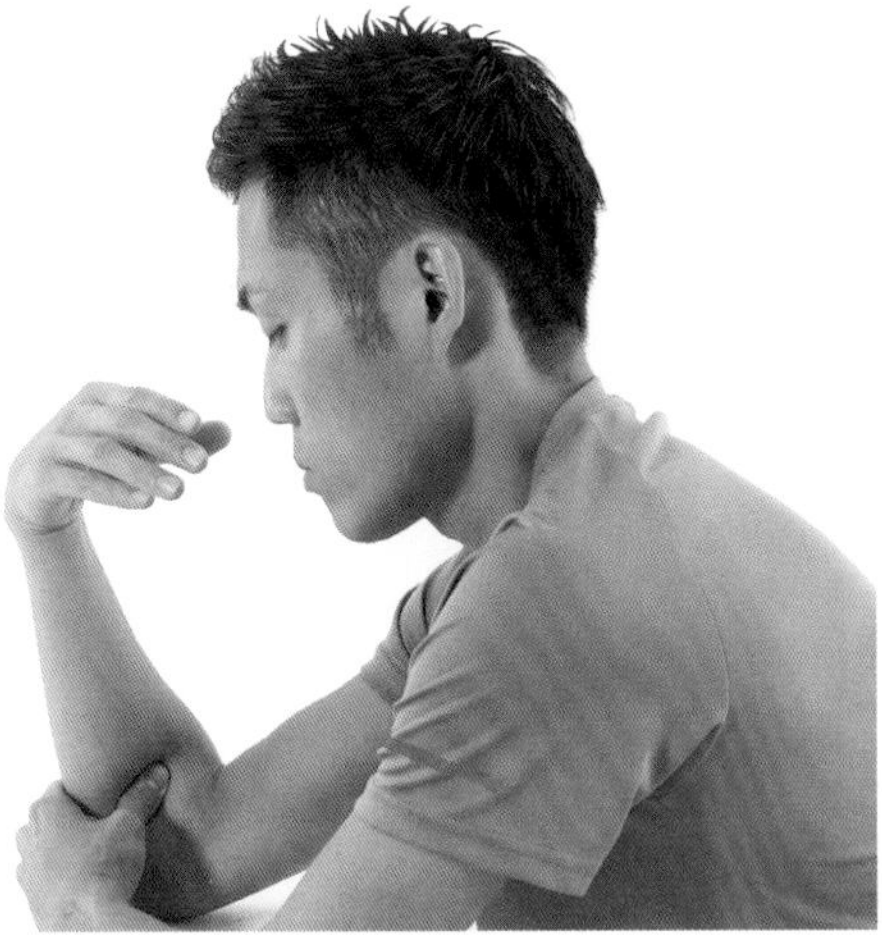

ひじを台の上に置いて曲げ、前腕の屈筋群を
親指で 10 秒間押し続ける。

ひねる・戻すを
5回

押しながら、ひねる

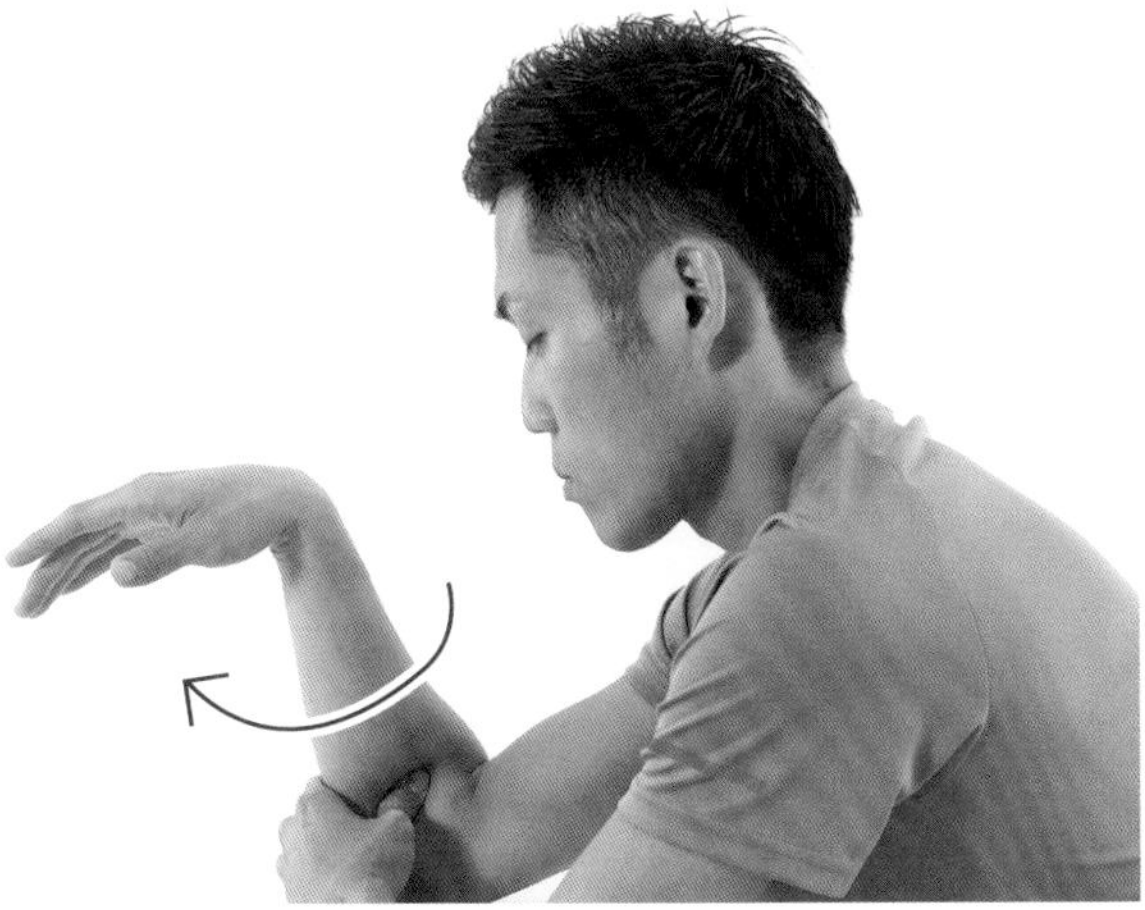

押しながら、さらに手を内側にひねる。
元に戻す。

長頭筋腱はここを押す!

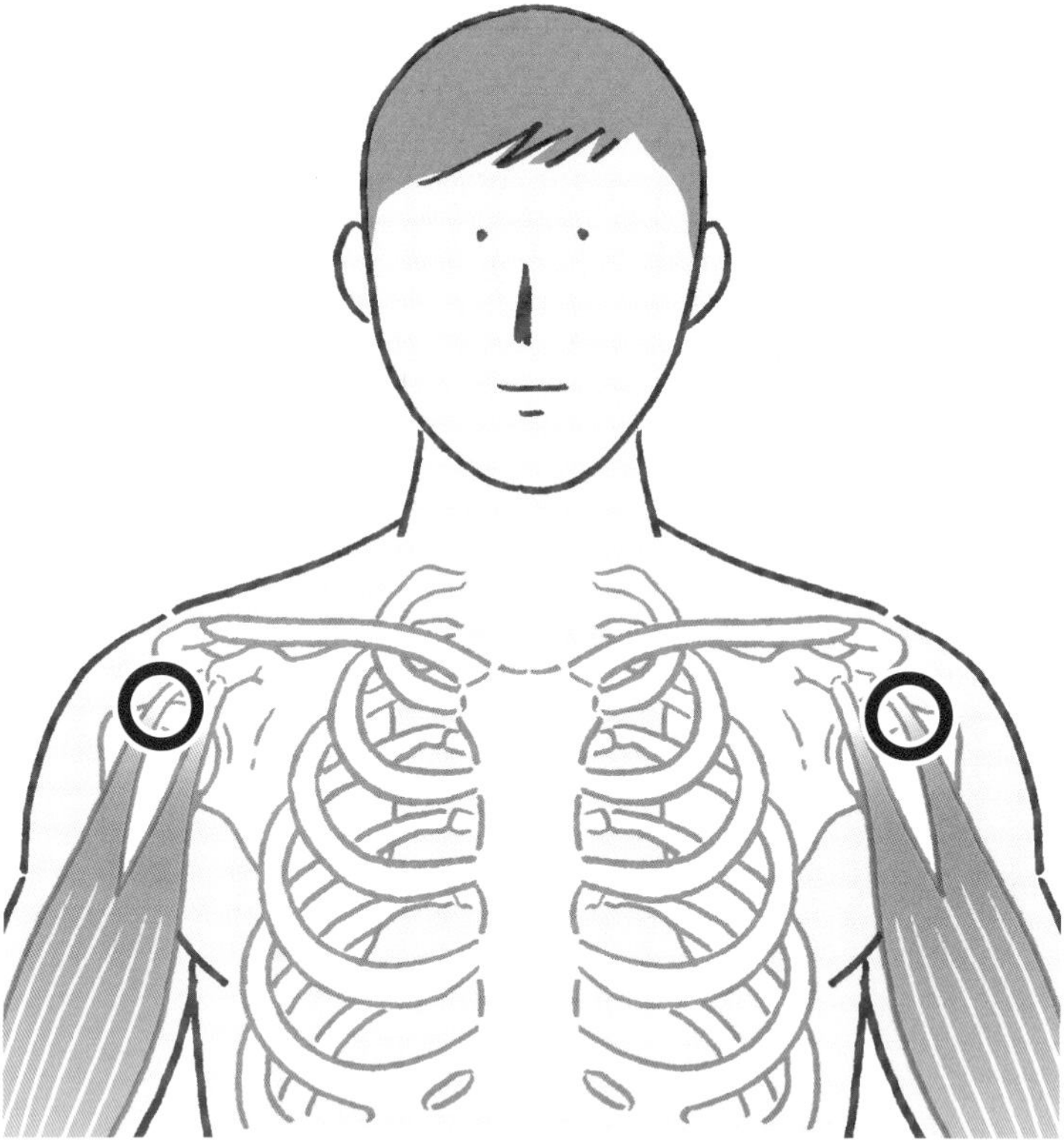

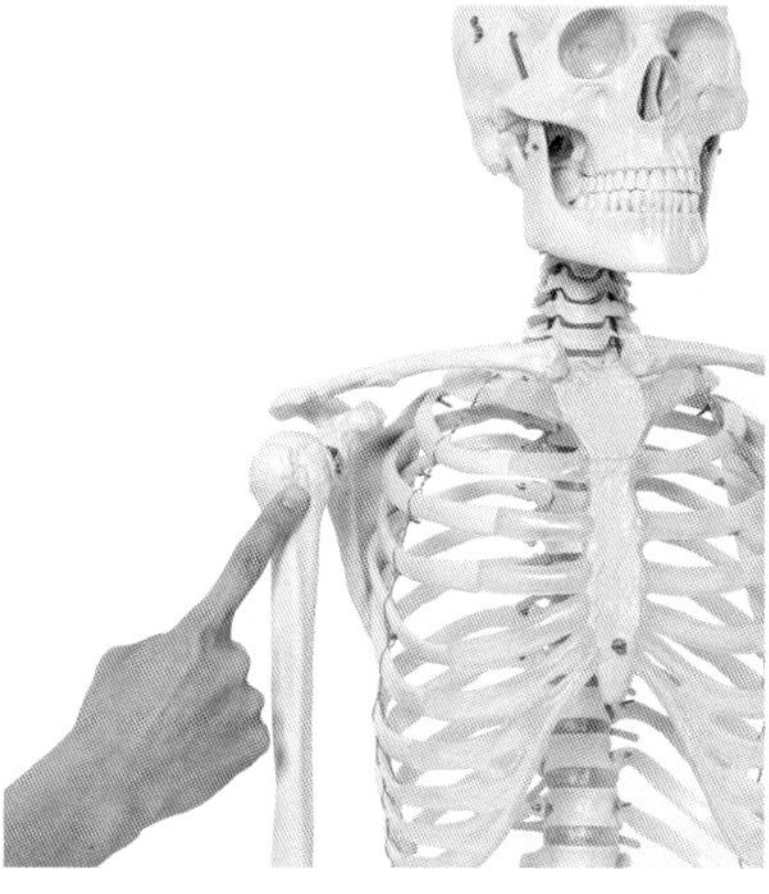

見つけ方 POINT

肩の前にあり、触るとゴリゴリするところ。2つの筋肉がある上腕二頭筋の外側の腱部分。

動画でチェック

肩

指3本で押しながら、手のひらを上に向けて上げる

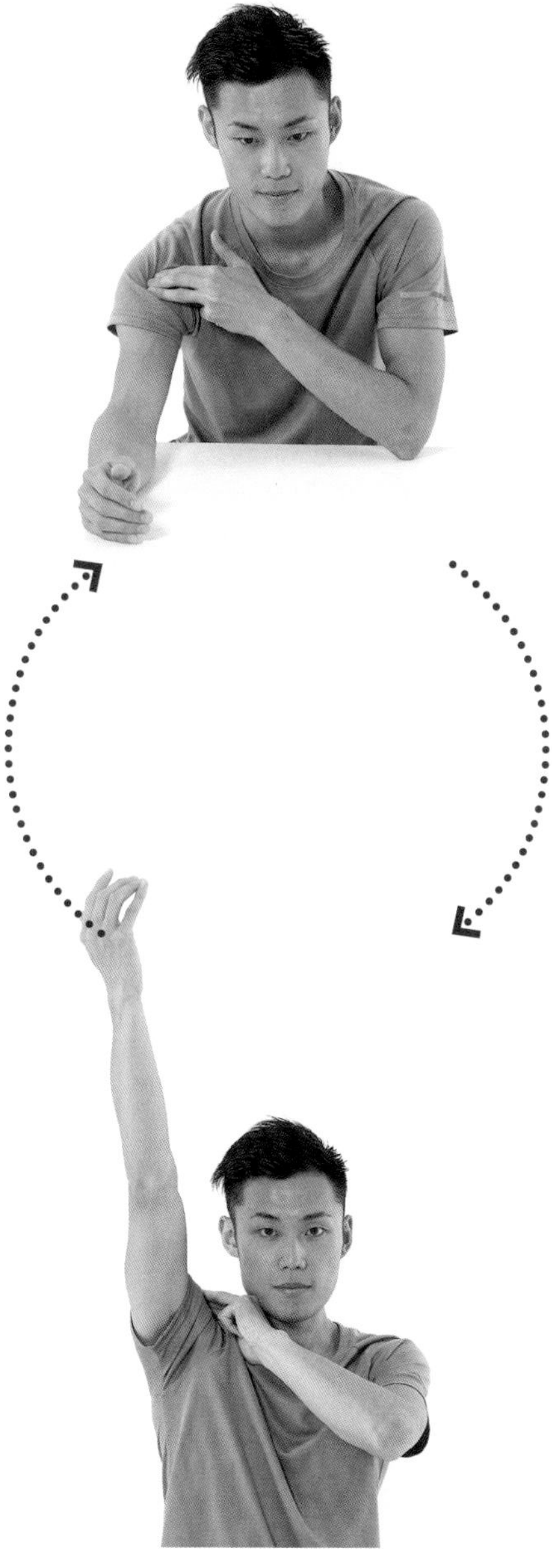

腕を台の上にのせ、ひじを肩より前に出して置く。長頭筋腱（ちょうとうきんけん）を3本の指で押す。

上げる・戻すを

5回

押しながら、手のひらを上に向けて腕を上げる（無理せず、上がるところまででOK)。元に戻す。

痛みがとれたら

トライ！

肩甲骨回し

手を外側にひねって腕を上げやすくするトレーニングです。

腕を上げると肩が痛むという人は、手を外側にひねるという動作も難しいことでしょう。

まずはトリガーポイントトリリースで、腕が内側にねじれてかたまっている筋肉をしっかりゆるめるのが先決！　手を外側にひねれるようになり、痛みがとれてから、痛いほうを5回やりましょう。

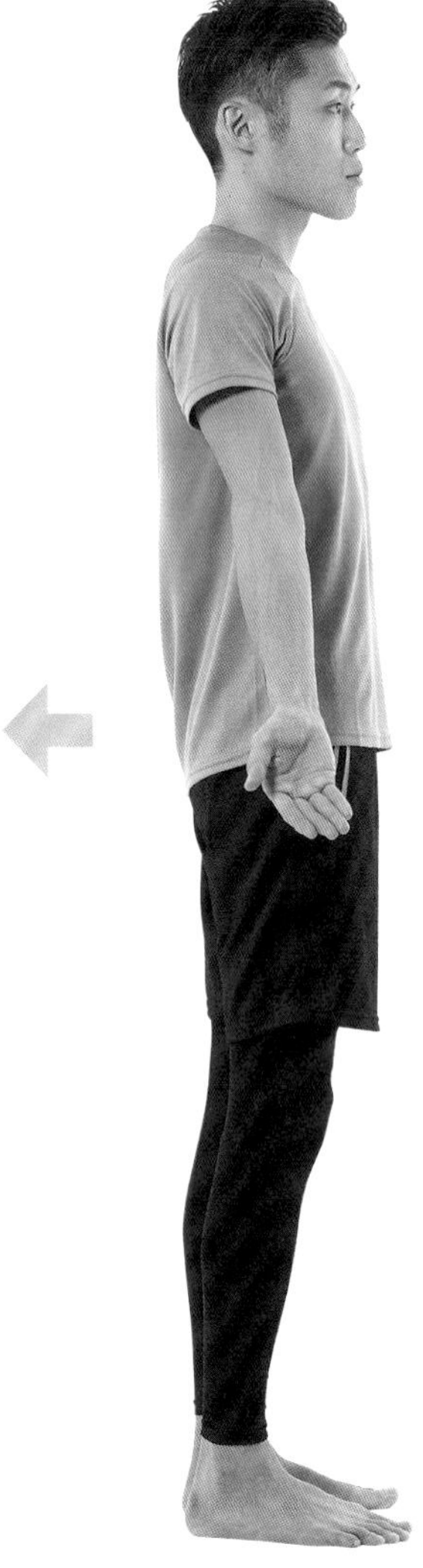

両手を体の横に下ろして、まっすぐ立つ。痛いほうの手を外側にひねる。

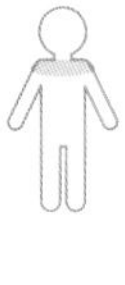

動画でチェック

肩

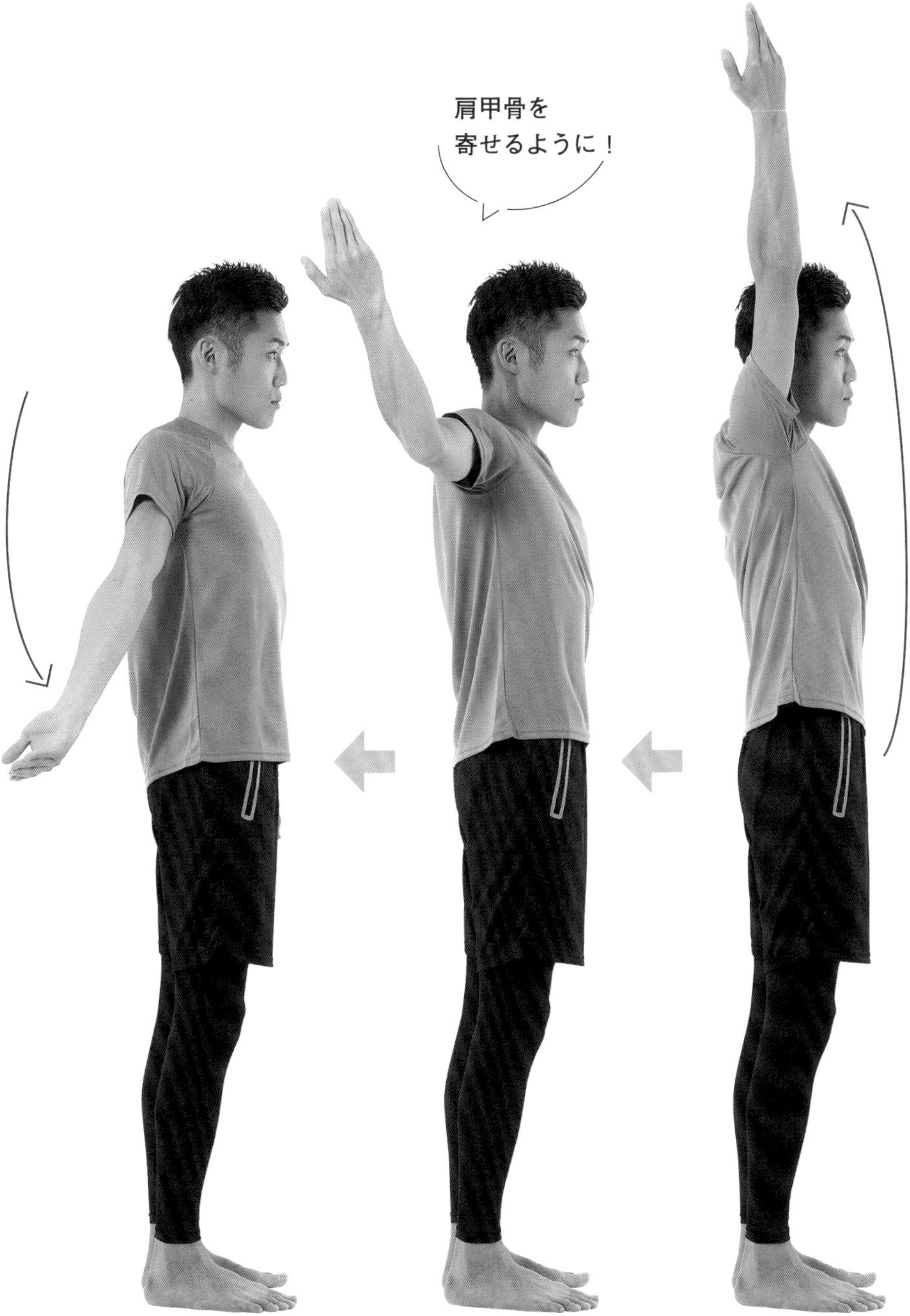

手をひねった状態で、腕を前から上に上げていく。

ひじを軽く曲げながら、肩甲骨を寄せるようにして後ろへ。

腕を斜め後ろにひねりながら下ろしていく。

COLUMN

接骨院で働きながら、セミナーに通って学ぶ日々

高校卒業後、専門学校で柔道整復師の資格を取得した僕は、接骨院で働き始めました。

腰痛や肩こりに悩む患者さんが〝痛い〟と訴えるところを施術していましたが、よくなりません。

そこで、もっと深く学びたいと、平日は接骨院で働きながら、土日はさまざまなセミナーに通って勉強しました。

そして、今の僕の治療理論の根本になる「原因と結果」という考え方を学び、運動連鎖を軸とした独自のトリガーポイントトリリースという治療へとたどり着いて、自分の整体院を開業したのです。

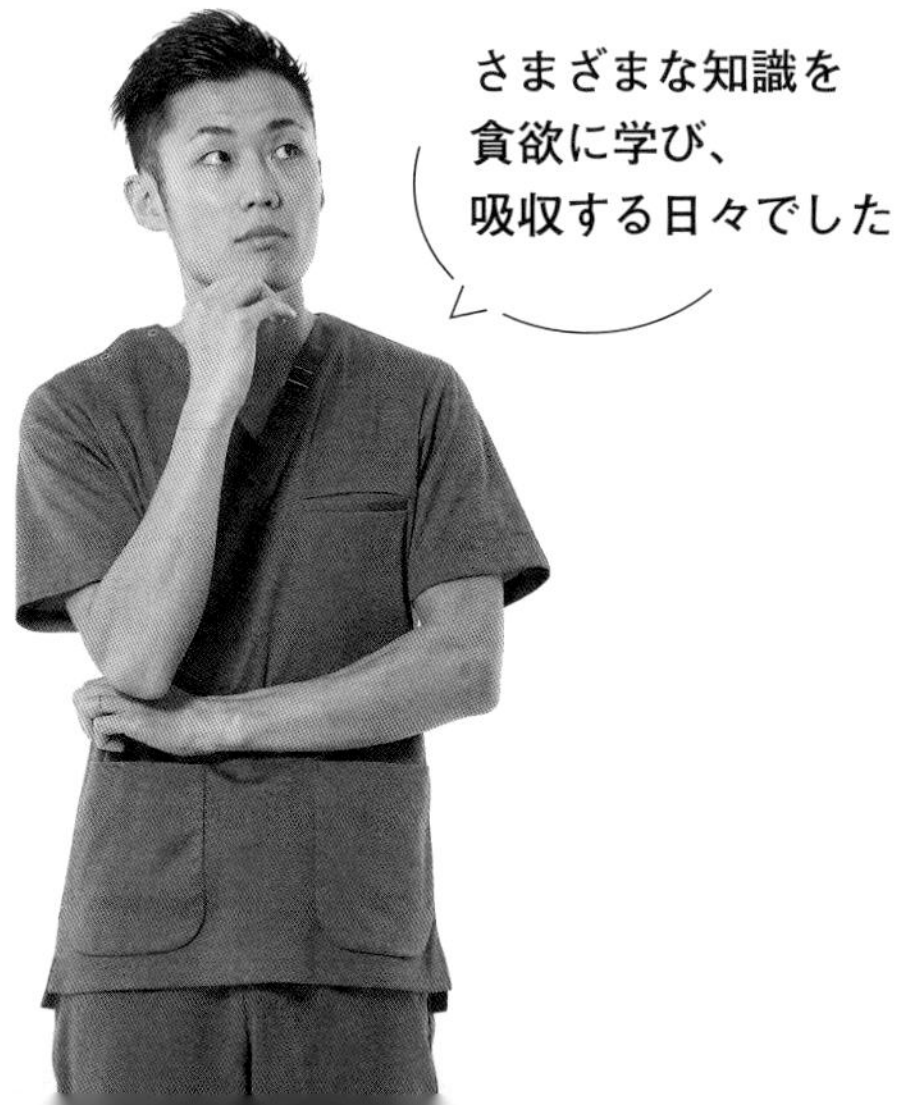
さまざまな知識を
貪欲に学び、
吸収する日々でした

PART 5

股関節が痛い

関節由来の痛み。病院へ行くと「股関節が変形しています」「手術が必要」といわれることも少なくない股関節痛。

でも、問題は骨ではなく、周囲の筋肉にあります。

人工股関節という選択の前に、トリガーポイントリリースで痛みの原因を取り除きましょう。

痛みの原因は、股関節のねじれ

ひざを上げたとき、股関節が詰まったような感じがして痛い、という人は大勢います。

股関節は、太ももの骨（大腿骨）の先端にある球形をした大腿骨骨頭と、骨盤側で受け皿になるくぼみとの組み合わせで構成された〝球関節〟です。この関節は本来、足を外に開く（外転）、外にねじる（外旋）という働きをします。

ひざを上げるとき、股関節は外に開いてから、外にねじるのが理想。股関節が外に開かないと、大腿骨と骨盤がぶつかって痛みが生じます。

なぜ股関節が開かないかというと、ひざが内側にねじれた状態で筋肉がかたまっているからです。

股関節を外に開きやすくするには、ひざを内側にねじっている筋肉をゆるめていきましょう。

股関節が
外側に開かない

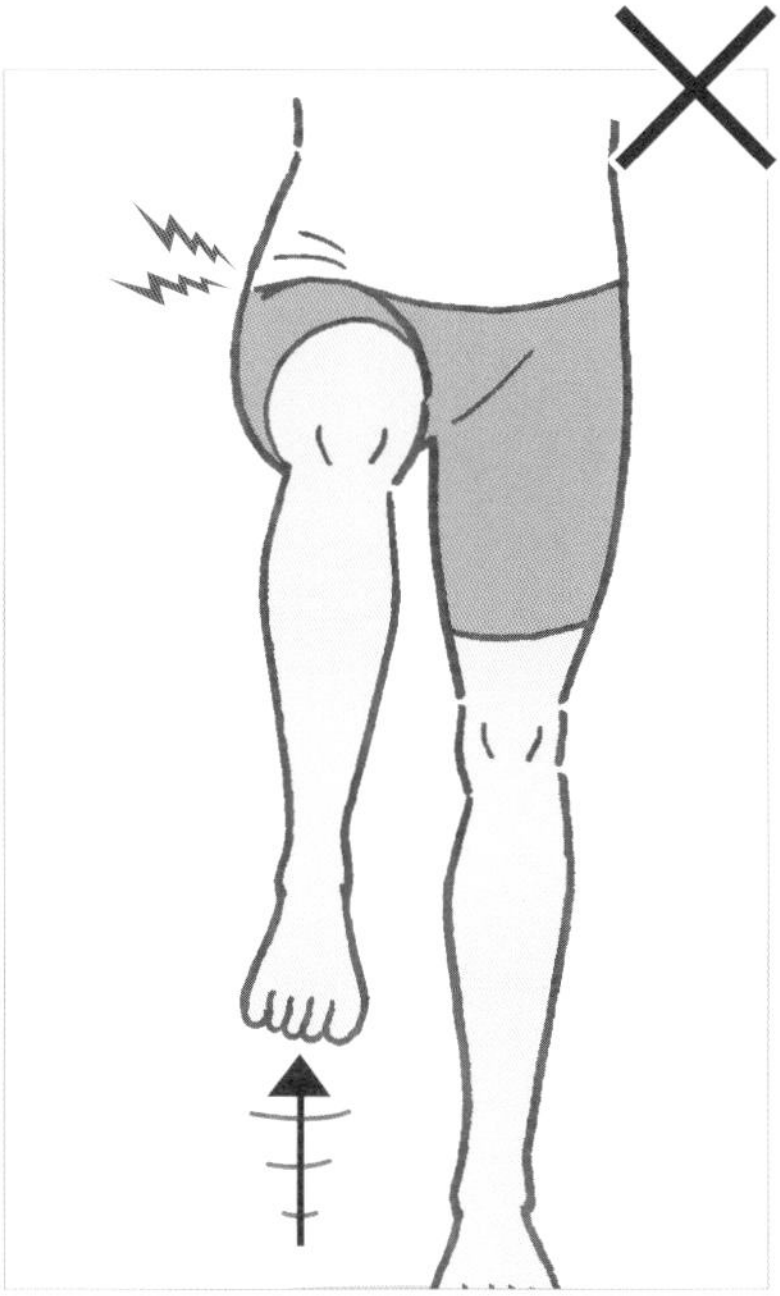

股関節がちゃんと
外側に開く

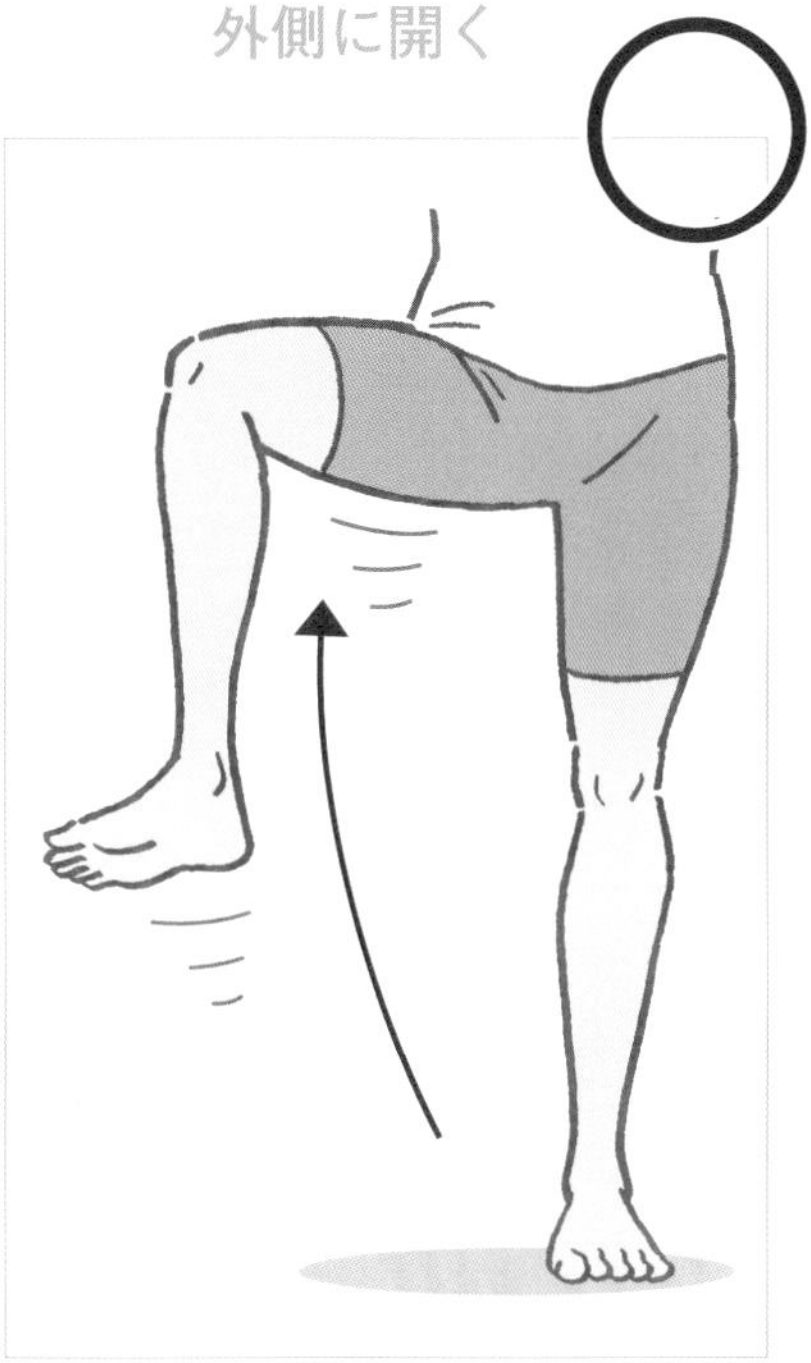

大腿骨と骨盤が
ぶつかって、痛い！

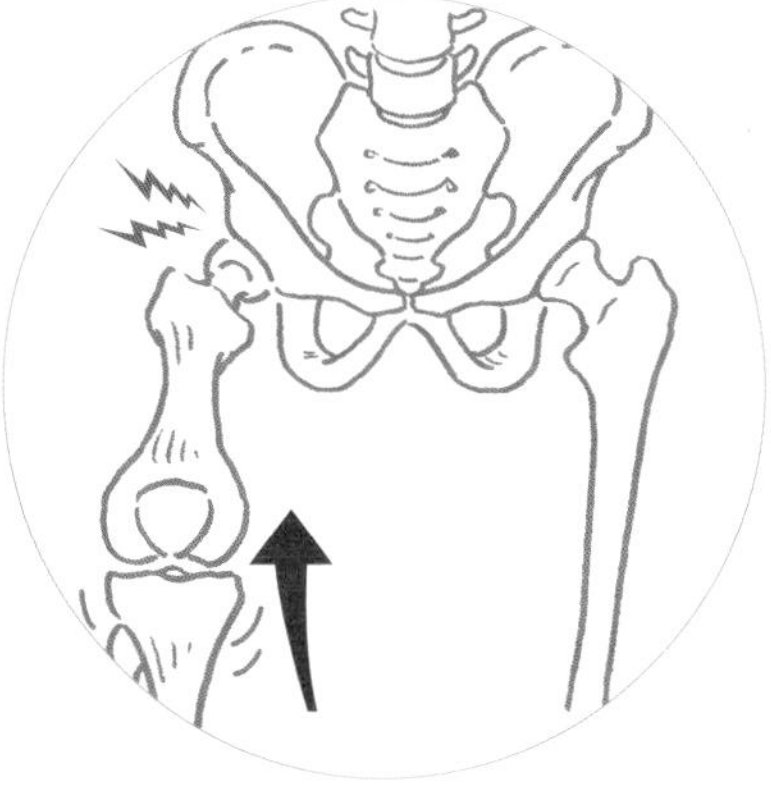

大腿骨と骨盤が
ぶつからない

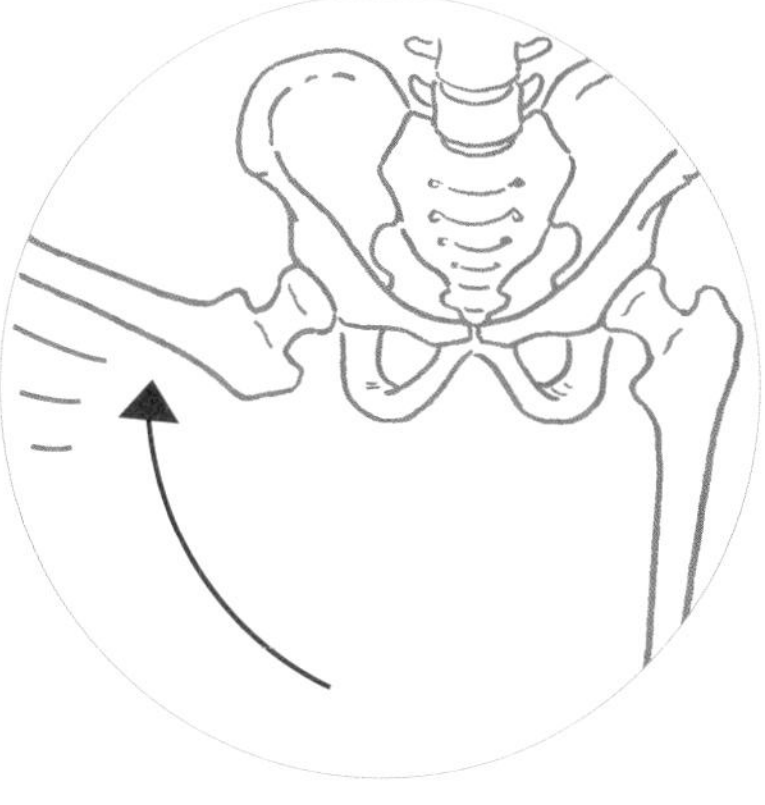

STEP 1 トリガーポイントを押す

4つあるトリガーポイントを効果の高い番号順にゆるめていこう

トリガーポイントはここ！

正面

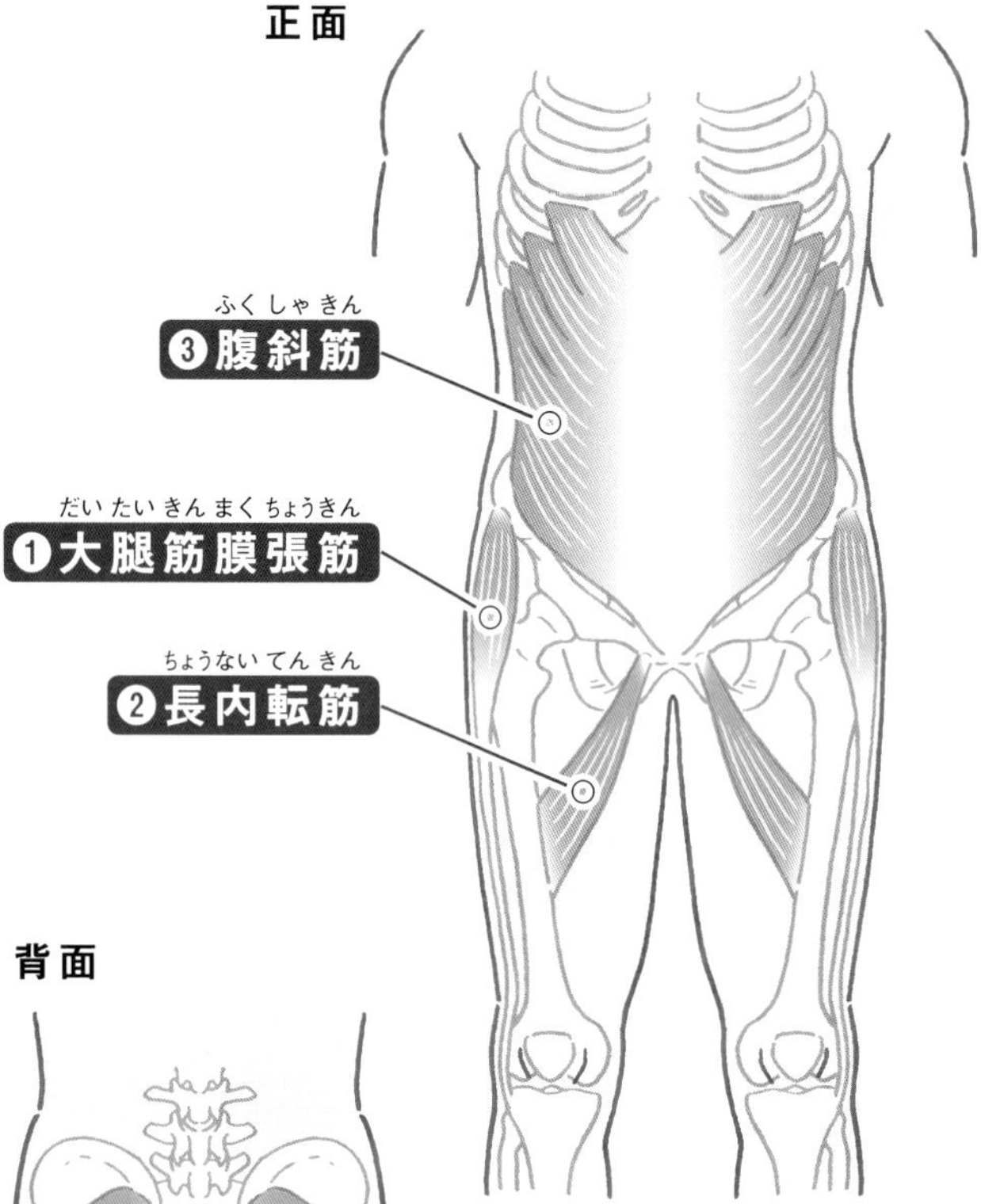

背面

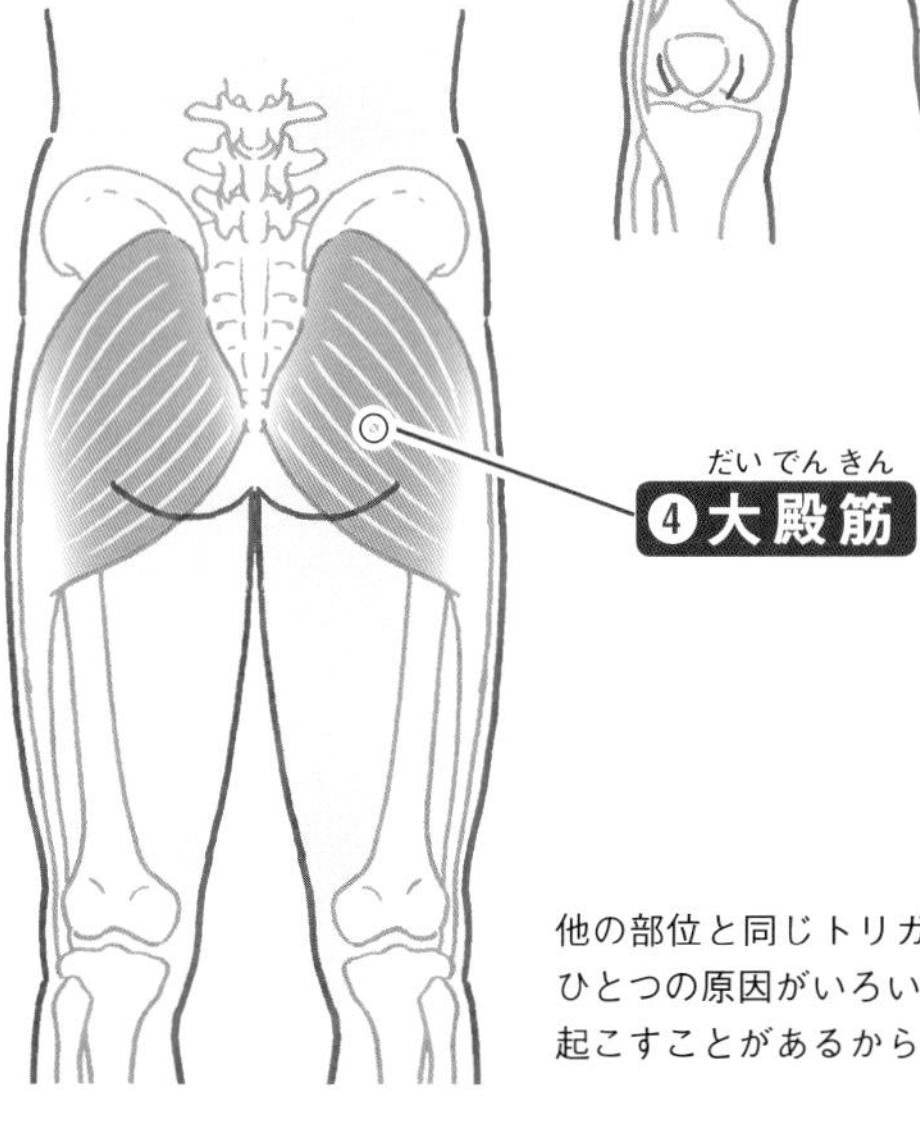

他の部位と同じトリガーポイントがあるのは、ひとつの原因がいろいろなところの痛みを引き起こすことがあるからです。

動画でチェック
股関節

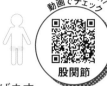

セルフチェック

椅子に座って、太ももを上げながら股関節を曲げます。
詰まる感じや痛みがあるほうからやりましょう。

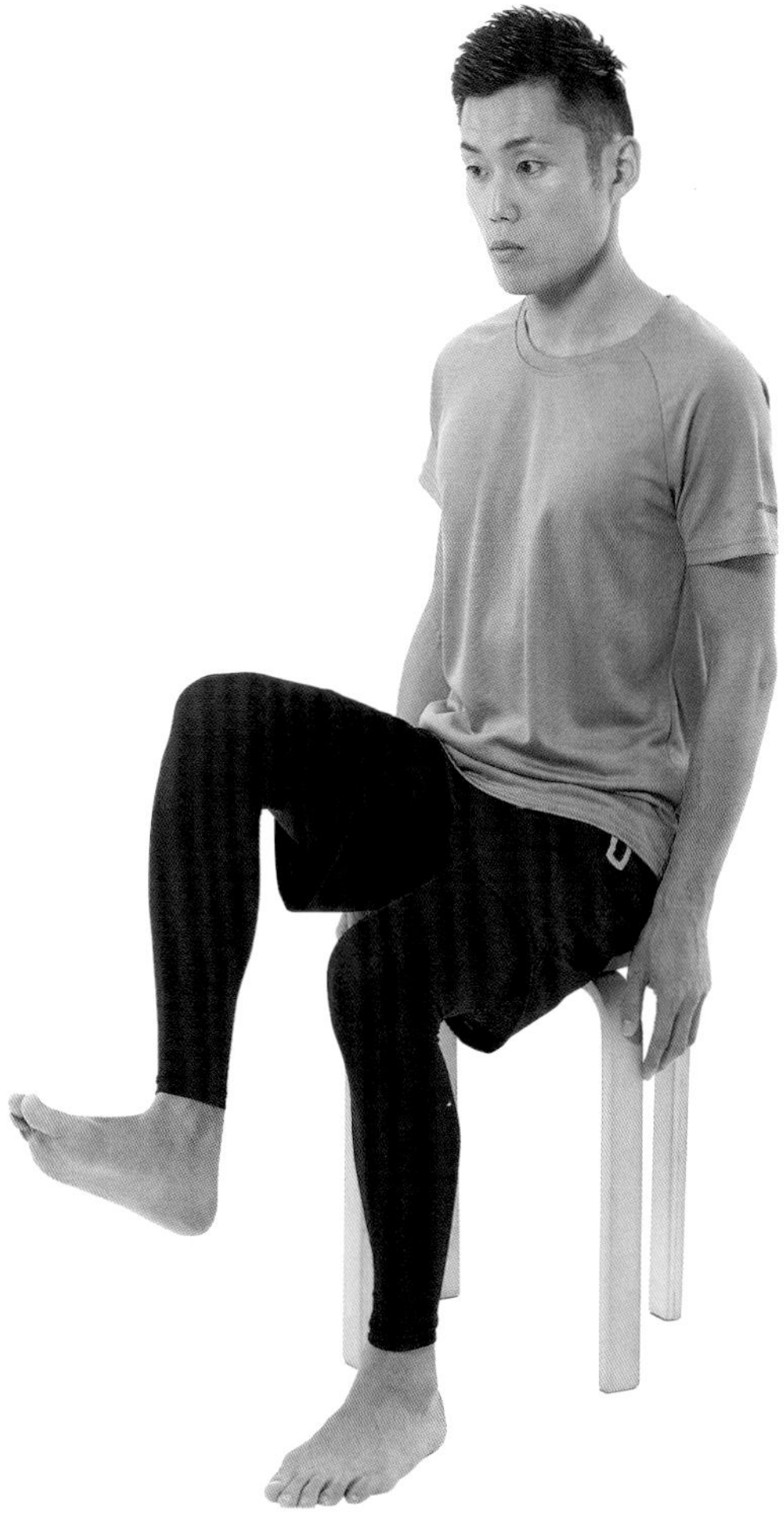

動画でチェック

股関節

TRIGGER POINT 1

トリガーポイント

大腿筋膜張筋はここを押す！

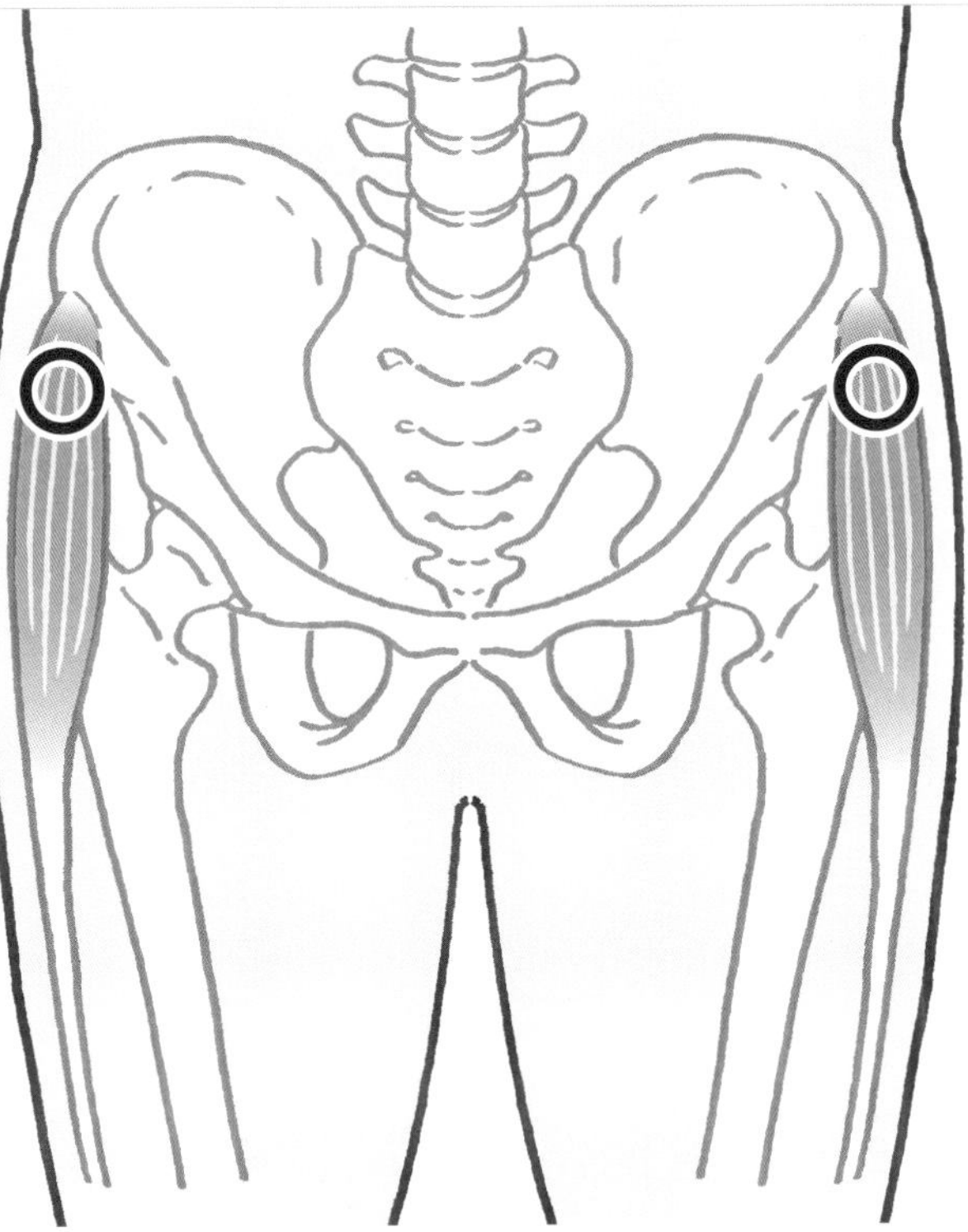

正面

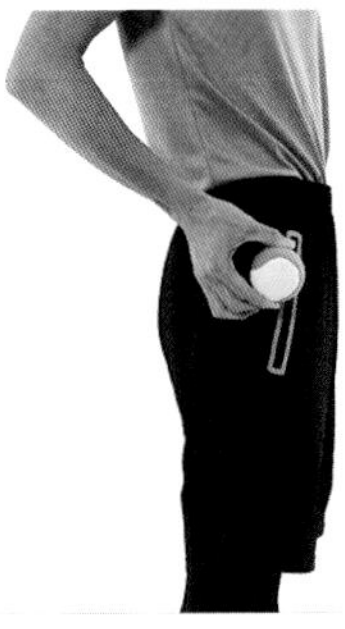

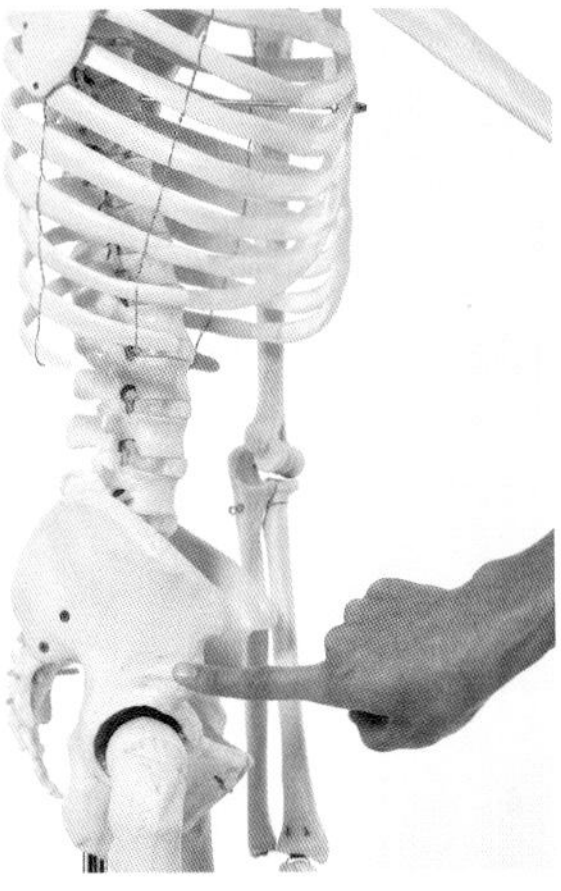

見つけ方 POINT

腰に手を当てたときに触れる骨盤の前の出っ張り（上前腸骨棘）と、足の付け根の出っ張り（大転子）の間にある筋肉。

腰やひざのトリガーポイントでもあるので、ここを押すことで腰やひざの不調にも効きます。

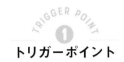

床に横になって、ボールを当てる

10秒

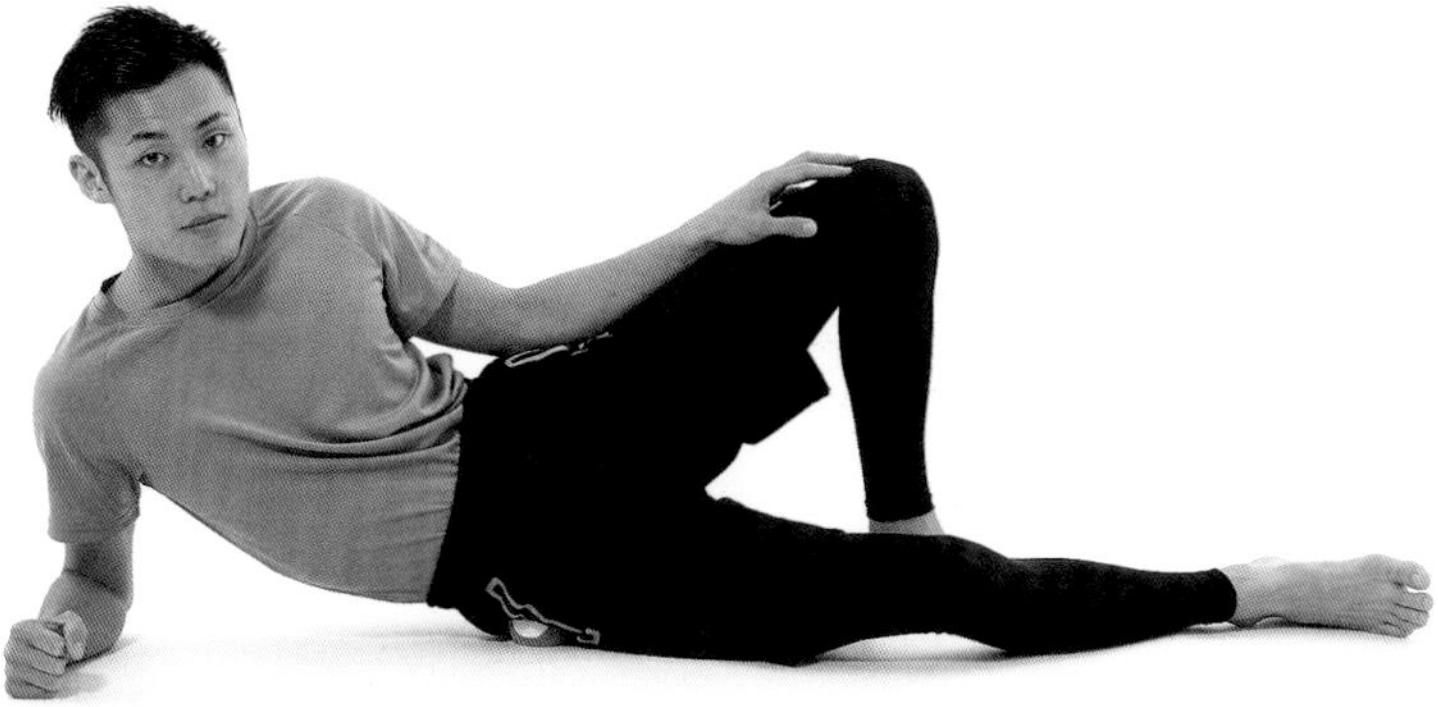

床にひじをついて横になり、大腿筋膜張筋にボールを当てる。ボールに体重をかけて10秒間押し続ける。

ひねる・戻すを 5回

体をひねりながら、おへそを前に出す

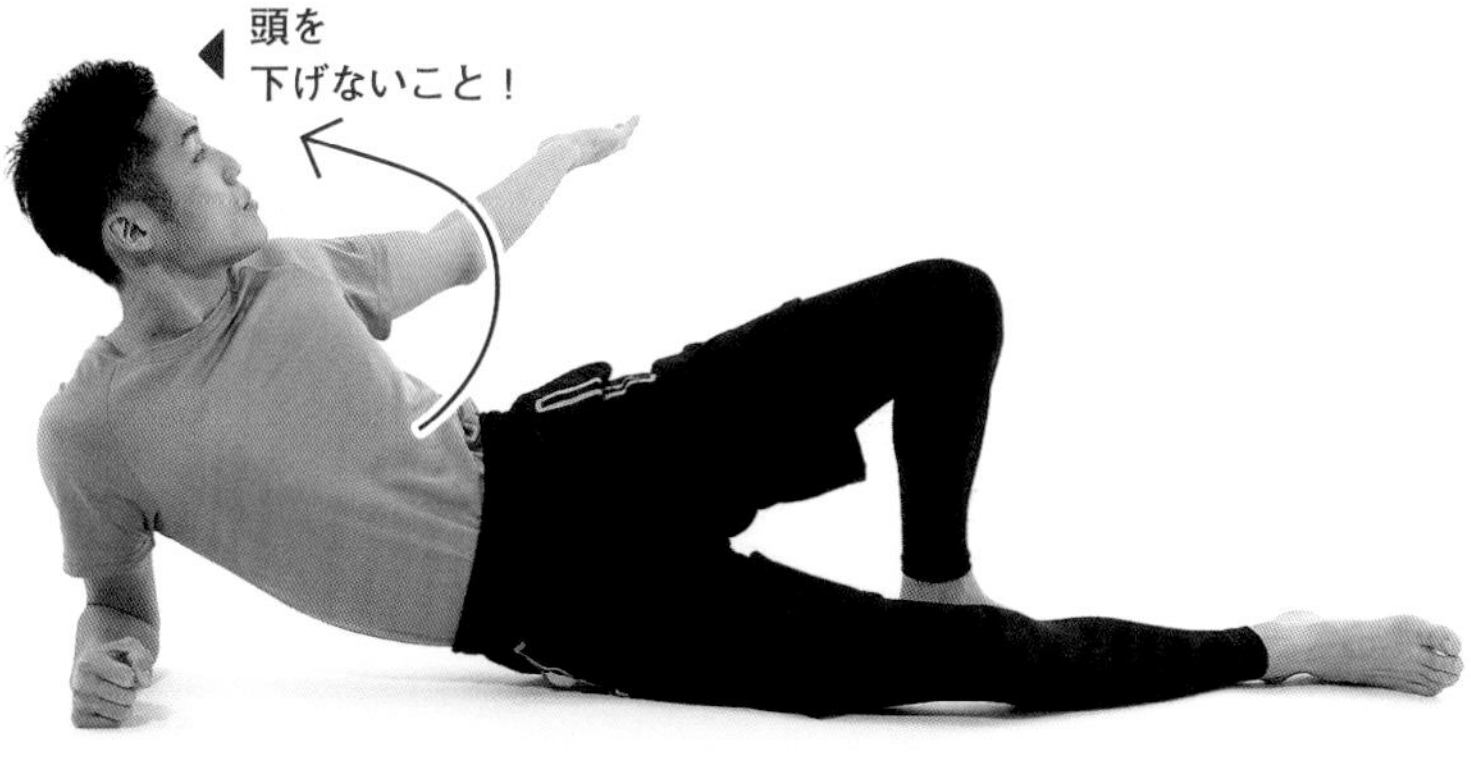

体重をかけたまま、体の上にある腕の手のひらを上に向け、上体を反対側にひねりながらおへそを前に出す。元に戻す。

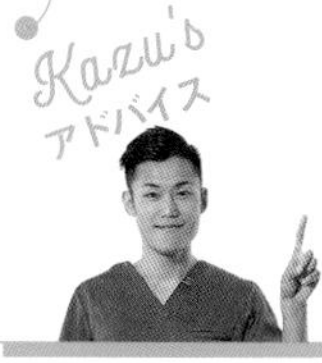

1か所やるごとに、セルフチェックした動きで痛みの程度を確認しよう。軽くなっていたら、トリガーポイントが正しく押せている証拠。変わらないようなら、動画を参考に再度トリガーポイントを確認して。

動画でチェック
股関節

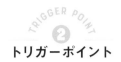

TRIGGER POINT 2
トリガーポイント

長内転筋はここを押す！

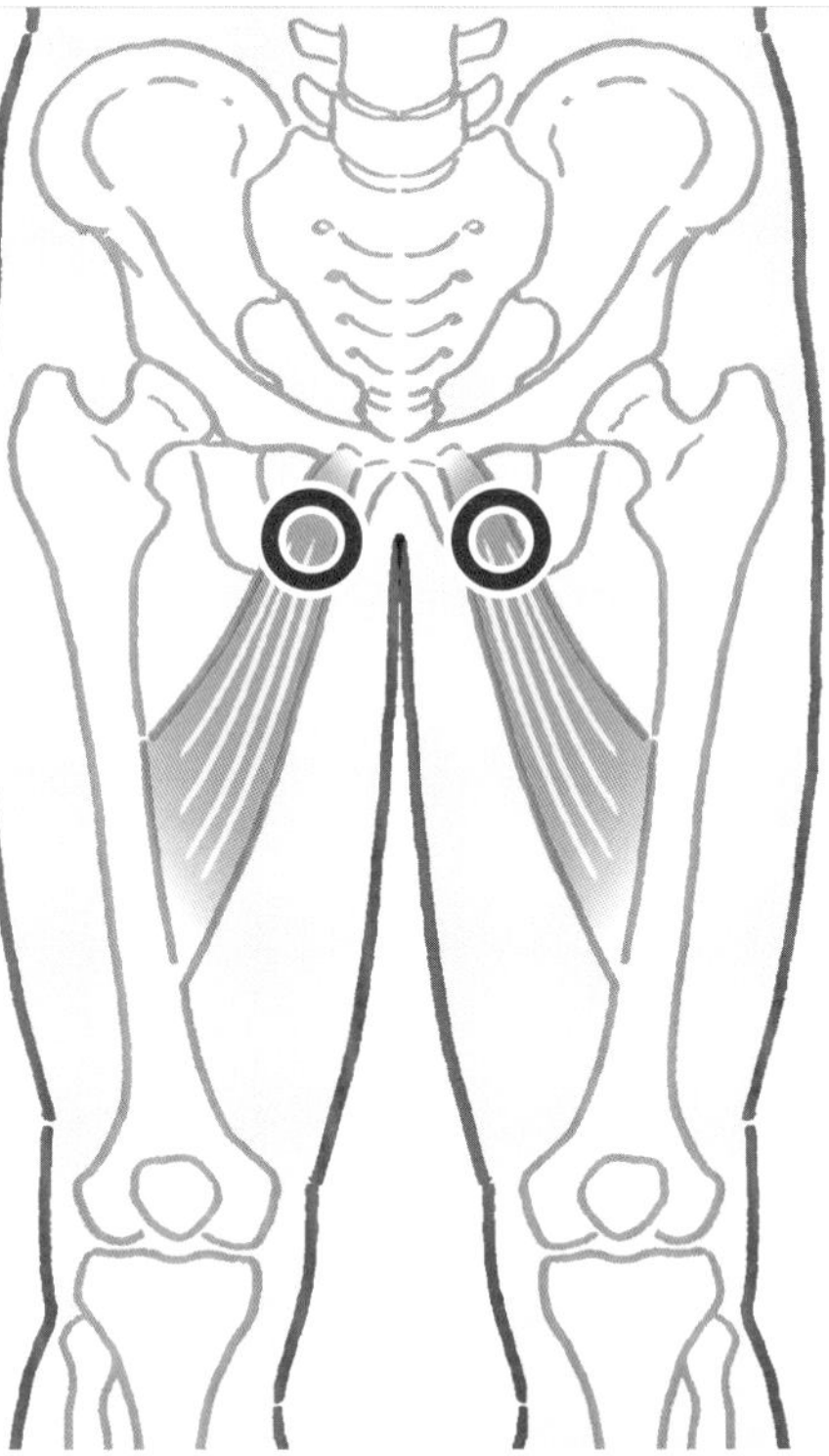

正面

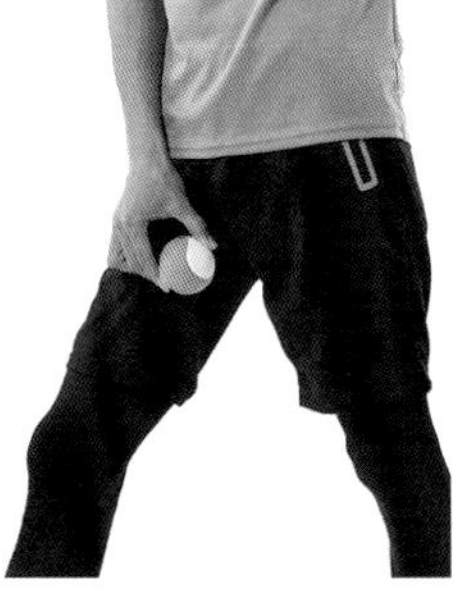

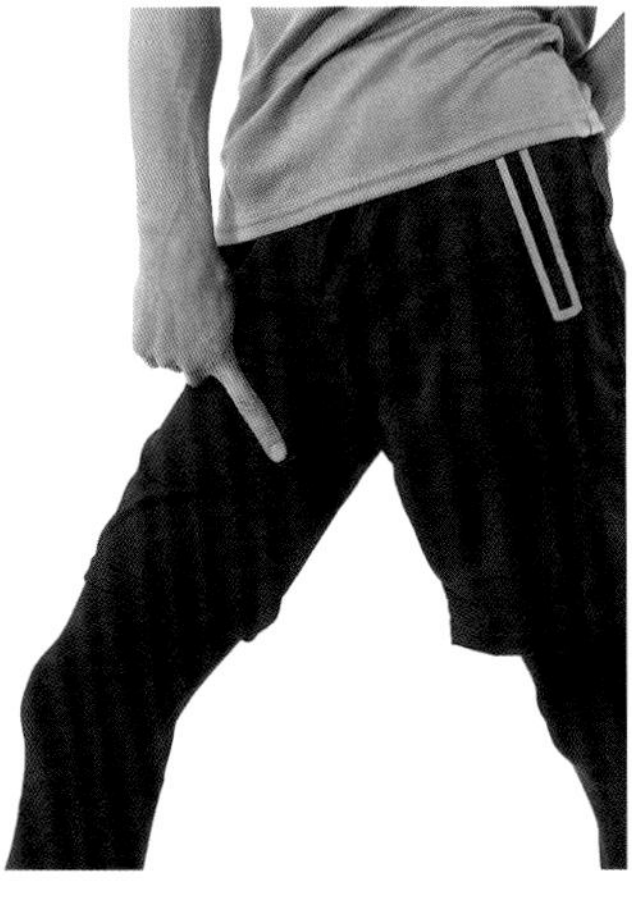

見つけ方 POINT

太ももの内側、股関節寄りの真ん中にある筋肉。筋張っていて、触るとゴリゴリしているところ。

ひざのトリガーポイントでもあるので、ここを押すことでひざの不調にも効果があります。

ボールを当てて、両手で押す

10秒

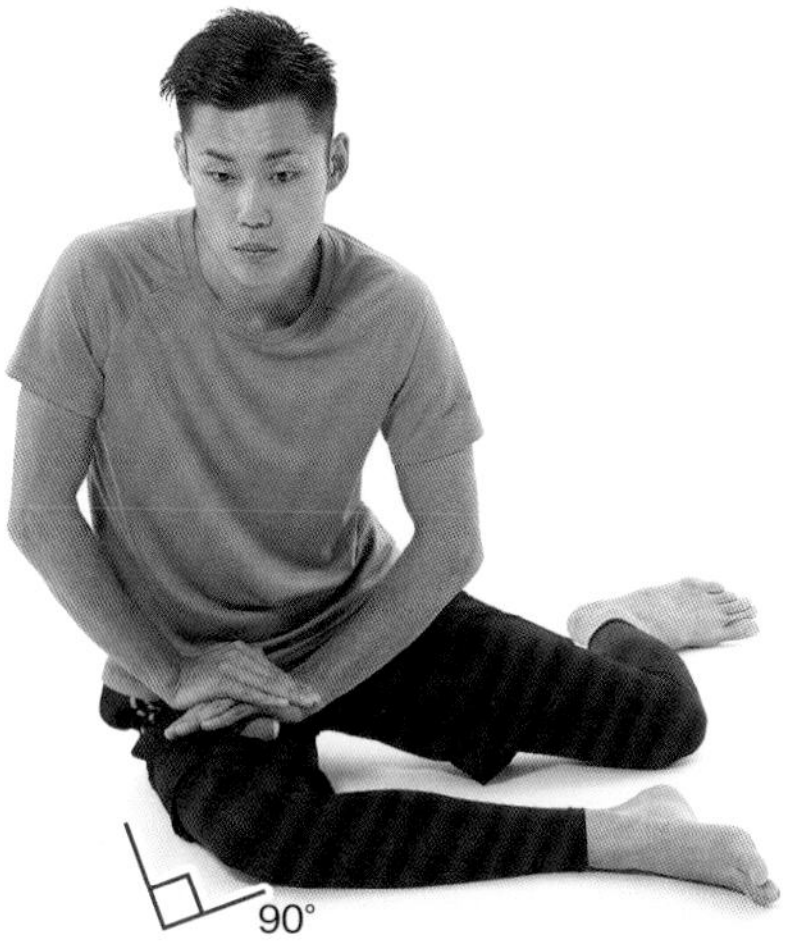

床に座り、ひざを90度に曲げて外側に倒し、長内転筋にボールを当てる。ボールに両手を重ねて体重をかけて10秒間押し続ける。

体をひねりながら、前に倒す

ひねる・戻すを 5回

頭を下げないこと！

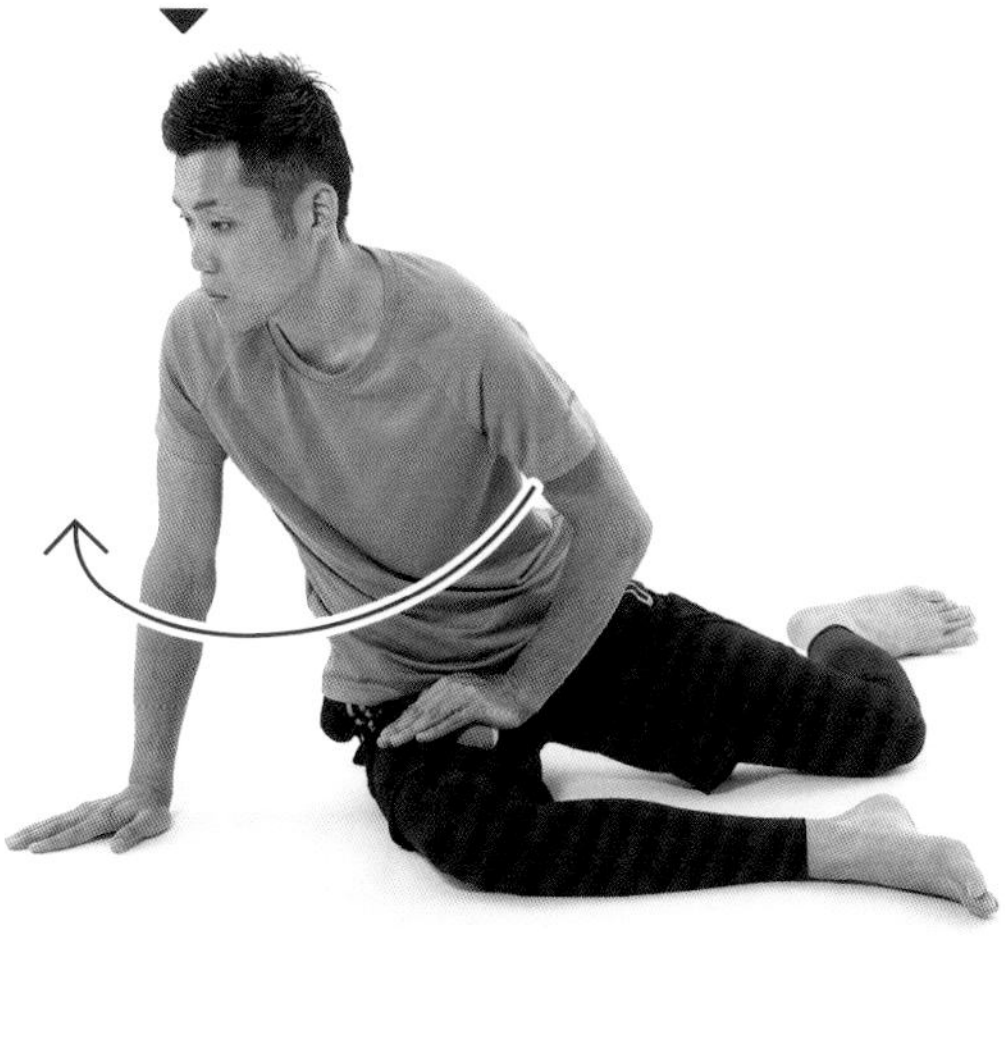

ボールを当てている側の手を外側に置き、上体を外側にひねりながら前に倒して体重をかける。元に戻す。

動画でチェック
股関節

TRIGGER POINT 3
トリガーポイント

腹斜筋はここを押す!

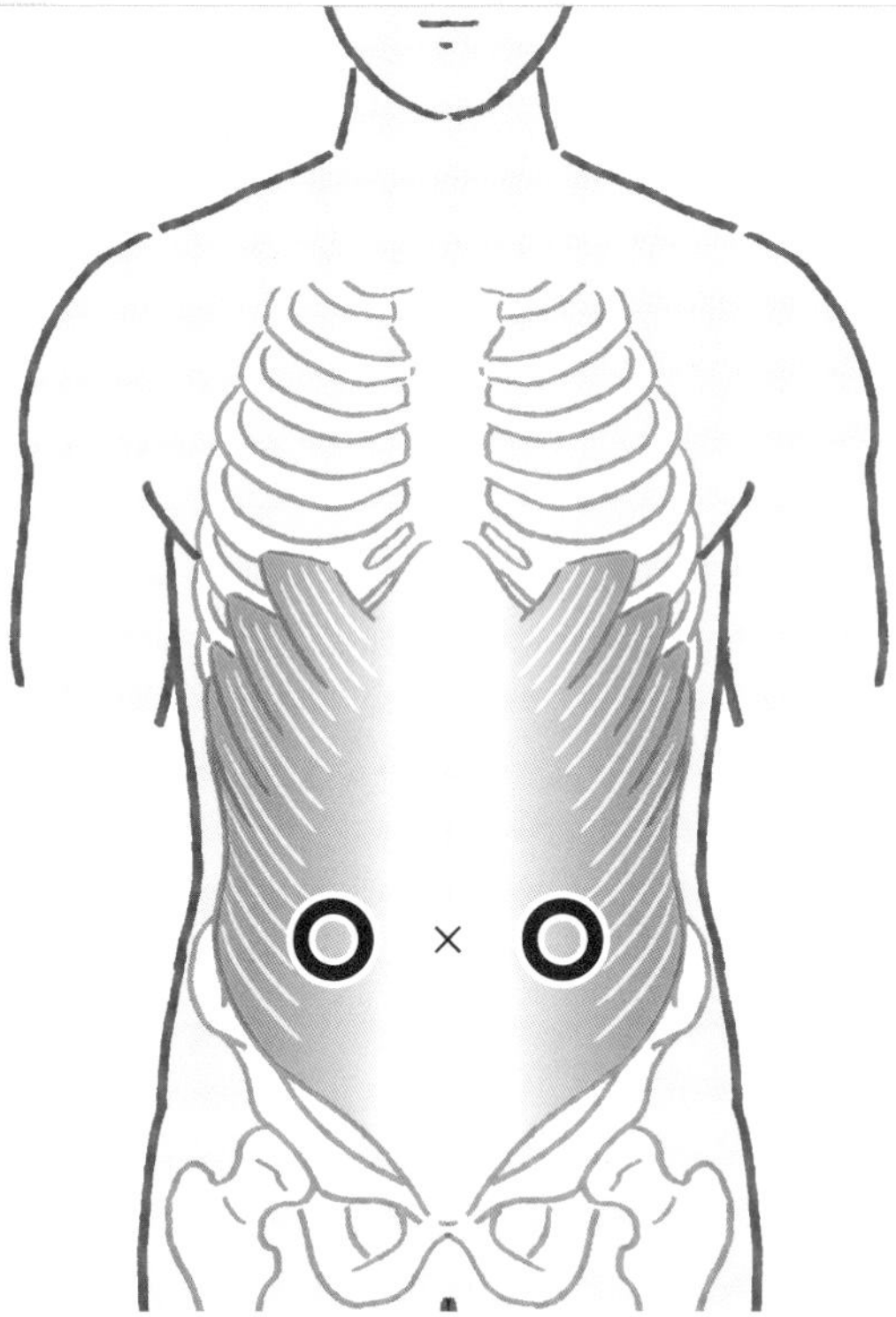

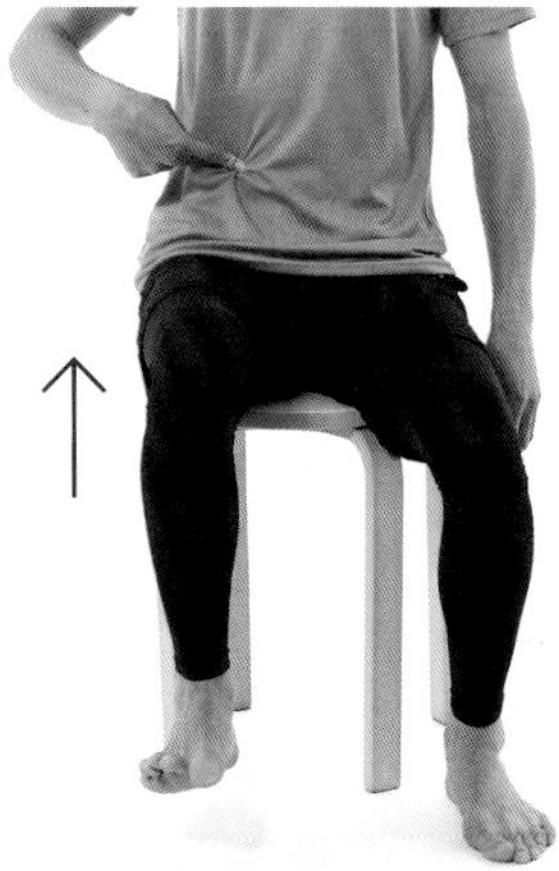

見つけ方 POINT

座って探すと◎。おへそから体の外側へたどっていくとある腹筋の終わり（外側の縁）部分。ひざを上げるとかたくなるところ。

腰のトリガーポイントでもあるので、ここを押すことで腰の不調にも効きます。

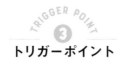

背中を丸めて、両手の指３本で押す

10秒

腹斜筋に指３本を入れる。背中を丸めて、もう片方の手を重ね、後ろに向かって10秒間押し続ける。

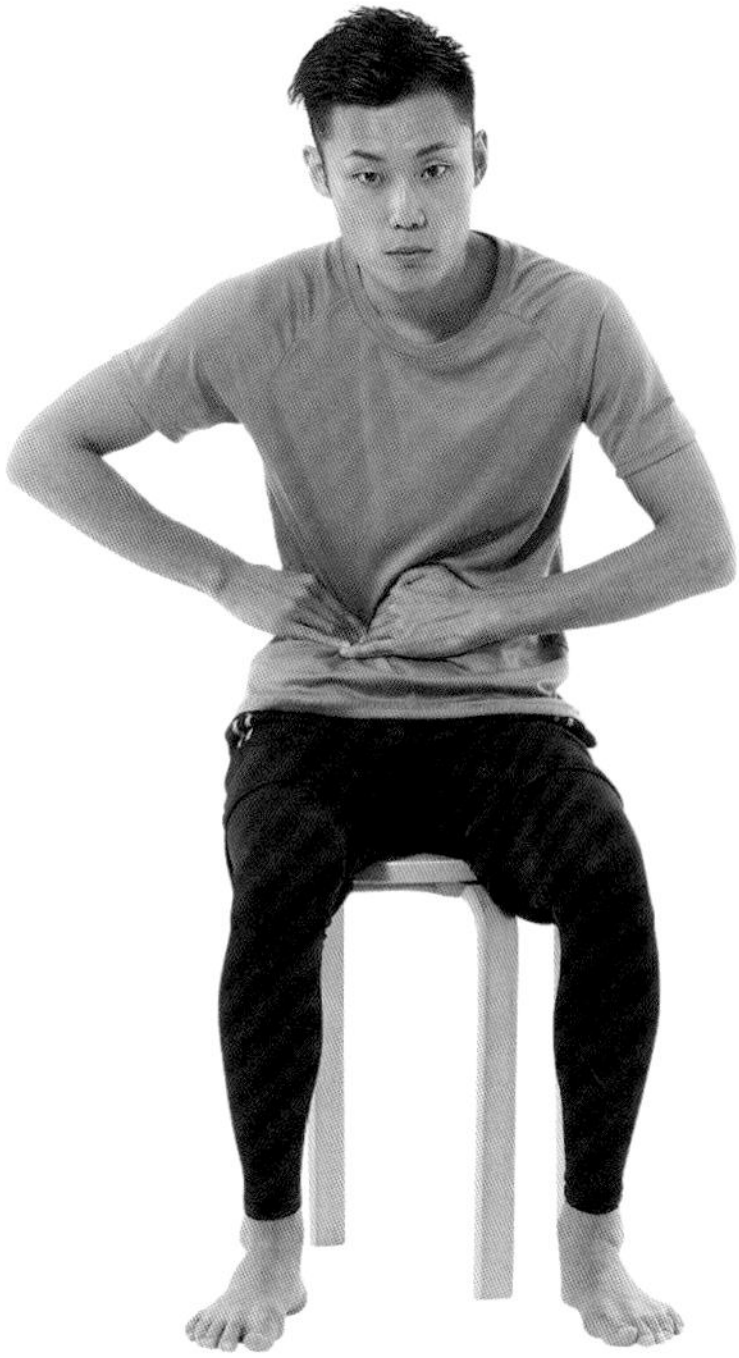

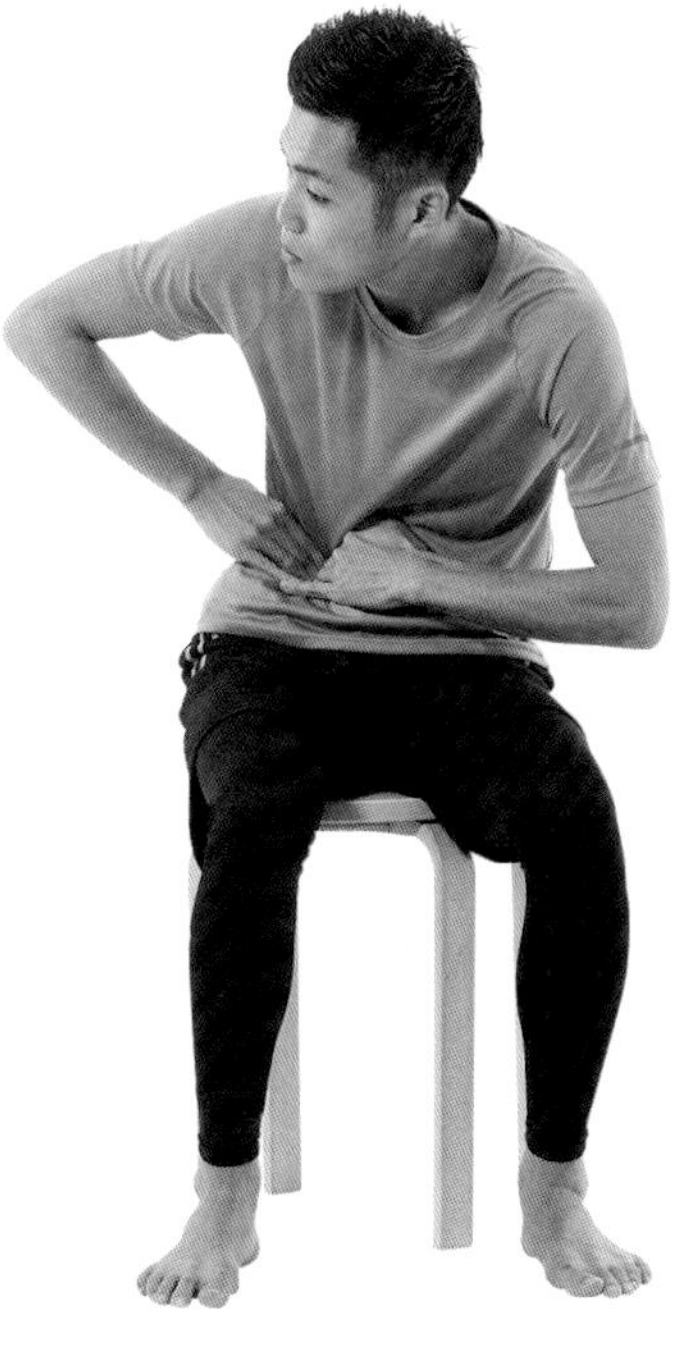

体をひねりながら、前に倒す

ひねる・戻すを

5回

押したまま、上体を押している側にひねりながら少し前に倒す。元に戻す。

TRIGGER POINT 4

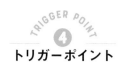

トリガーポイント

動画でチェック

股関節

大殿筋はここを押す！

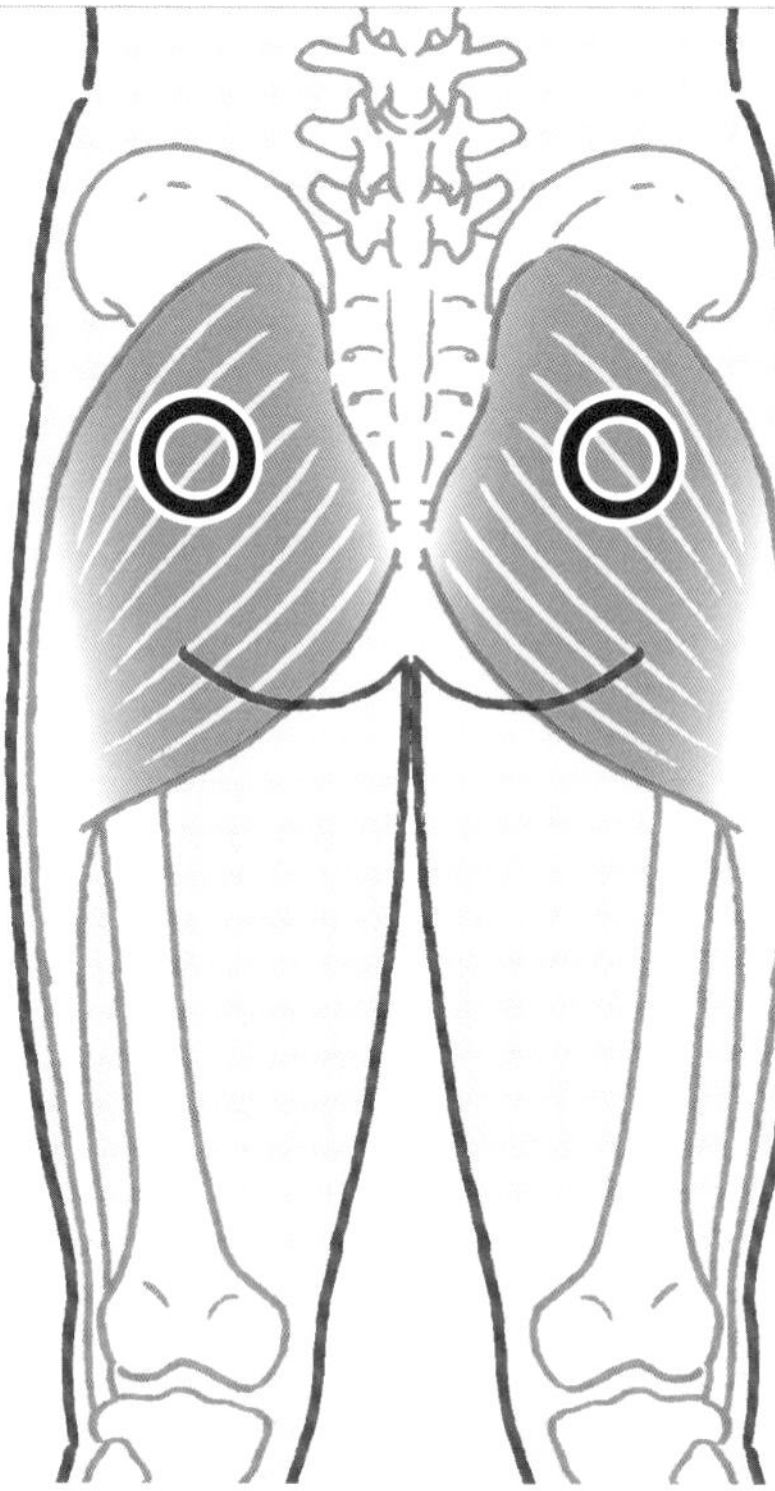

背面

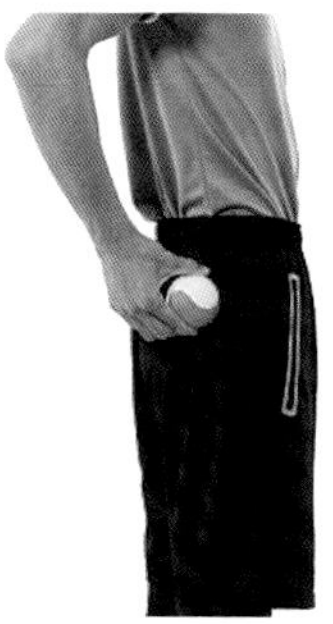

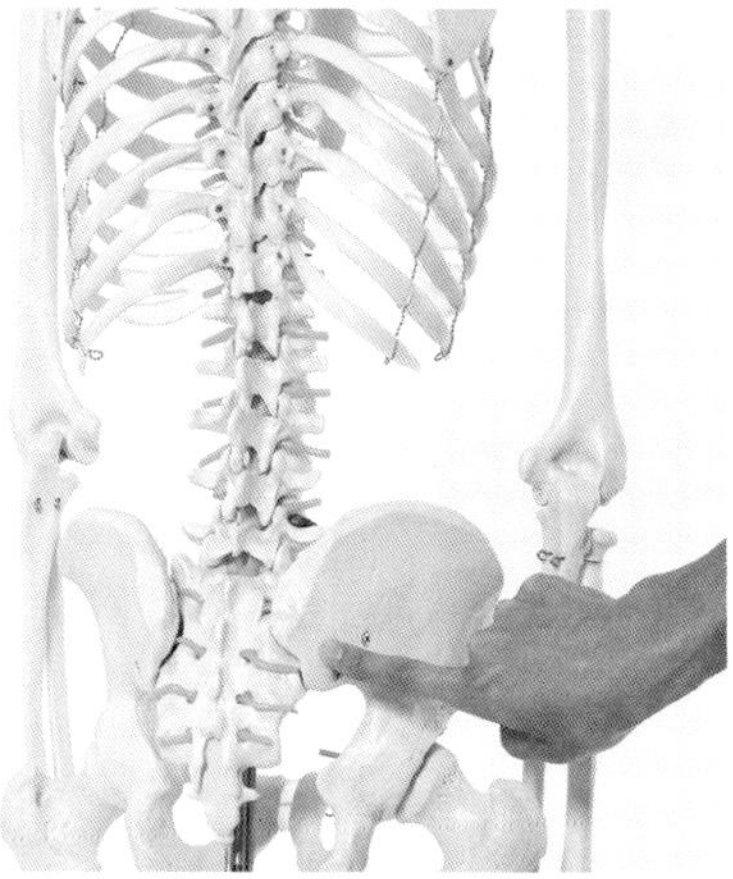

見つけ方 POINT

お尻の上の骨の出っ張り（上後腸骨棘）から指２本分斜め下外側へずらしたところ。触るとゴリゴリしています。

腰のトリガーポイントでもあるので、ここを押すことで腰の不調にも効きます。

床に横になって、ボールを当てる

10秒

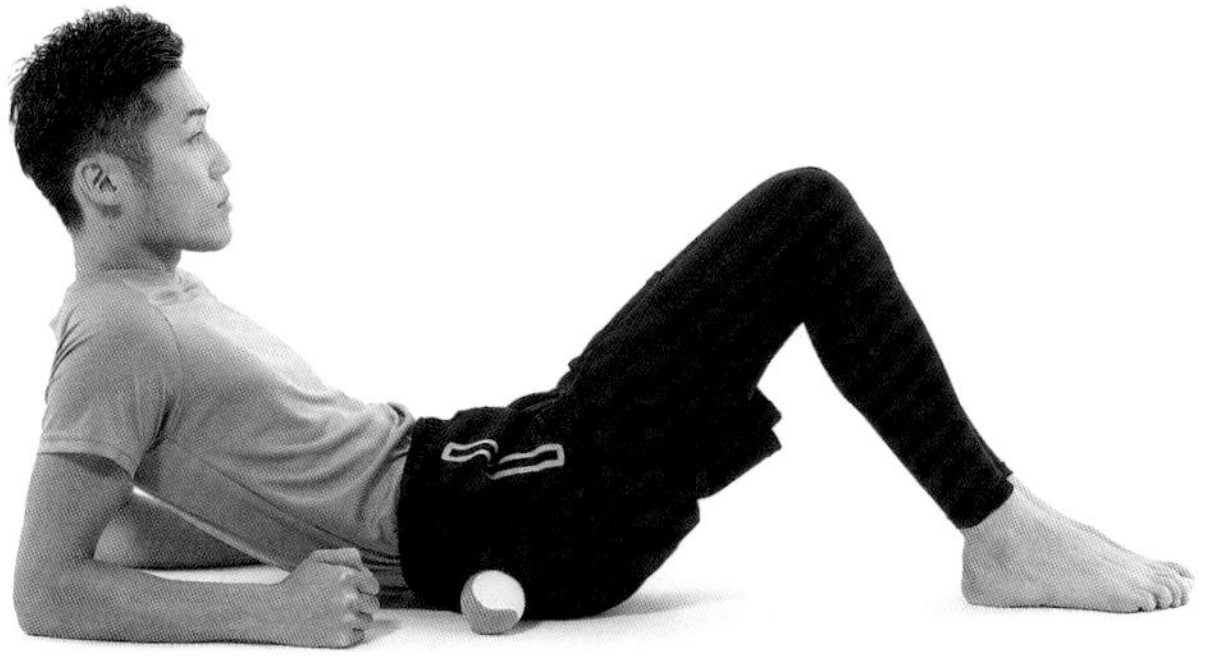

床に横になり、大殿筋にボールを当てる。両ひじをつき、ボールに体重をかけて10秒間押し続ける。

押しながら、さらにひねる

ひねる・戻すを
5回

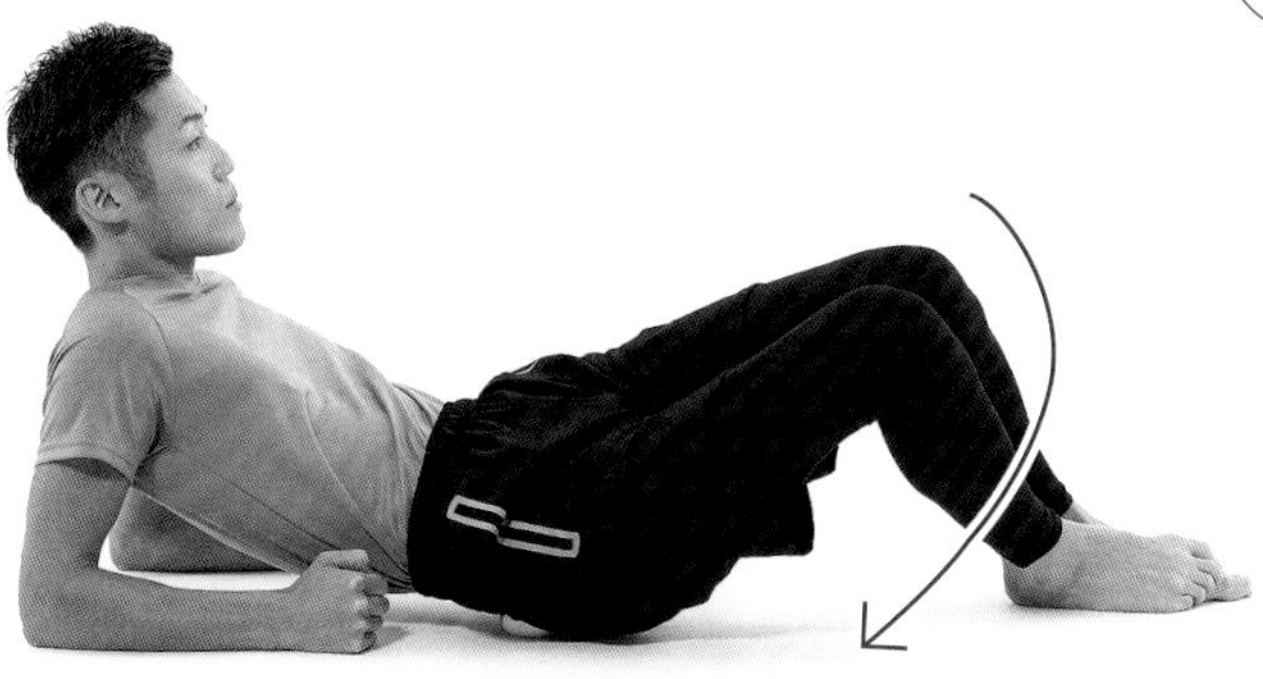

体重をかけたまま、さらに両ひざをボールを置いたほうに倒して体重をかける。元に戻す。

大腿筋膜張筋はここを押す!

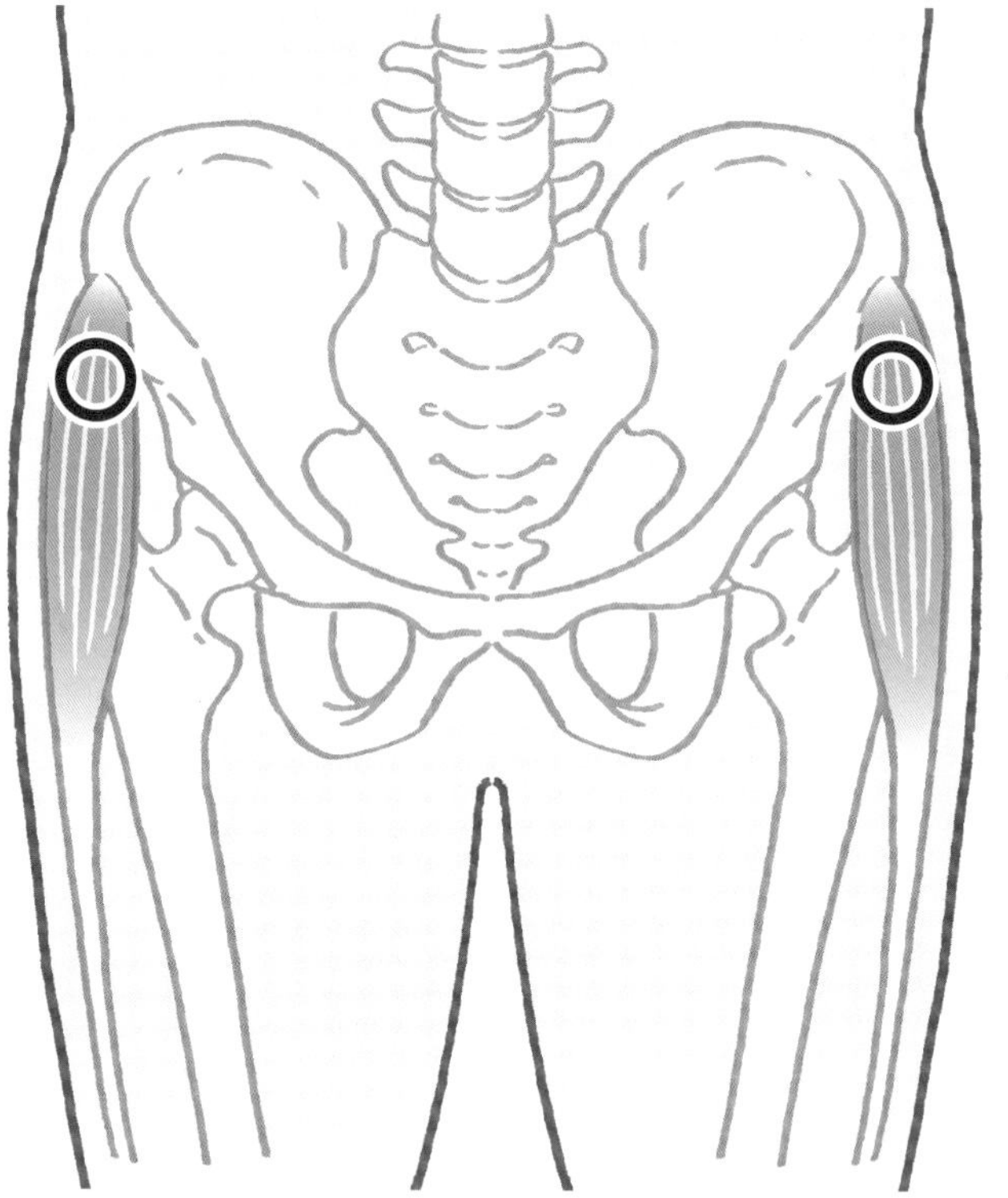

正面

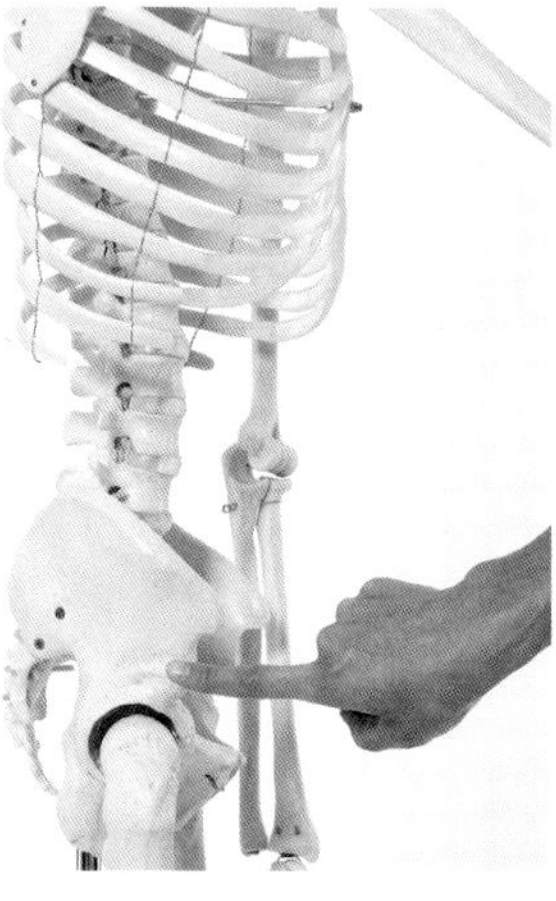

見つけ方 POINT

腰に手を当てたときに触れる骨盤の前の出っ張り（上前腸骨棘）と、足の付け根の出っ張り（大転子）の間にある筋肉。

動画でチェック

股関節

親指で押しながら、
上体を反対側にひねって倒す

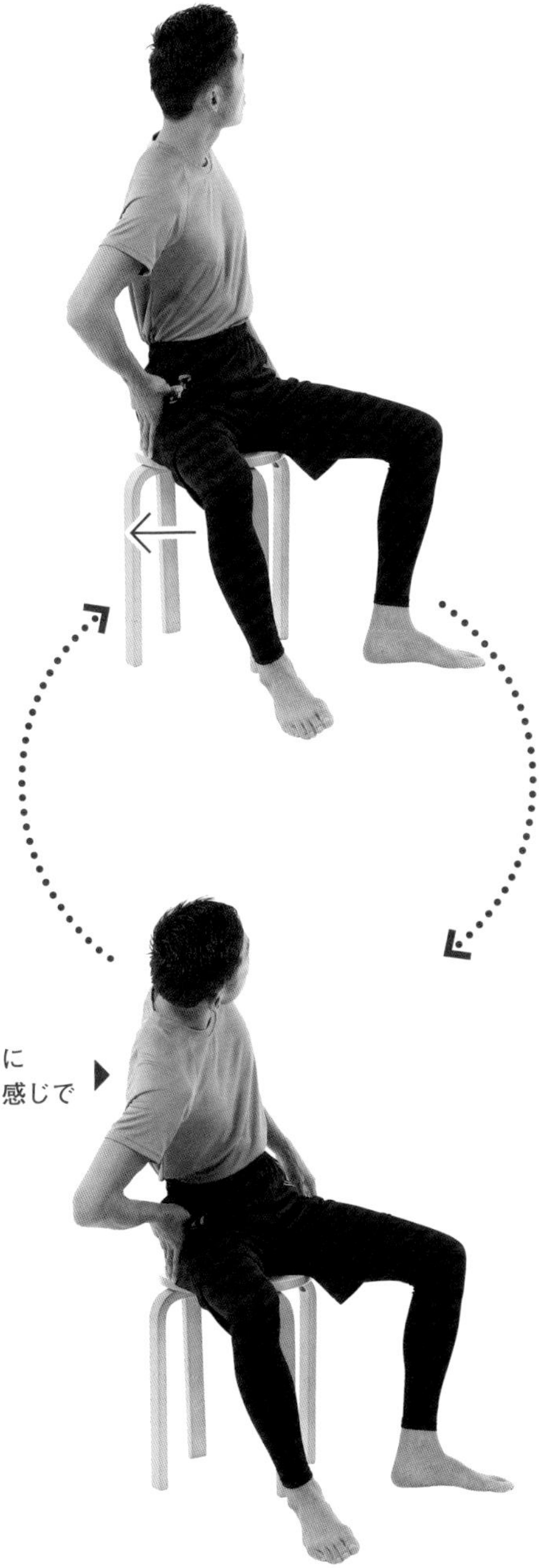

椅子に座って足を大きく外側に開き、大腿筋膜張筋を親指で押す。上体を反対側にひねる。

ひねって倒す・戻すを

5回

胸をももに
近づける感じで

胸をももに近づけるように、上体を押している側に倒す。元に戻す。

痛みがとれたら

トライ！

股関節開き

内側にねじれてかたまっている股関節が、本来の〝外側に開く〟〝外側にねじる〟という動きを取り戻すためのリハビリです。

股関節が痛い人は、足を反対側のひざにのせること自体、難しいと思います。

その場合は焦らず、無理せず、しっかりトリガーポイントをゆるめてください。

かたまっている筋肉を充分にほぐし、足がきちんとのせられるようになってから、片側ずつ両方やりましょう。

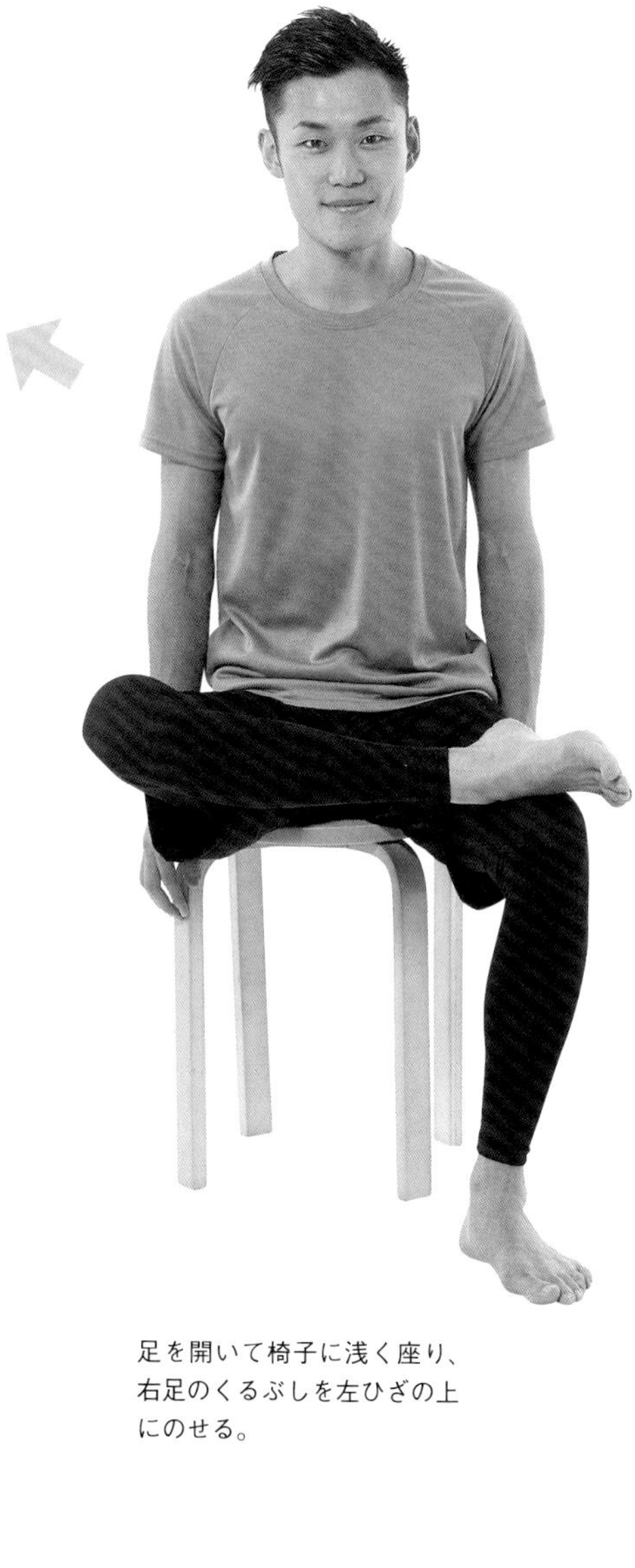

足を開いて椅子に浅く座り、右足のくるぶしを左ひざの上にのせる。

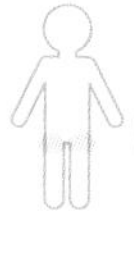

動画でチェック

股関節

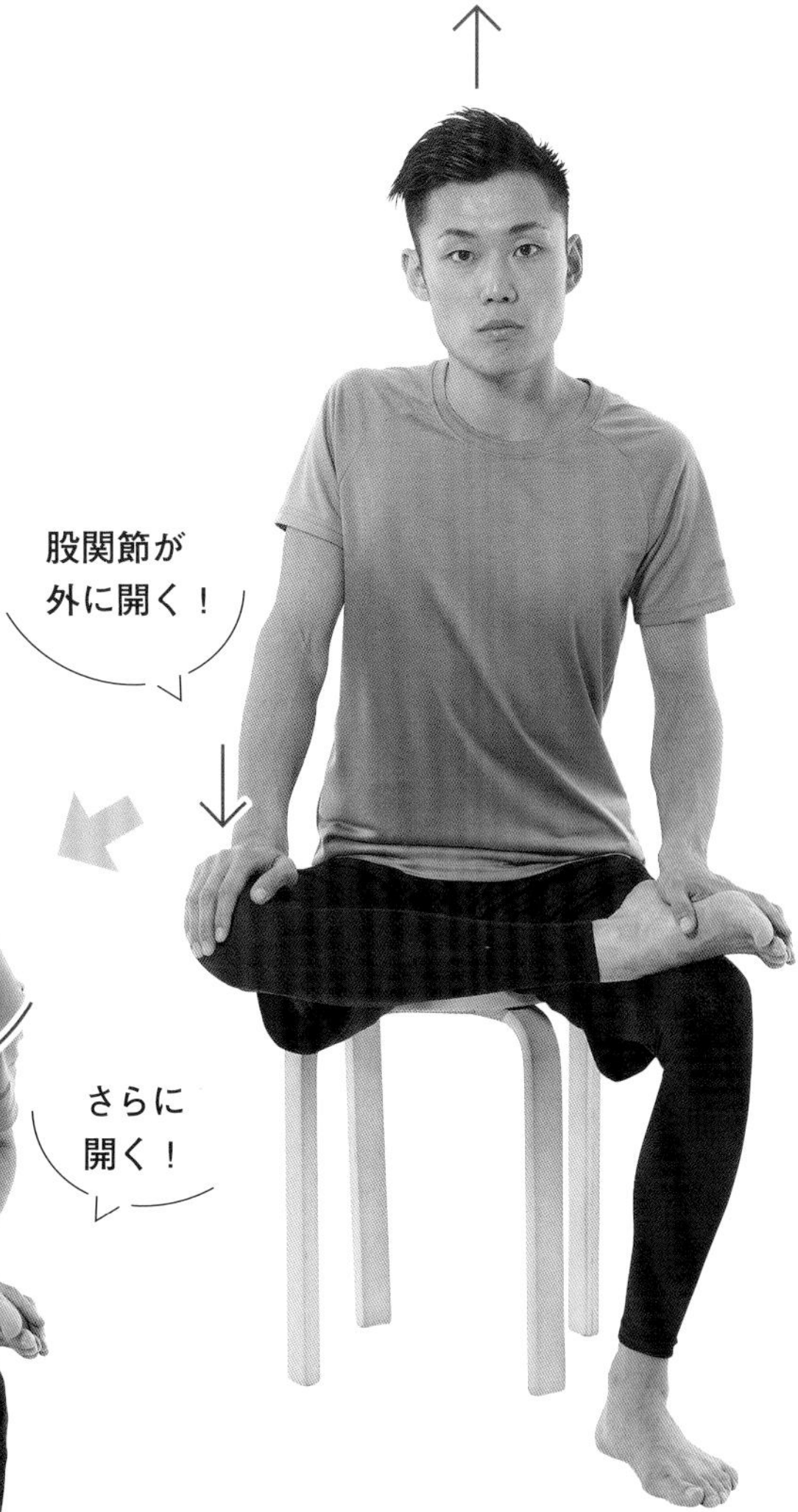

右手で右ひざを下に押しながら、上体をまっすぐ伸ばす。そのままおなかを前に10秒間出す（少しの動きでOK）。

10秒

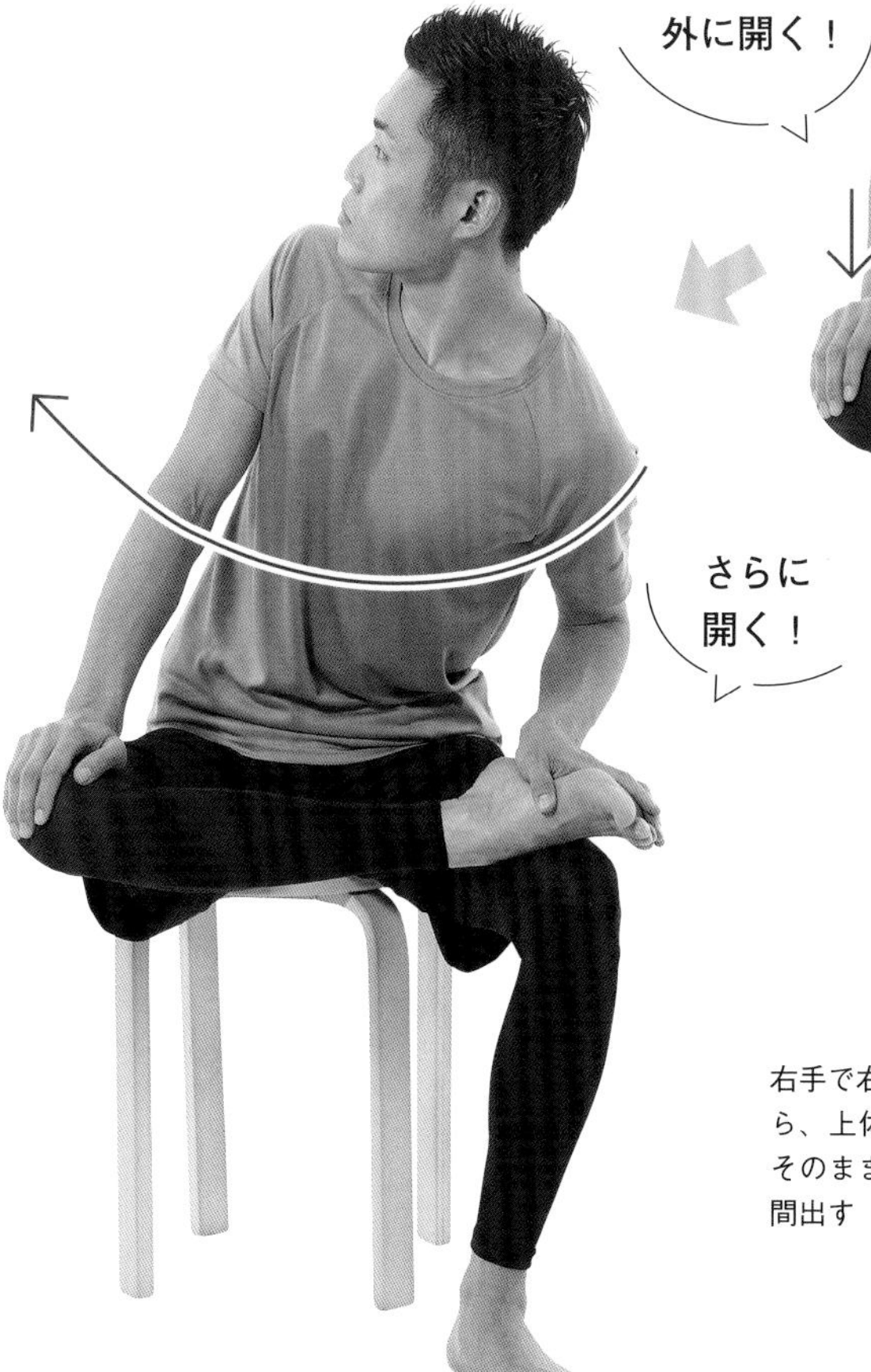

さらに上体を、押しているひざの側にひねりながら前に10秒間倒す。

10秒

COLUMN

解剖学を学び、日々精進を重ねて

この世から腰痛をなくしたい。

僕が整体師を目指した当時から、この想いは今も変わっていません。

医師免許がなくても解剖ができるハワイ大学のセミナーに参加し、実際に人体の構造を確認するなど、日々精進を重ねています。

ＹｏｕＴｕｂｅにセルフケア動画を配信しているのも、そんな思いから。

痛みに悩むすべての方が、正しいセルフケアを身につけて整体院を訪れる必要がなくなる。

究極の目標は、整体院の廃業です。

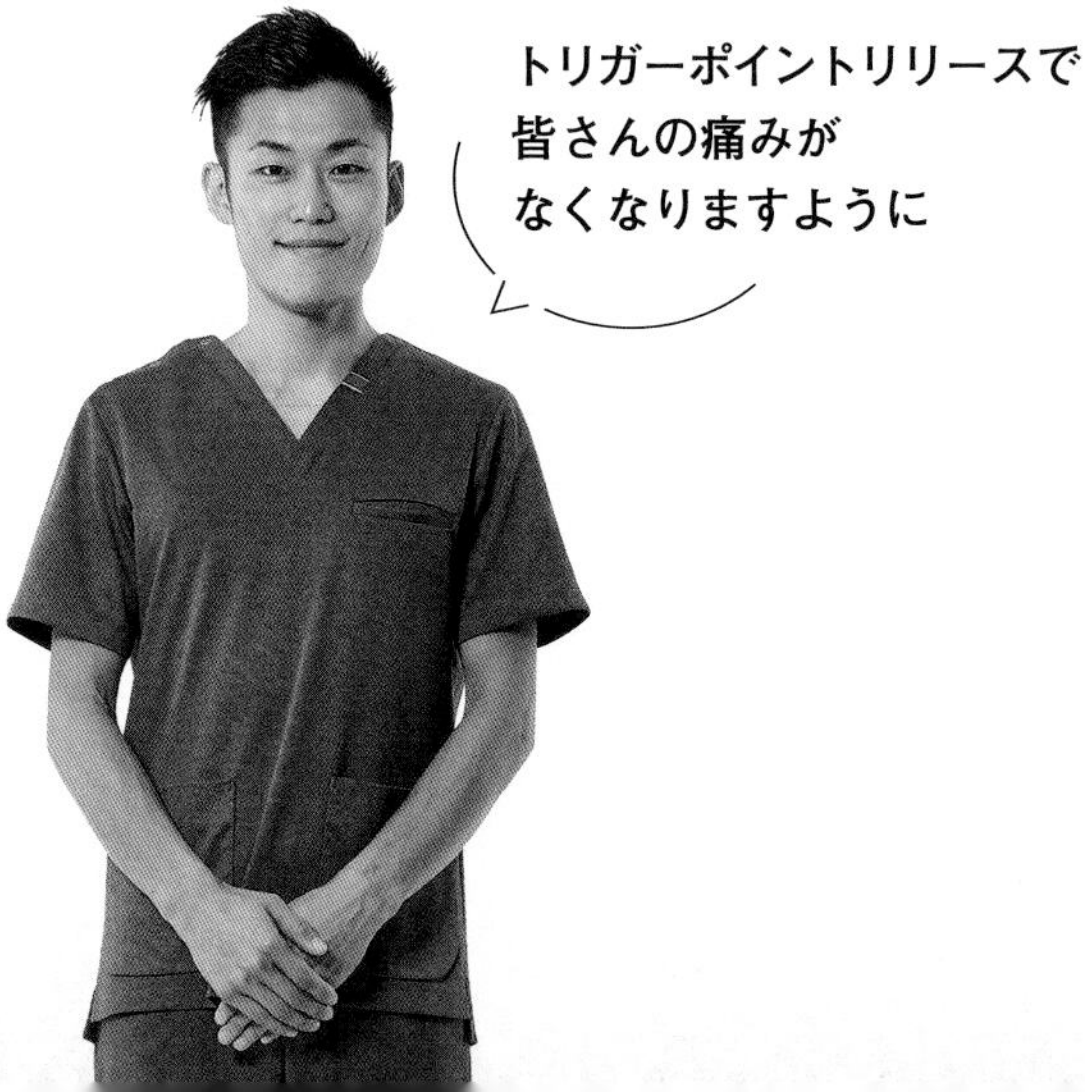
トリガーポイントリリースで
皆さんの痛みが
なくなりますように

PART 6

生活習慣を変えて痛み知らずの体になる

〝痛みを取る＝水を捨てる〟のが、トリガーポイントリリース。

〝原因を取り除く＝蛇口を閉める〟のが、姿勢です。

日常生活でも、体の正しい使い方を意識してひとつひとつの動作を行なうことが、痛みの根治につながります。

正しい立ち方

動画でチェック
立ち方

62〜63ページで紹介している「正しい姿勢をつくる」を参考に、必ず骨盤をまっすぐ立たせてからやりましょう。

〝良い姿勢〟で立ったとき、体のどこかが苦しいという人は、骨盤をまっすぐに立てても、骨盤が右か左にねじれている＝重心が左右どちらかに寄っている証拠。そのねじれを解消し、正しく立つ方法を紹介します。

〈まずは骨盤のねじれをチェック〉

ひねりやすい側の反対側に骨盤がねじれている！

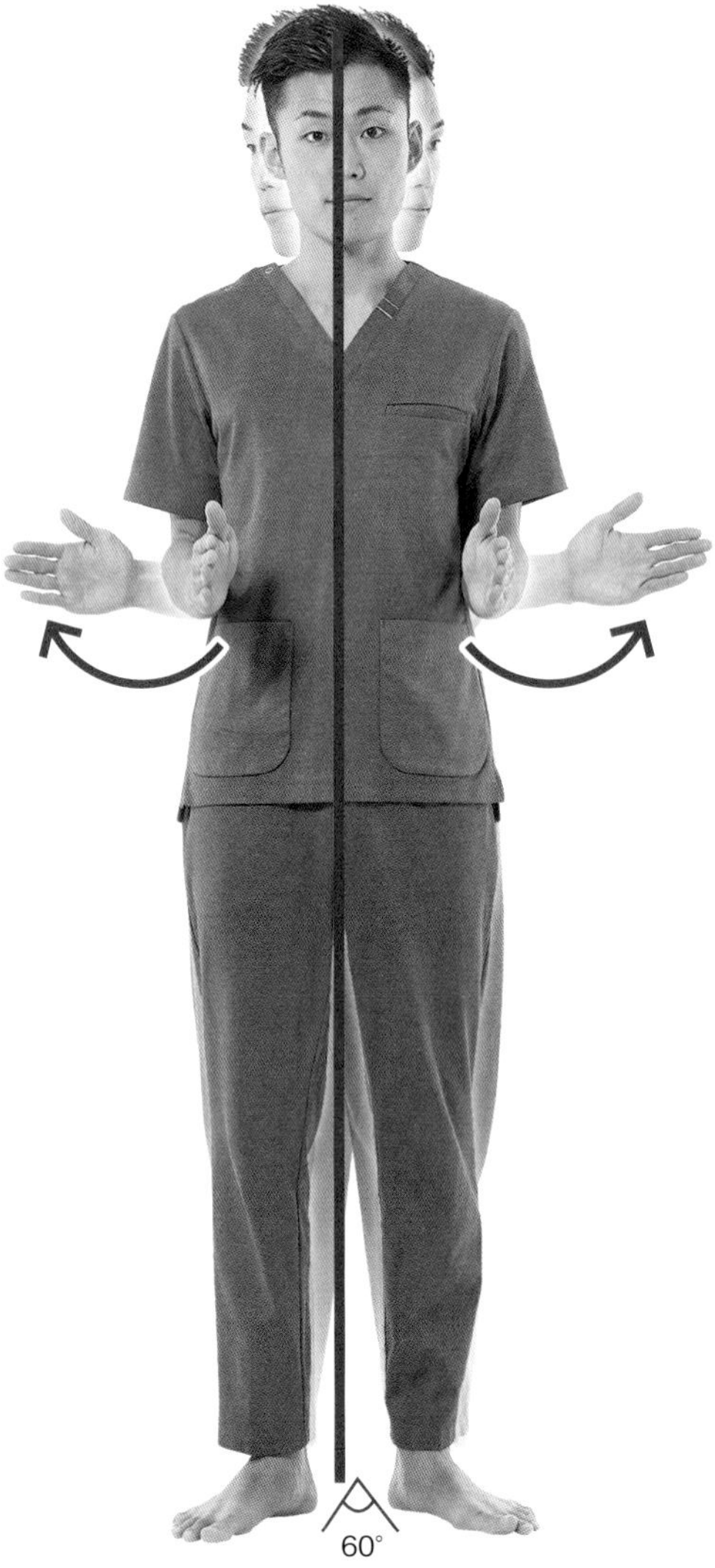

小さく〝前へならえ〟をして上体を左右にひねり、どちらのほうにひねりやすいかをチェックする。

右にひねりやすい人
＝骨盤が左にねじれている

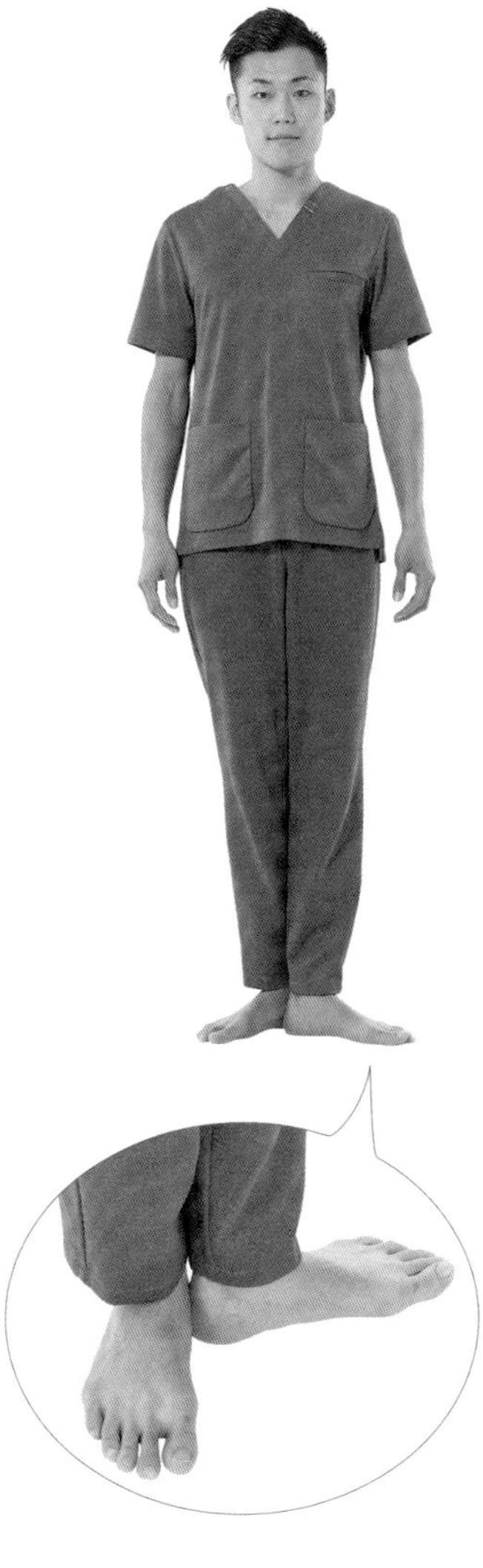

左足を外に向けて立つ

左足を外に向け、かかとを右足の土踏まずにはめて、お尻をキュッと締めた状態で立つ。

左にひねりやすい人
＝骨盤が右にねじれている

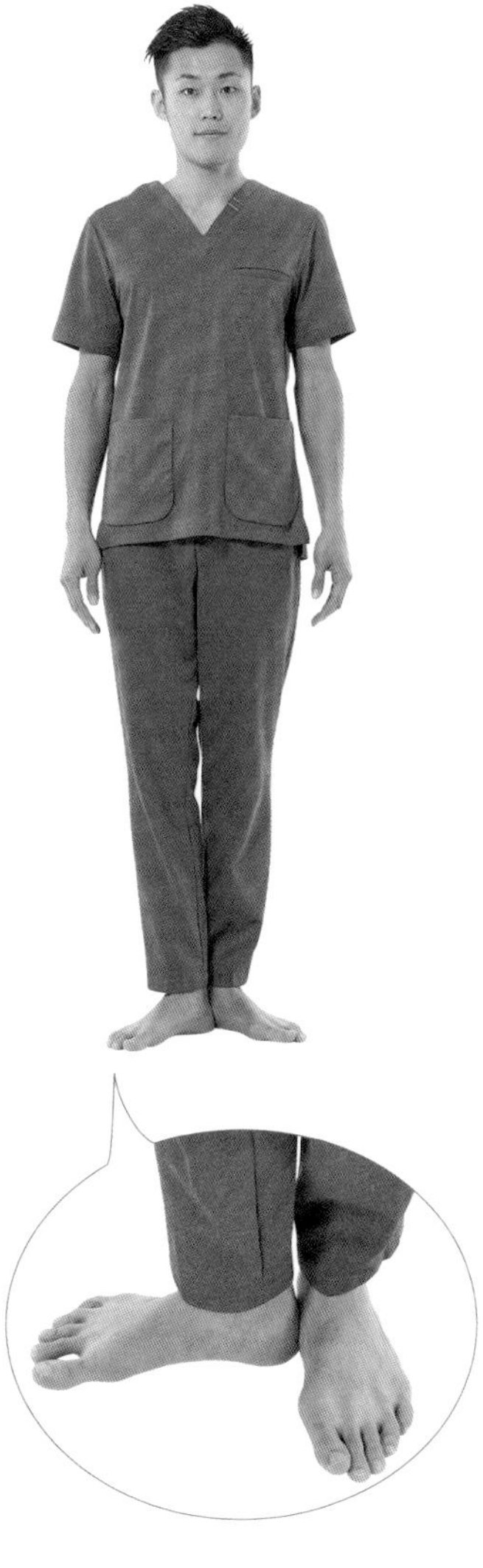

右足を外に向けて立つ

右足を外に向け、かかとを左足の土踏まずにはめて、お尻をキュッと締めた状態で立つ。

正しい歩き方

動画でチェック

歩き方

62〜63ページを参考に、骨盤をまっすぐに立ててから行ないます。この、骨盤がまっすぐ立ったままの状態で歩くのが理想。つまり〝頭を前に出さない&爪先を内に向けない〟ことです。

そのためにすることはひとつ！　仙骨（骨盤の後方、中心にある逆三角形の骨）を押さえて歩きます。この感覚を覚えたら、手を離してもOK。

骨盤を正しい位置に固定すれば、正しく歩けます。

仙骨を押さえる

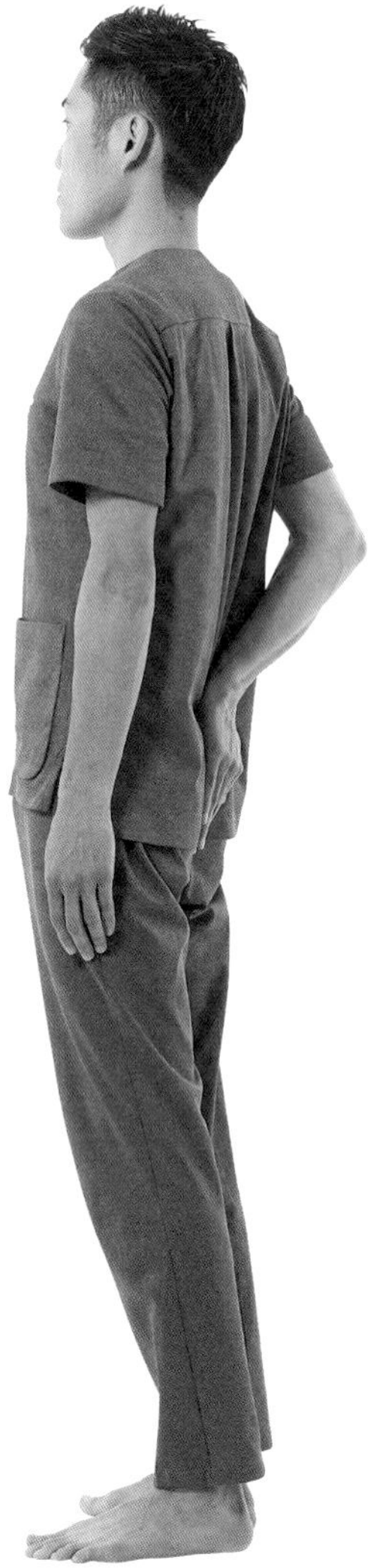

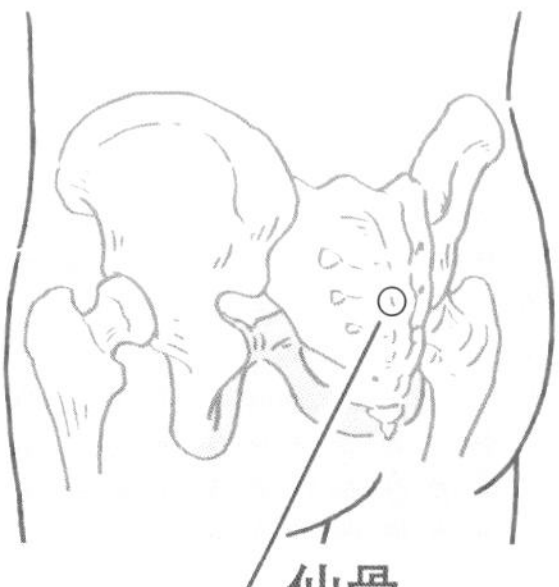

62～63ページを参考に、正しい姿勢で立ち、仙骨を押さえる。

悪い歩き方

×

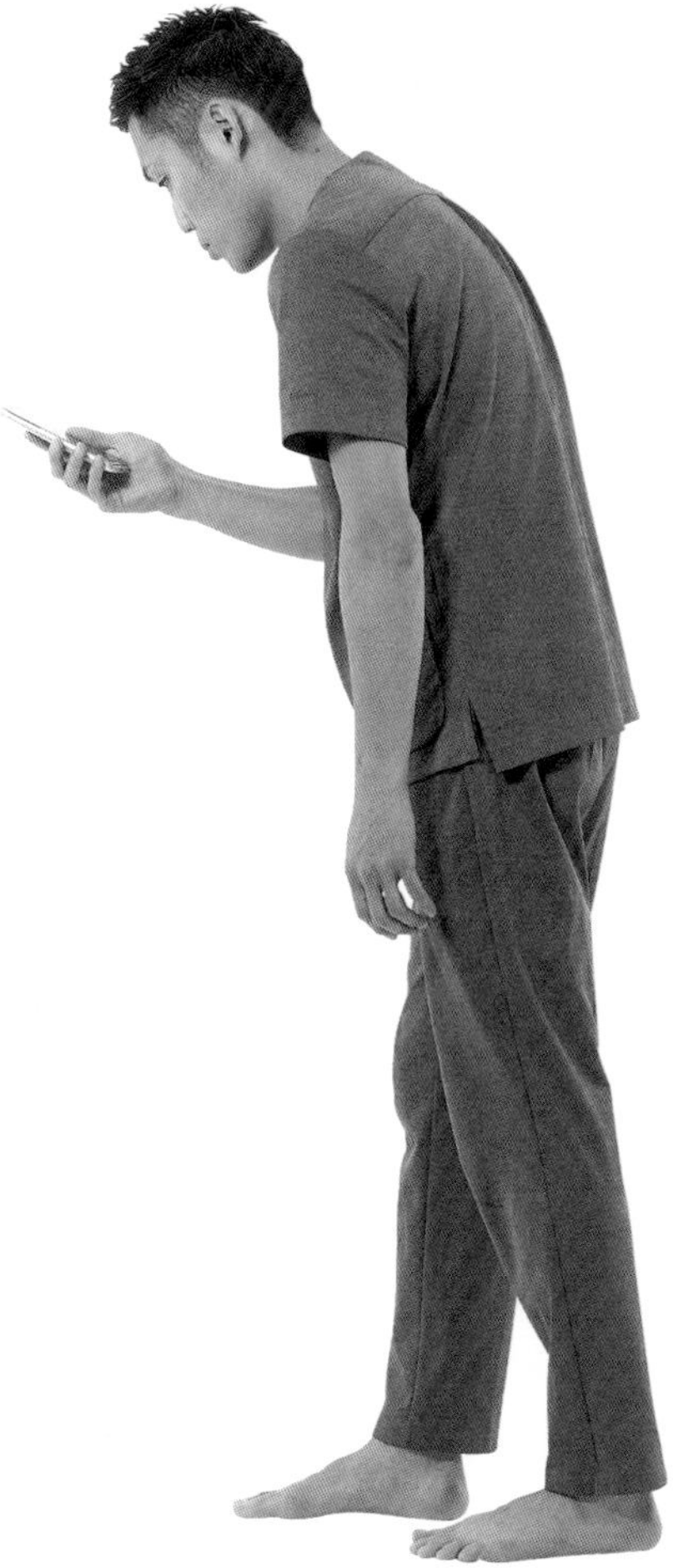

頭も肩も内側に入り、背中が丸まっていて、爪先が内側に向いている。まさに歩きスマホがこれ。

○

おなかから引っ張られている感じ

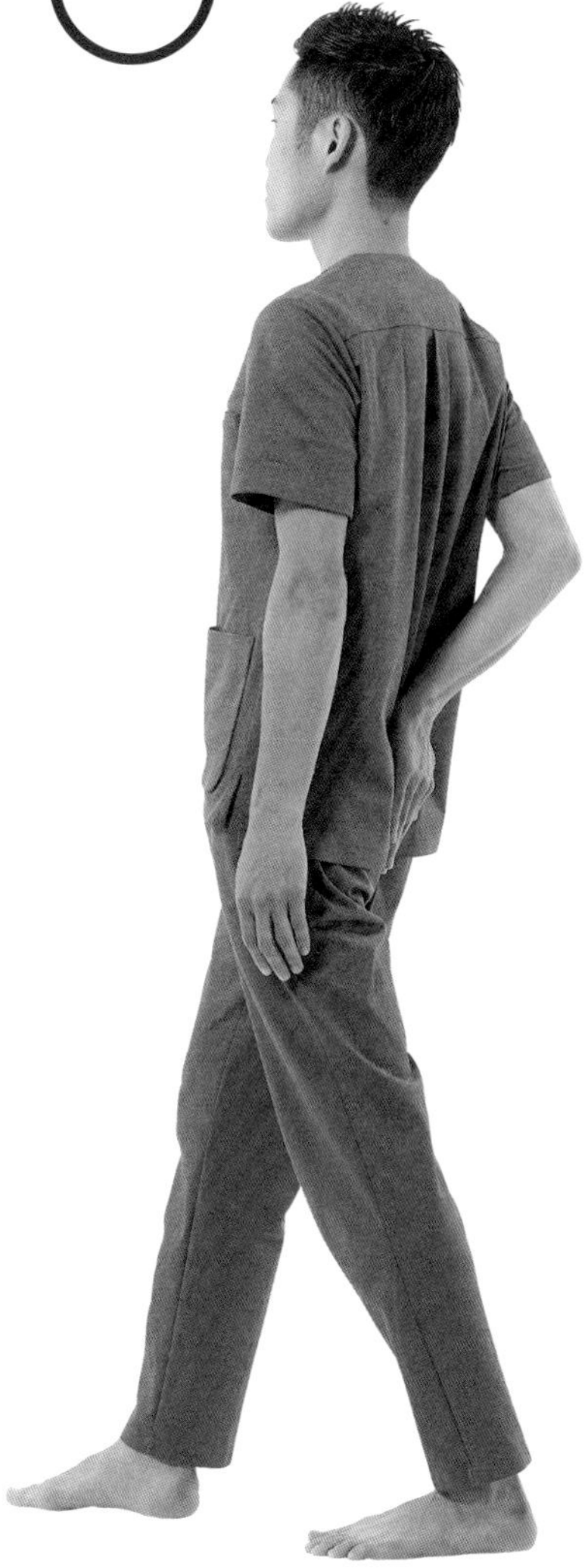

そのままの状態で歩く。腰が前に引っ張られているようなイメージ。

正しい座り方

動画でチェック

座り方

そもそも座っている姿勢自体が、体にとってはよくありません。なぜなら股関節がかたまってしまうからです。でも、デスクワークをしている人はそうもいかないので、少しでも体に負担をかけない＝骨盤が倒れない座り方を意識しましょう。そして、30分以上座ったらトリガーポイントリリースをして、かたまった筋肉をほぐすのがベストです。

深く座る

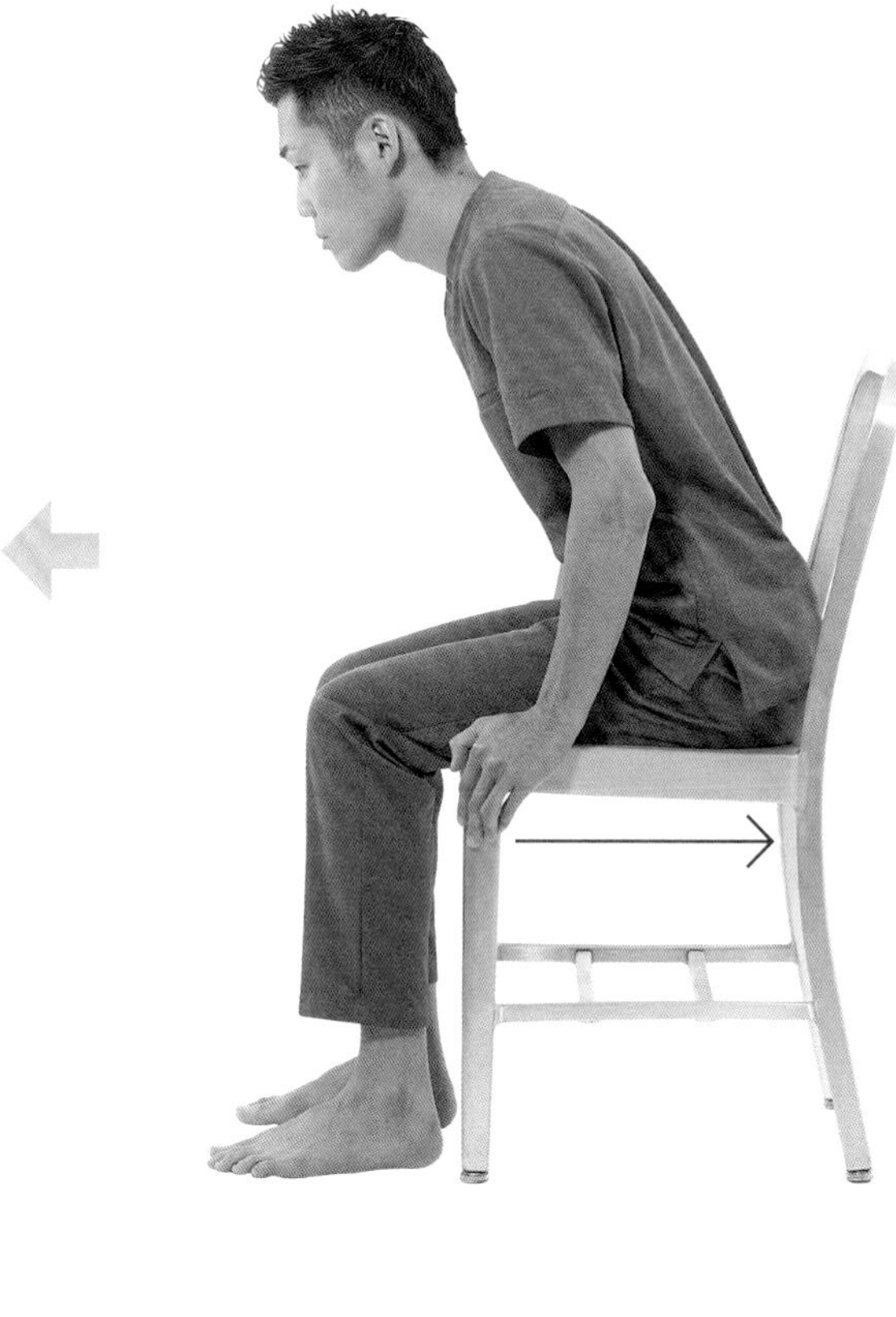

椅子になるべく深く座るのがポイント。仙骨の位置がブロックされ、骨盤が後ろに倒れない！

悪い座り方

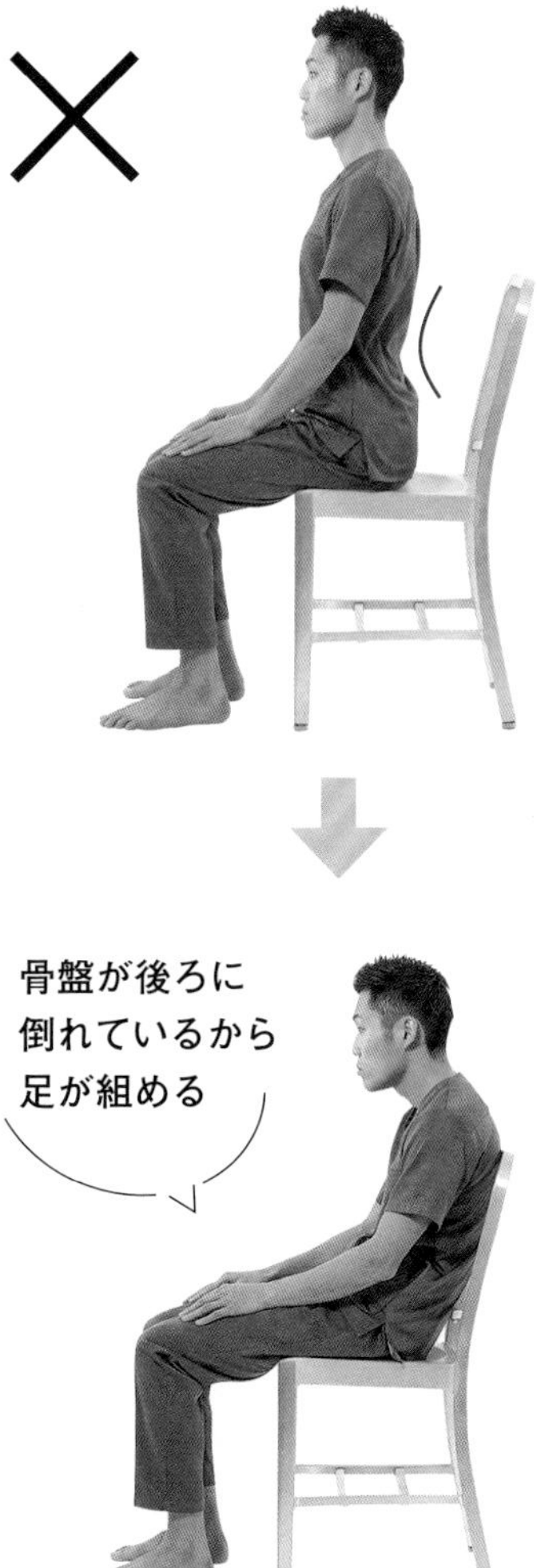
骨盤が後ろに
倒れているから
足が組める

椅子に浅めに座り、腰を反っている状態。このままだとツラいので、次第に背中が丸くなって骨盤が後ろに倒れる。

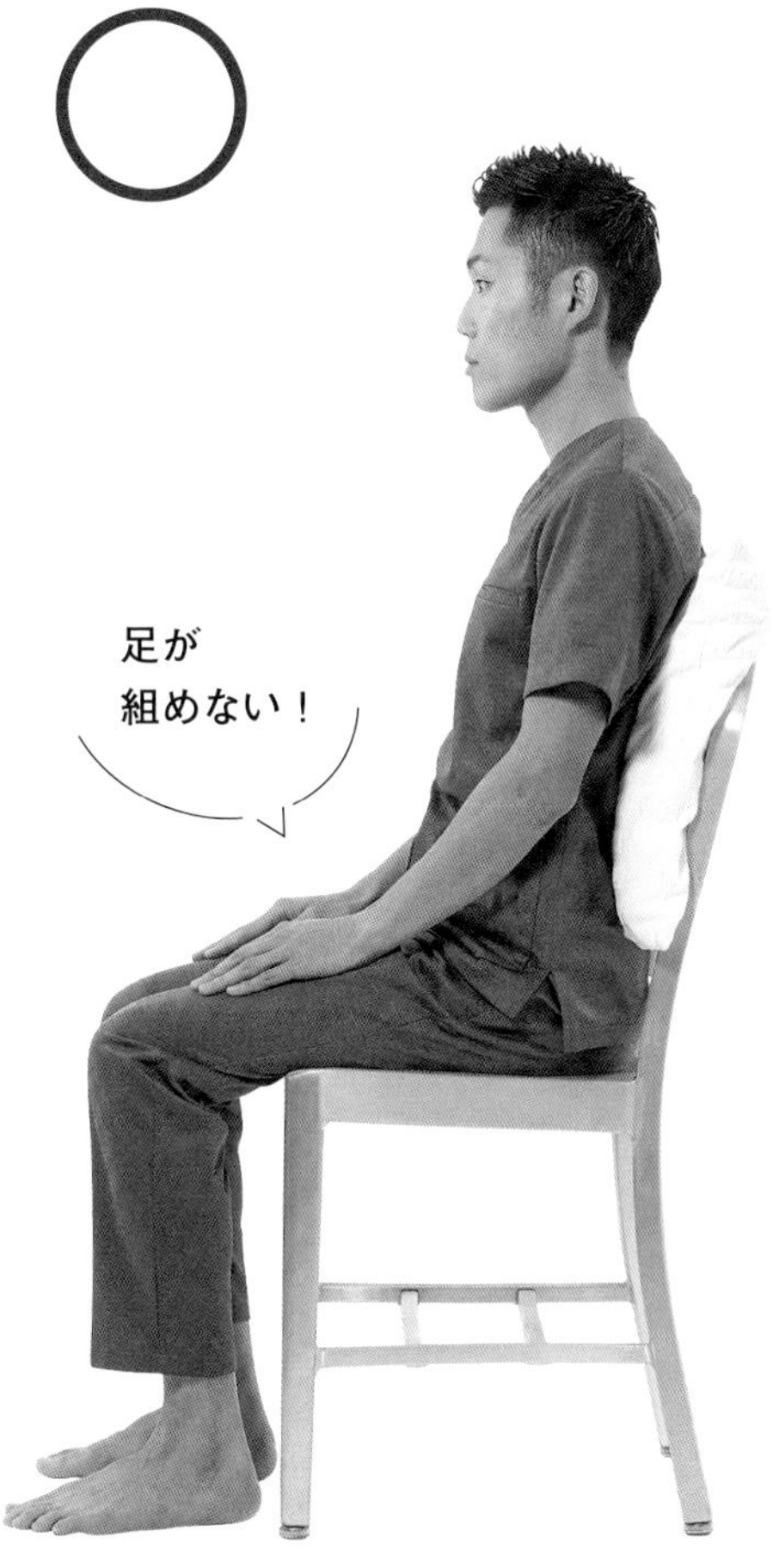
足が
組めない！

腰と背もたれの間にできた隙間にクッション（バスタオルでもOK）を入れる。骨盤が立ったままの状態をキープできる。

正しい階段の上り下り

動画でチェック

階段

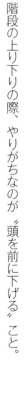

階段の上り下りの際、やりがちなのが〝頭を前に下げる〟こと。足元を見ながらじゃないと怖い……というのはわかりますが、頭を上げて体を立たせた状態で、股関節とお尻を使って上り下りしないと、ひざや太ももに負担がかかり、ひざを痛めてしまいます。

手すりを持って安全確保しながら、頭を上げた状態で上り下りしましょう。

○

頭を上げた状態で

上り

お尻が締まっていることを意識しながら、頭を上げたまま、股関節とお尻の筋肉を使って上る。

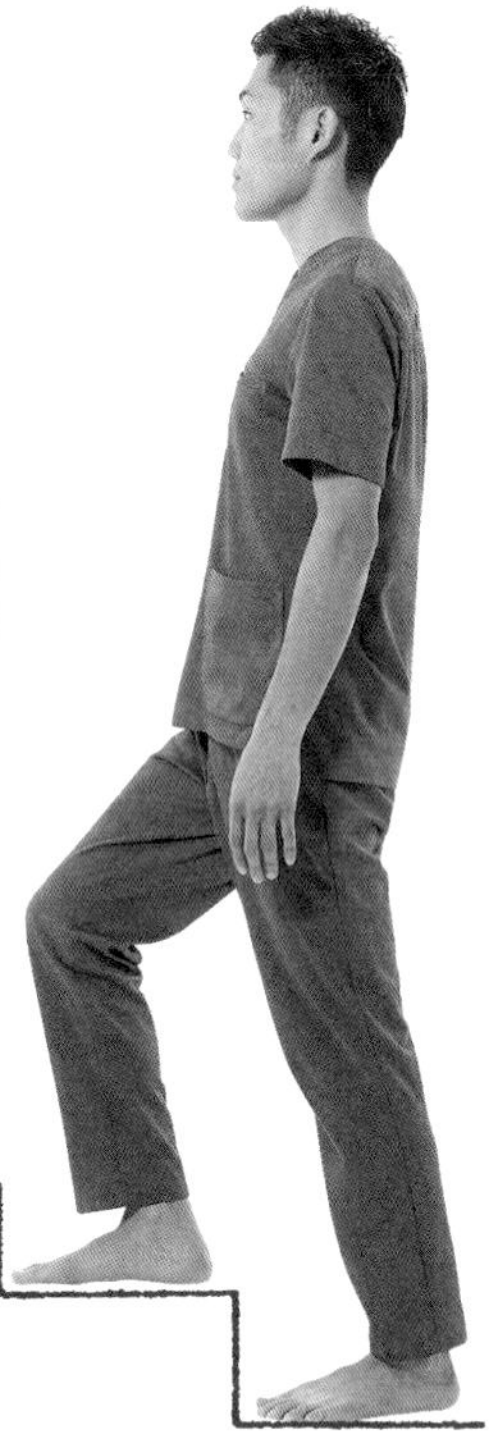

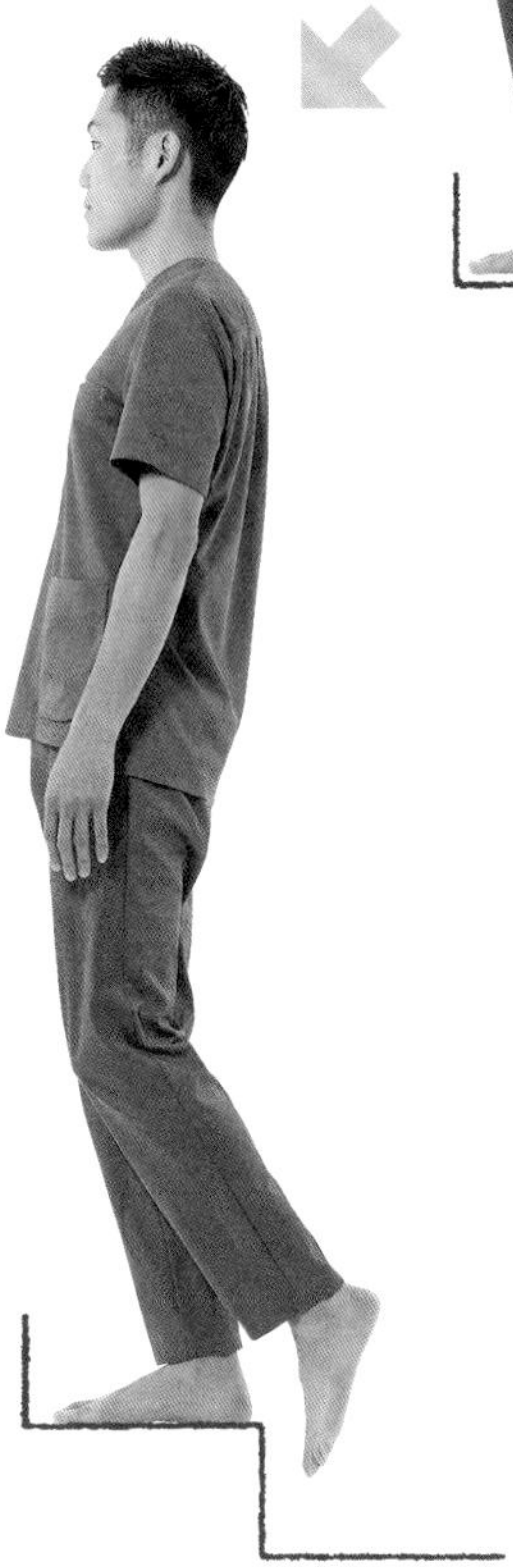

悪い上り下り

× 頭が下がっている

上り

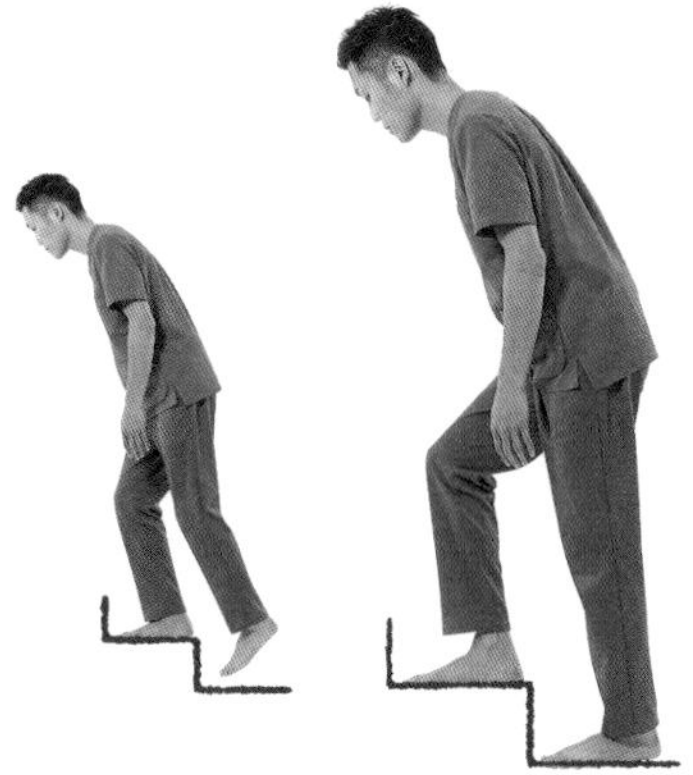

頭が下がっていると、ひざと太ももを使って上ることになるので、ひざを痛める。

下り

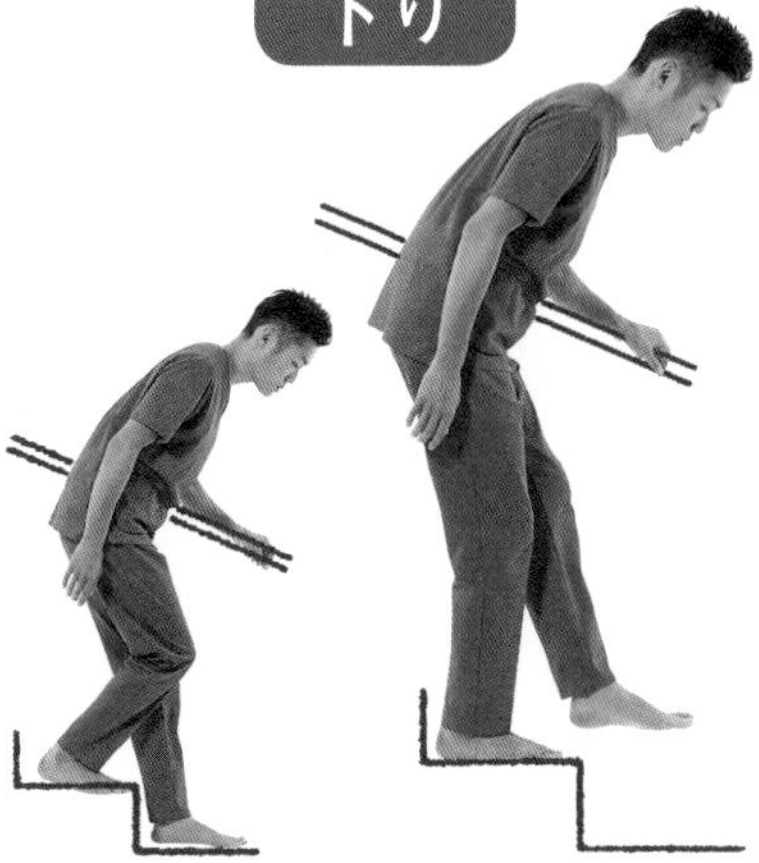

頭が下がっていると、体も爪先も内側に入ってしまうため股関節が使えず、ひざへの負担が大きい。

下り

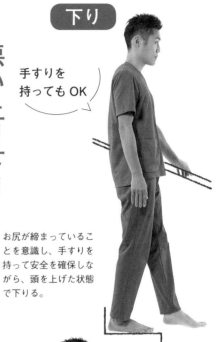

手すりを持ってもOK

お尻が締まっていることを意識し、手すりを持って安全を確保しながら、頭を上げた状態で下りる。

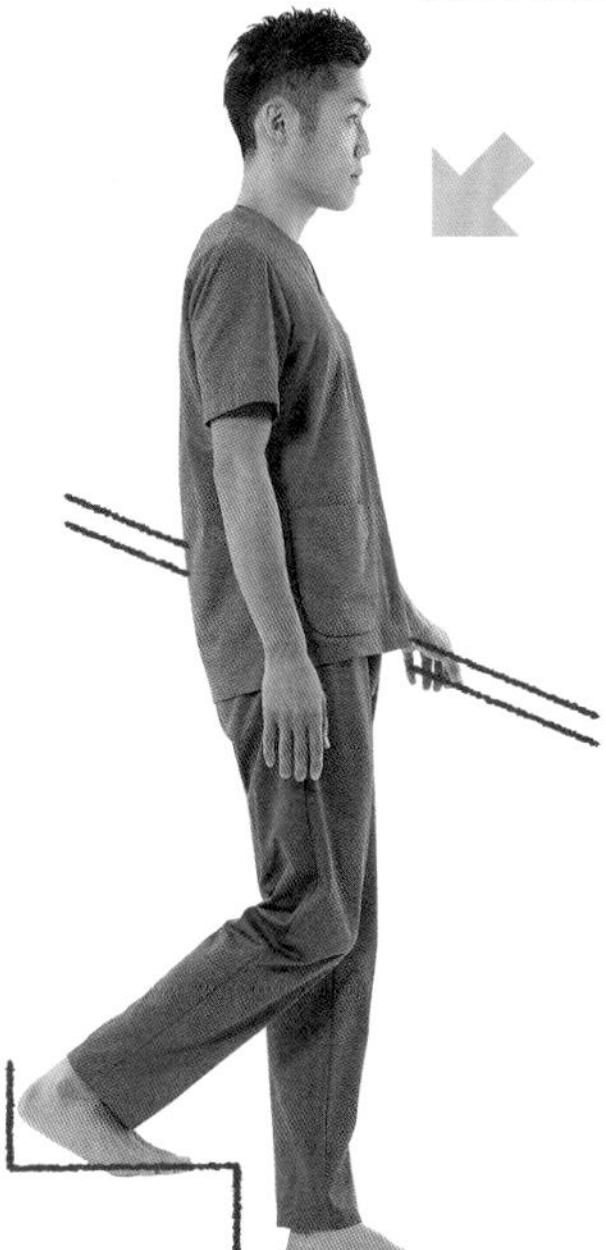

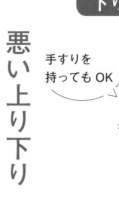

迫田和也（さこだ かずや）
治療家、整体院「和-KAZU-」院長。15年間で延べ5万人以上の腰痛施術を行ない、〝腰痛バスター〟の異名を持つ。その場しのぎではない「痛みの根治」を目指し、痛みの原因に対する施術を行ない、全国はもとより海外からも患者が訪れる整体院に。診察に訪れることができない人向けに、YouTubeで発信し、チャンネル登録者数は33万人を超える（2020年5月31日現在）。

10秒《びょう》押《お》すだけ！　痛《いた》みを治《なお》す　最強《さいきょう》の整体《せいたい》
攻《せ》めるべきは「トリガーポイント」

2020年７月２日　初版発行
2020年12月15日　７版発行

著者／迫田《さこだ》 和也《かずや》

発行者／青柳 昌行

発行／株式会社KADOKAWA
〒102-8177　東京都千代田区富士見2-13-3
電話 0570-002-301（ナビダイヤル）

印刷所／大日本印刷株式会社

●お問い合わせ
https://www.kadokawa.co.jp/（「お問い合わせ」へお進みください）
※内容によっては、お答えできない場合があります。
※サポートは日本国内のみとさせていただきます。
※Japanese text only

定価はカバーに表示してあります。

ISBN 978-4-04-604840-0　C0077